Semiotécnica, Diagnóstico e Tratamento das Doenças da Boca

AUTOR

Silvio Boraks   Professor doutor da Faculdade de Odontologia da Universidade de São Paulo (FOUSP). Professor coordenador do curso de Especialização em Estomatologia da Associação Paulista de Cirurgiões-Dentistas (APCD). Diretor do departamento de Estomatologia e Cirurgia Bucomaxilofacial do Instituto do Câncer Dr. Arnaldo Vieira de Carvalho. Especialista em Cirurgia Bucomaxilofacial pelo Conselho Federal de Odontologia (CFO). Doutor em Diagnóstico Bucal pela Universidade de São Paulo (USP).

Organizadores da Série Abeno

Léo Kriger   Professor de Saúde Coletiva da Pontifícia Universidade Católica do Paraná (PUC/PR). Mestre em Odontologia em Saúde Coletiva pela Universidade Federal do Rio Grande do Sul (UFRGS).

Samuel Jorge Moysés   Professor titular da Escola de Saúde e Biociências da PUCPR. Professor adjunto do Departamento de Saúde Comunitária da Universidade Federal do Paraná (UFPR). Coordenador do Comitê de Ética em Pesquisa da Secretaria Municipal da Saúde de Curitiba, PR. Doutor em Epidemiologia e Saúde Pública pela University of London.

Simone Tetu Moysés   Professora titular da PUCPR. Coordenadora da área de Saúde Coletiva (mestrado e doutorado) do Programa de Pós-graduação em Odontologia da PUCPR. Doutora em Epidemiologia e Saúde Pública pela University of London.

Coordenadora da Série Abeno

Maria Celeste Morita   Presidente da Abeno. Professora associada da Universidade Estadual de Londrina (UEL). Doutora em Saúde Pública pela Université de Paris 6, França.

Conselho editorial da Série Abeno
Odontologia Essencial

Maria Celeste Morita, Léo Kriger, Samuel Jorge Moysés, Simone Tetu Moysés, José Ranali, Adair Luiz Stefanello Busato.

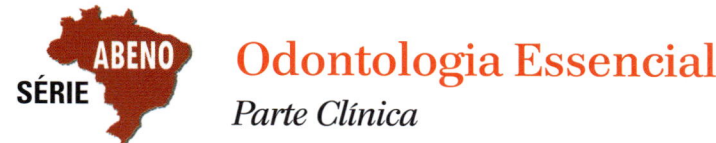

SÉRIE ABENO

Odontologia Essencial
Parte Clínica

organizadores da série
Léo Kriger
Samuel Jorge Moysés
Simone Tetu Moysés

coordenadora da série
Maria Celeste Morita

Semiotécnica, Diagnóstico e Tratamento das Doenças da Boca

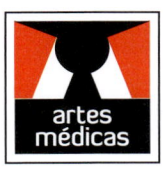

artes médicas

Silvio Boraks

© Editora Artes Médicas Ltda., 2013

Diretor editorial: *Milton Hecht*
Gerente editorial: *Letícia Bispo de Lima*

Colaboraram nesta edição:
Editora: *Caroline Vieira*
Assistente editorial: *Carina de Lima Carvalho*
Capa e projeto gráfico: *Paola Manica*
Processamento pedagógico e preparação de originais: *Madi Pacheco*
Leitura final: *Laura Ávila de Souza*
Editoração: *Acqua Estúdio Gráfico*

Nota: A medicina é uma ciência em constante evolução. À medida que novas pesquisas e a experiência clínica ampliam o nosso conhecimento, são necessárias modificações no tratamento e na farmacoterapia. O autor desta obra consultou as fontes consideradas confiáveis, em um esforço para oferecer informações completas e, geralmente, de acordo com os padrões aceitos à época da publicação. Entretanto, tendo em vista a possibilidade de falha humana ou de alterações nas ciências médicas, os leitores devem confirmar estas informações com outras fontes. Por exemplo, e em particular, os leitores são aconselhados a conferir a bula de qualquer medicamento que pretendam administrar, para se certificar de que a informação contida neste livro está correta e de que não houve alteração na dose recomendada nem nas contraindicações para o seu uso. Esta recomendação é particularmente importante em relação a medicamentos novos ou raramente usados.

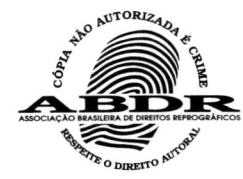

```
S471   Semiotécnica, diagnóstico e tratamento das doenças da boca /
        organizadores, Léo Kriger, Samuel Jorge Moysés, Simone
        Tetu Moysés; coordenadora, Maria Celeste Morita; autor,
        Silvio Boraks. — São Paulo: Artes Médicas, 2013.
        160 p.: il. color.; 28 cm. — (ABENO: Odontologia Essen-
        cial: parte clínica)

        ISBN 978-85-367-0199-8

        1. Odontologia. 2. Doenças da boca. I. Kriger, Léo.
        II. Moysés, Samuel Jorge. III. Moysés, Simone Tetu. IV. Mo-
        rita, Maria Celeste. V. Boraks, Silvio.
                                                    CDU 616.314
```

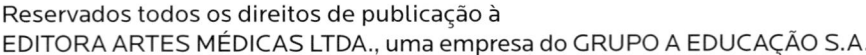

Catalogação na publicação: Ana Paula M. Magnus – CRB 10/2052

Reservados todos os direitos de publicação à
EDITORA ARTES MÉDICAS LTDA., uma empresa do GRUPO A EDUCAÇÃO S.A.

Editora Artes Médicas Ltda.
Rua Dr. Cesário Mota Jr., 63 – Vila Buarque
CEP 01221-020 – São Paulo – SP
Tel.: 11.3221.9033 – Fax: 11.3223.6635

É proibida a duplicação ou reprodução deste volume, no todo ou em parte, sob quaisquer formas ou por quaisquer meios (eletrônico, mecânico, gravação, fotocópia, distribuição na Web e outros), sem permissão expressa da Editora.

Unidade São Paulo
Av. Embaixador Macedo Soares, 10.735 – Pavilhão 5 – Cond. Espace Center
Vila Anastácio – 05095-035 – São Paulo – SP
Fone: (11) 3665-1100 Fax: (11) 3667-1333

SAC 0800 703-3444 – www.grupoa.com.br

IMPRESSO NO BRASIL
PRINTED IN BRAZIL

Prefácio

"Seu modelo nunca irá ficar melhor do que sua moldagem", disse-me sabiamente um professor. Na época eu não tive condições de avaliar a riqueza do conteúdo dessa frase. Hoje sei que o melhor tratamento pode não ser o melhor, se o diagnóstico estiver errado. Quando me refiro a um tratamento eficiente, devo lembrar que existe um elo, uma cadeia de procedimentos a serem observados até se chegar à resolução ou cura de um processo patológico, que se inicia por um diagnóstico coerente e bem estabelecido. **É impossível tratar aquilo que não se conhece**.

Para tanto, é fundamental conhecer e dominar os meios que são utilizados para identificar uma doença, assim como a sua causa, as suas características clínicas, os danos por ela causados e o arsenal terapêutico específico disponível.

A destreza que a prática da odontologia proporciona aos que a ela se dedicam desenvolve habilidades fundamentais para a execução das tarefas exigidas pela medicina bucal.

De fato, o cirurgião-dentista, como **médico da boca** que é, está comprometido com a saúde bucal em especial, mas também com a saúde geral, no que se refere à repercussão de doenças sistêmicas na boca e às doenças bucais que podem atingir o organismo como um todo.

Hoje, em todos os cenários, o cirurgião-dentista é reconhecido como um profissional da **saúde**, e não um tecnólogo artesão, dotado somente de habilidades manuais. É dele exigido, pela população e pelos órgãos públicos, que seja um zeloso guardião da saúde, devendo reconhecer e prevenir doenças que ocorrem no organismo como um todo e são detectáveis no seu dia a dia, no atendimento de pacientes que retornam regularmente para exames de rotina.

O objetivo desta obra é enfatizar os procedimentos que devem ser realizados para que o diagnóstico seja seguro e o tratamento seja eficiente. Este livro busca também familiarizar o cirurgião-dentista e o estudante da área da saúde com os exames laboratoriais disponíveis para prevenir, diagnosticar, tratar e controlar eventuais recidivas das doenças que ocorrem na boca (como manifestação primária e doença sistêmica, que também atinge a boca de alguma forma) para que haja melhores condições e segurança em seu trabalho clínico e/ou cirúrgico.

Neste livro, apresentam-se manobras de semiotécnica, de modo simples e conciso e elementos básicos do exame clínico, organizados em uma sequência que deve ser sempre utilizada.

O tempo entre o diagnóstico e o tratamento deve ser o menor possível para que as características clínicas da doença permaneçam sem grandes modificações, o que facilita a resolução na grande maioria dos casos pelo cirurgião-dentista que identificou a patologia.

Não perca a possibilidade do pronto e rápido primeiro tratamento, talvez não haja chance do segundo.

Silvio Boraks

Sumário

1 | Exame clínico *9*

2 | Exames complementares *23*

3 | Lesões ulceradas e vesicobolhosas *43*

4 | Lesões brancas e pigmentadas *55*

5 | Crescimentos teciduais causados por traumatismo mecânico *67*

6 | Doenças infecciosas da mucosa bucal *75*

7 | Doenças ósseas *89*

8 | Doenças das glândulas salivares *101*

9 | Tumores benignos *123*

10| Tumores malignos *133*

    Referências *151*

Recursos pedagógicos que facilitam a leitura e o aprendizado!

OBJETIVOS DE APRENDIZAGEM	Informam a que o estudante deve estar apto após a leitura do capítulo.
Conceito	Define um termo ou expressão constante do texto.
LEMBRETE	Destaca uma curiosidade ou informação importante sobre o assunto tratado.
PARA PENSAR	Propõe uma reflexão a partir de informação destacada do texto.
SAIBA MAIS	Acrescenta informação ou referência ao assunto abordado, levando o estudante a ir além em seus estudos.
ATENÇÃO	Chama a atenção para informações, dicas e precauções que não podem passar despercebidas ao leitor.
RESUMINDO	Sintetiza os últimos assuntos vistos.
🔍	Ícone que ressalta uma informação relevante no texto.
⚡	Ícone que aponta elemento de perigo em conceito ou terapêutica abordada.
PALAVRAS REALÇADAS	Apresentam em destaque situações da prática clínica, tais como prevenção, posologia, tratamento, diagnóstico, etc.

1

Exame clínico

A finalidade do exame clínico é a coleta de sinais e sintomas para que se possam elaborar hipóteses de diagnóstico. Deve-se cumprir uma sequência lógica, completa e minuciosa em duas fases: anamnese e exame físico.

OBJETIVOS DE APRENDIZAGEM

- Realizar o exame clínico obedecendo a uma sequência lógica, completa e minuciosa
- Coletar sinais e sintomas para elaborar hipóteses de diagnóstico

ANAMNESE

Na anamnese são pesquisados os **sintomas** por meio do relato livre e espontâneo do paciente, podendo-se orientá-lo a manter a cronologia dos fatos durante a descrição.

É fundamental criar um clima de tranquilidade, de modo que o paciente se sinta à vontade para relatar da maneira mais fiel possível sua queixa e seus sintomas. Em princípio, a narração não deve ser interrompida, pois muitas vezes a sequência ou a livre associação de ideias é importante para a elaboração do diagnóstico, principalmente no que diz respeito à avaliação de aspectos emocionais.

Deve-se levar em conta a personalidade e o nível intelectual e cultural do paciente para promover uma interação empática, procurando estabelecer confiança mútua e demonstrando sincero interesse em seus problemas. Também se deve considerar que o paciente vem apreensivo e angustiado à procura de alguém que o ampare, o compreenda e o livre dos sintomas que o incomodam.

LEMBRETE

Os dados obtidos durante a anamnese devem ser anotados em prontuário apropriado. Após a exposição, o clínico pode intervir com a finalidade de complementar certos detalhes, se necessário.

A anamnese deve obedecer à seguinte sequência cronológica:

- identificação do paciente;
- queixa principal/duração;
- história da doença atual;
- antecedentes hereditários;
- situação familiar;
- antecedentes mórbidos pessoais;
- hábitos e vícios.

IDENTIFICAÇÃO DO PACIENTE

A anamnese se inicia pela identificação do paciente, que não precisa ser feita necessariamente pelo clínico, mas pelo recepcionista ou mesmo pelo próprio paciente, preenchendo formulários com todos os dados necessários.

Nome – deve ser completo, sem abreviações. Recomenda-se constar no envelope ou programa informatizado de identificação o último sobrenome, seguido de vírgula e do(s) primeiro(s) nome(s).

Idade – é importante o registro da idade do paciente devido à ocorrência de certas doenças prevalentes em determinadas épocas da vida.

Gênero – masculino ou feminino. Certas doenças acometem mais indivíduos de um determinado sexo.

Etnia – certas doenças têm prevalência em um determinado grupo étnico.

Estado civil – informar se o paciente é solteiro, casado, viúvo ou divorciado.

Nacionalidade – refere-se ao país ao qual o paciente está legalmente vinculado (nato ou naturalizado).

Procedência (naturalidade) – local onde o paciente residiu a maior parte de sua vida, assim como o local onde esteve recentemente. É importante conhecer a procedência do paciente para a avaliação eventual de doenças que ocorrem com maior prevalência em determinada região.

Residência – o registro do lugar onde o paciente possa ser encontrado é fundamental caso ele necessite de retorno para a complementação de um diagnóstico ou tratamento ou para o acompanhamento de um processo de cura.

Profissão – ocupação principal do paciente ou ocupação que ele tenha exercido no maior período de sua vida. Nem sempre o indivíduo exerce sua profissão de formação. É comum observar prontuários em que consta a profissão "aposentado"; importa saber que o paciente hoje não tem atividade alguma, o que ele fazia antes de se aposentar e se hoje, apesar de aposentado, exerce alguma função ou tem alguma ocupação. Além disso, é fundamental para a elaboração do diagnóstico o conhecimento do local e das condições em que ele exerce suas atividades profissionais.

ATENÇÃO

A ficha clínica é um documento legal. Portanto, os dados de identificação devem ser corretos e completos e deverão ser arquivados.

LEMBRETE

Na ficha clínica, deve-se colocar nome, endereço e telefone de um responsável que possa ser contatado, se necessário. O número de um documento de identidade é importante, bem como a data e o número do prontuário.

QUEIXA PRINCIPAL/DURAÇÃO

Este tópico corresponde à queixa atual, transcrita com as palavras do paciente e de forma sucinta. A queixa principal é a referência ao **sintoma mais importante**, e a duração é entendida como o tempo decorrido desde o início do sintoma até o momento atual.

Alguns indivíduos, quando ansiosos, tornam-se prolixos, mascarando a queixa principal. É função do examinador destacar do relato a queixa e a duração e transcrevê-las da maneira referida pelo paciente, com suas palavras. Outros pacientes, todavia, apresentam-se de forma tímida, pouco falantes ou extremamente inibidos. Nesses casos, o examinador deve auxiliá-los com perguntas do tipo "O que sente? Há quanto tempo?".

Os principais sintomas apresentados pelos pacientes que procuram atendimento odontológico são os seguintes:

- dor;
- ardor;
- choque;
- adormecimento;
- formigamento;
- hipersensibilidade;
- queimação;
- pulsação;
- coceira;
- alterações no paladar;
- calafrio;
- náusea;
- tontura.

LEMBRETE

A finalidade da anamnese é a coleta dos sintomas relatados pelo paciente.

A dor é uma das sensações mais frequentes com que o cirurgião-dentista se depara em sua clínica diária, pois muitas vezes é ela que motiva o paciente a procurar ajuda. Os pacientes nunca permanecem indiferentes diante desse sintoma. A dor pode estar relacionada com experiências prévias e sempre apresenta dois aspectos distintos: um componente objetivo (somático) e um componente subjetivo (emocional). Ela deve ser interpretada considerando seu tipo de manifestação, de acordo com os **critérios de avaliação da sensibilidade dolorosa**:

- **Intensidade** – Pode ser leve, moderada ou alta. Quando o paciente tem dificuldade de quantificar sua dor, pode-se auxiliá-lo solicitando que a enquadre em uma escala de 1 a 10, por exemplo. Existe variação também conforme o indivíduo e seu perfil emocional em função do seu limiar de suportar estímulo doloroso.
- **Estímulo** – A dor surge espontaneamente ou é provocada?
- **Duração** – Instantânea ou prolongada? Por quanto tempo?
- **Frequência** – Refere-se à periodicidade. Quantas vezes e por quanto tempo o paciente já sentiu essa dor? É intermitente ou de manifestação contínua?
- **Localização** – Dores podem ser difusas (de difícil localização, pois o paciente não é capaz de apontar com precisão) ou situadas (o paciente aponta com exatidão o ponto doloroso, que geralmente coincide com o ponto desencadeante da dor – ponto-gatilho).

LEMBRETE

A sensação de mudança térmica, quando relatada pelo paciente, é considerada um sintoma. Quando detectada e/ou mensurada com termômetro, é considerada um sinal.

- **Fatores de alívio ou piora** – Medicação, frio, calor, abertura da boca, alívio espontâneo, sazonalidade, variabilidade ao longo do dia, entre outros.

HISTÓRIA DA DOENÇA ATUAL

As palavras relatadas pelo paciente são transcritas entre aspas, pois são mescladas com observações do examinador. É importante enfatizar que este item consiste no registro do relato da história natural da doença desde o seu início, incluindo os fatos antecedentes que possam auxiliar o diagnóstico e sua evolução até a presente data.

Os medicamentos utilizados devem ser colocados neste item, assim como seus efeitos, sejam eles terapêuticos ou colaterais. O mesmo se aplica a cirurgias realizadas, exames ou quaisquer outros procedimentos que enriqueçam a queixa e a duração e auxiliem o diagnóstico.

Quanto aos pacientes que falam em demasia, misturando aspectos supérfluos para a anamnese, é necessário ter habilidade para obter de seu discurso apenas os aspectos de interesse para a elucidação do quadro clínico. Ainda assim, deve-se ouvir com atenção, sem interrupção, deixando que o discurso do paciente seja livre e sem interferências, pois tudo o que é dito por ele é essencial para compor um perfil. Mesmo que não se transcreva a íntegra do que foi ouvido durante a anamnese, é muito importante observar a forma e o conteúdo da história apresentada.

Com base nesses dados, o examinador pode avaliar o indivíduo sob os aspectos cultural e emocional, tendo então condições de conhecer melhor seu paciente. Isso auxilia tanto na coleta de dados como no diagnóstico, no tratamento e no acompanhamento do paciente.

ANTECEDENTES HEREDITÁRIOS

Neste item são pesquisados aspectos genéticos, como distúrbios ocorridos com descendentes e ascendentes do paciente que possam de algum modo estar vinculados com a lesão ou a alteração que este apresenta.

Interessa saber se os pais estão vivos e se são saudáveis. Se forem falecidos, deve-se investigar a causa. É importante verificar se existem outros casos de doença semelhante à que o paciente apresenta nos ascendentes e descendentes. Além disso, os distúrbios sistêmicos que tenham vínculo genético devem ser pesquisados, pois podem influir de alguma forma no diagnóstico, no prognóstico e no tratamento.

SITUAÇÃO FAMILIAR

Procuram-se conhecer as condições de vida do paciente, seu dia a dia, seus costumes, suas atividades, sua dieta. Em relação às condições de residência, deve-se levar em conta o tipo de moradia (casa de alvenaria, de pau a pique, albergue coletivo, alojamento ao relento) e as condições de saneamento básico (água encanada e esgoto). Deve-se pesquisar eventual exposição a agentes nocivos.

ANTECEDENTES MÓRBIDOS PESSOAIS

Em relação aos antecedentes gerais, pesquisam-se as doenças que acometeram o paciente, as cirurgias realizadas e os distúrbios sistêmicos.

Quanto aos antecedentes regionais, verificam-se os distúrbios ocorridos durante tratamento odontológico e aqueles distúrbios de qualquer natureza ocorridos nos tecidos moles e duros da boca e da região adjacente.

HÁBITOS E VÍCIOS

Hábitos são manifestações repetitivas e às vezes compulsivas que o paciente pratica de forma consciente ou inconsciente. Essas manifestações não necessariamente causam danos, mas devem ser registradas porque podem estar de alguma forma relacionadas com a doença que o paciente apresenta. São exemplos de hábito consumir alimentos muito quentes, levar a língua a uma determinada área de dentes, manter o lábio entre os dentes, entre outros.

Por vício entendem-se hábitos nocivos, como fumar e ingerir bebidas alcoólicas, que são os mais lesivos para a mucosa bucal, principalmente quando associados.

Em relação ao **tabagismo**, investiga-se o tipo, a modalidade e a quantidade de fumo utilizado. Exemplo 1: dois maços de cigarro industrializado de papel, com filtro, ao dia, aspirado ao pulmão. Exemplo 2: 15 cigarros de palha diariamente; o paciente deixa o cigarro pendente no lábio durante todo o dia, acendendo-o várias vezes, e leva a fumaça somente para a boca, sem tragá-la. Exemplo 3: o paciente fuma cachimbo só à noite, completando o fornilho cinco vezes aproximadamente das 20 às 23 horas. Exemplo 4: o paciente faz uso de maconha há três anos, fumando em média oito cigarros por dia.

Quanto ao **etilismo**, classifica-se a quantidade e o tipo de bebida alcoólica utilizada. Exemplo 1: três copos (300 mL) de uísque diariamente há 20 anos. Exemplo 2: três garrafas de cerveja todos os dias desde a adolescência. Exemplo 3: uma taça (150 mL) de vinho ao jantar, diariamente, há 10 anos.

Outro aspecto que deve ser investigado são os **hábitos sexuais** do paciente. Hoje, mais do que nunca, é muito importante conhecer tais hábitos, questionando o paciente sobre sua atividade sexual, troca de parceiros, periodicidade de relacionamento sexual, cuidados higiênicos e de proteção de transmissão de doenças sexualmente transmissíveis.

Quanto ao **uso de tóxicos**, é imprescindível conhecer os tipos de tóxicos utilizados. As drogas tóxicas geralmente modificam o comportamento do paciente, de modo que ele tenha atitudes díspares das rotineiras ou socialmente aceitáveis. Drogas podem ainda modificar a densidade da saliva, como ocorre com a **saliva viscosa** causada pelo uso de maconha e a **xerostomia** provocada por certos medicamentos.

De maneira geral, em razão do tipo de comportamento, os aditos podem ter alteradas as suas funções básicas, como alimentação, sono, entre outras, provocando queda de resistência. Além disso, as drogas injetáveis podem ser veículo de transmissão de doenças como a aids.

EXAME FÍSICO

Urgência

Situação em que o paciente deve ser atendido com a maior rapidez, ou seja, no mais curto espaço de tempo possível, pois existe algo de gravidade variável que está por acontecer.

Qualquer que seja o motivo da consulta, o exame físico deve ser completo e feito ordenadamente após a anamnese. Exceção se faz aos casos de urgência, em que se deve ter o bom senso de realizar uma anamnese sucinta e um exame físico dirigido ao distúrbio que ocasionou a urgência ou emergência.

O exame físico deve cobrir todas as regiões anatômicas em busca de alterações clínicas compatíveis, em princípio, com a queixa do paciente. Os sinais são obtidos fundamentalmente por meio dos órgãos dos sentidos do examinador, direta ou indiretamente, sendo necessário conhecer as estruturas normais como parâmetro em relação às alterações apresentadas.

Emergência

Situação em que o paciente deve ser atendido no ato, pois algo de grave já está acontecendo.

Como foi visto, o **exame clínico** é didaticamente dividido em duas partes: anamnese e exame físico. É difícil, e muitas vezes impossível, obedecer a essa divisão, principalmente nessa ordem, pois, ao entrar no consultório, alguns dados clínicos já podem ser observados. Frequentemente, ao iniciar o exame clínico, o paciente aponta uma lesão que é forçosamente evidenciada. Todavia, deve-se, mesmo assim, efetuar um exame completo e sequencial, independentemente de já se ter percebido uma lesão em determinada área. Não é improvável haver outras lesões não percebidas pelo paciente, às vezes até com maior gravidade do que a apontada. Para tanto, devem-se examinar todas as estruturas utilizando as **manobras de semiotécnica** por meio dos sentidos inspeção (visão), palpação, auscultação e olfato.

REQUISIÇÃO CLÍNICA (PREPARO DO EXAMINADOR)

Para que o exame físico seja completo e eficiente, são necessárias algumas condições, descritas a seguir.

Sentidos aguçados – é importante haver um treinamento, o qual ocorre somente durante a vida profissional, de estimular o desenvolvimento dos sentidos visão, tato, olfato e audição. É óbvio que o comprometimento de um ou mais sentidos dificulta sobremaneira o exame físico, mas não necessariamente o inviabiliza.

Segurança – o relacionamento entre clínico e paciente é fundamental. O paciente colabora fornecendo dados e auxiliando no exame físico, por meio de postura adequada. Já o examinador deve se mostrar seguro, confiante e decisivo em seus atos, a fim de transmitir tranquilidade ao paciente.

Ao acionar, por exemplo, a turbina de alta rotação ou mesmo a seringa de água ou ar perante um paciente, em especial com deficiência visual, é importante avisá-lo, pois este poderá ficar inseguro com algo inesperado. Lembre-se também de que o paciente costuma chegar à consulta tenso e ansioso, altamente suscetível a distúrbios emocionais, o que pode acarretar falta de colaboração durante o exame físico.

Conhecimento das estruturas anatômicas – para examinar um paciente, é necessário conhecer a morfologia das várias estruturas a serem examinadas. Devemos estar atentos para reconhecer e interpretar possíveis alterações de cor, textura e forma, discernindo o que foge do padrão de normalidade.

Conhecimento de fisiologia – uma vez conhecidos os elementos que formam o complexo estomatognático e suas estruturas anexas, é fundamental saber como esses elementos funcionam. Por exemplo, para descobrir se um paciente é portador de trismo, deve-se conhecer a dimensão de abertura normal da boca; para avaliar eventuais alterações no fluxo salivar, além de conhecer a localização da glândula, do ducto e de sua emergência, também é preciso estar acostumado a observar o volume e a densidade da saliva que emerge da referida glândula, normalmente, à ordenha.

Muitas vezes o cirurgião-dentista é requisitado para examinar a articulação temporomandibular, assim como avaliar fraturas do esqueleto maxilofacial ou intervir cirurgicamente nas estruturas citadas. Muitos desses casos têm a resolução dificultada pela falta de conhecimento anatomofuncional e principalmente da relação entre as arcadas dentárias.

Boas condições de visualização – para observar uma determinada estrutura, é necessário que se cumpram certos procedimentos:

- Iluminar adequadamente: a boca é uma cavidade profunda e escura, impossível de ser visualizada sem iluminação adequada. Existem no mercado refletores e lanternas específicos para essa finalidade.
- Secar as áreas a examinar: sem esse procedimento, é difícil realizar a observação correta. O brilho excessivo e os fenômenos ópticos que a lâmina espessa de saliva proporcionam distorcem a visualização do objeto a ser observado.
- Afastar estruturas: algumas estruturas se interpõem à visão durante o exame físico, como lábios e língua, encobrindo áreas que podem estar sendo objeto do exame físico naquele momento. Instrumentos como espátulas de madeira e abaixadores de língua metálicos permitem deslocar essas estruturas, expondo de modo visível a área a ser examinada. Podem-se também utilizar compressas de gaze, principalmente para manusear e imobilizar a língua.

Cooperação do paciente – este item está intimamente ligado ao item sobre segurança. Deve-se solicitar a total colaboração do paciente no que for possível, entendendo, todavia, eventuais problemas físicos e/ou emocionais que possam dificultar essa colaboração.

LEMBRETE

O conhecimento da anatomia descritiva e topográfica da boca e de suas áreas vizinhas é um pré-requisito para o exame físico.

MANOBRAS DE SEMIOTÉCNICA

As manobras de semiotécnica são os recursos clínicos utilizados para colher sinais. Podem ser realizadas diretamente, por meio dos órgãos dos sentidos do examinador, ou indiretamente, com a utilização de instrumentos e aparelhos que de alguma forma ampliem os sentidos.

As manobras de semiotécnica clássicas são descritas a seguir.

Inspeção – utiliza-se a visão de modo direto ("a olho nu") ou indireto, por meio de lentes e espelhos. As estruturas a serem inspecionadas devem estar secas e com boa visibilidade. A inspeção precede a palpação, sendo o primeiro passo do exame físico.

Palpação – ato de palpar, ou seja, tocar com a polpa dos dedos. Por meio da palpação colhem-se sinais pelo tato e pela compressão. Pelo tato, obtêm-se informações sobre a superfície, ao passo que a compressão fornece impressões sobre a porção mais profunda da área que se está palpando. Assim, observam-se modificações de textura, espessura, consistência, sensibilidade, volume, conteúdo, elasticidade e temperatura.

- **Palpação indireta** – o clínico utiliza instrumentos que alcançam locais onde as mãos diretamente não alcançariam ou, uma vez alcançados, não possibilitariam um exame detalhado. O exemplo típico é a palpação da face oclusal da coroa clínica do dente pela sonda exploradora. A palpação pode ser digital, bidigital ou digitopalmar. Podem-se ainda utilizar ambas as mãos para examinar simultaneamente os dois lados de forma comparativa. Existe um tipo especial de palpação, chamado ordenha, que será descrito mais adiante.

Percussão – ato ou efeito de percutir (bater, tocar). Leves batidas originam vibrações, por meio das quais se identifica o estado físico do conteúdo da estrutura que está sendo percutida – se é líquido, semissólido, sólido ou mesmo vazio. A percussão pode auxiliar no diagnóstico da patologia periapical e/ou periodontal por meio da percussão dental vertical ou horizontal em relação ao longo eixo do dente, pela sensibilidade dolorosa por meio da percussão em estruturas com inflamação. Um exemplo disso é o procedimento corriqueiro em clínica odontológica em que se percute um dente no seu eixo, na superfície oclusal, e horizontalmente, na face vestibular da coroa, procurando evidenciar patologia inflamatória na região periapical ou periodontal, respectivamente.

- **Percussão indireta** – normalmente é feita com o cabo do espelho clínico.
- **Percussão direta** – realizada diretamente com os dedos. É usada para o diagnóstico de lesões de grandes dimensões, principalmente quando se podem avaliar as vibrações em meio líquido ou semissólido. É sentida colocando-se a polpa digital no lado oposto da lesão que se está percutindo. Quando essa vibração não se propaga de um lado a outro da lesão, pode-se intuir que o conteúdo é sólido. Por sua vez, quando se nota uma intensificação do som à percussão, é possível que ali exista uma cavidade vazia.

Auscultação – ato de ouvir sons e ruídos produzidos no organismo. Nessa manobra utiliza-se a audição de forma direta ou indireta, com o uso do estetoscópio. Em odontologia, o seu emprego é restrito, mas importante na avaliação fisiológica da articulação temporomandibular, em que se podem detectar distúrbios por meio de sons característicos, principalmente estalidos produzidos durante a abertura e o fechamento da boca. Nos casos de fratura óssea, observa-se crepitação.

Olfação – manobra em que se utiliza o olfato. É um recurso válido na detecção de certas alterações fisiopatológicas, como o odor cetônico dos diabéticos. Para os olfatos mais treinados e aguçados, é possível diferenciar odores como os produzidos na gengivite ulcerativa necrosante, na osteorradionecrose ou mesmo na necrose produzida no carcinoma epidermoide.

Punção – ato ou efeito de pungir ou puncionar; em outras palavras: picar, perfurar. Pode-se dizer que a punção consiste na introdução de uma agulha no interior de tecidos. Usam-se seringas hipodérmicas com agulha de diâmetro amplo o suficiente para aspirar líquidos e semissólidos por meio da tração do êmbolo. Se, ao tracionar o êmbolo, não se observar o aparecimento de líquido ou semissólido, conclui-se que a lesão em questão tem conteúdo sólido ou não tem conteúdo algum. Quanto ao líquido puncionado, pode-se observar sangue, saliva, líquido cístico, pus ou outro.

Diascopia – significa "observar por meio de" e consiste em visualizar uma determinada estrutura comprimida por uma lâmina de vidro. Essa manobra é conhecida também como vitropressão, sendo utilizada em lesões escuras, suspeitas de hemangioma ou nevo, fazendo-se compressão com uma lâmina de vidro sobre a área a ser estudada. Caso haja desaparecimento da coloração escura e no lugar ocorra isquemia, reaparecendo paulatinamente a partir do momento da retirada da compressão, pode-se concluir que se trata de **lesão vascular** (p.ex., hemangioma). Caso a coloração da lesão permaneça, conclui-se ser uma **lesão pigmentada**.

Exploração cirúrgica – manobra de semiotécnica em que o clínico, utilizando instrumentos especiais, examina o interior de determinadas estruturas orgânicas ou lesões. Pode-se realizar a exploração de uma área por meio de incisão com bisturi, expondo o conteúdo e visualizando seu interior.

Sondagem – é possível explorar fístulas ou trajetos fistulosos na pele ou na mucosa com um cone de guta-percha introduzido para localizar, por meio de radiografia, a origem de eventual infecção. Podem-se também sondar e explorar ductos das glândulas salivares em busca de obstruções, como cálculos salivares.

Raspagem – ato de remover ou escarear áreas superficiais da mucosa bucal com a finalidade de saber se lesões com áreas brancas se destacam quando raspadas e provocar ligeiro traumatismo na mucosa normal próxima a áreas comprometidas por doenças como o pênfigo vulgar, onde imediatamente se forma uma bolha.

Fotografia – recurso que pode ser utilizado em lesões que mudam de forma ou posição, como é o caso da língua geográfica. É utilizado para o controle de lesões em diferentes estágios.

Crepitação

Sensação audiotátil da fricção de dois fragmentos ósseos rompidos.

Ordenha – tipo específico de palpação que consiste no ato de comprimir dinamicamente glândulas salivares em direção à carúncula, percorrendo o ducto no sentido posteroanterior das glândulas salivares e de seus ductos, provocando a eliminação de saliva. Assim, podem-se avaliar quantidade, qualidade, alterações físicas e eventuais elementos associados, como pus e sangue, que podem emergir do orifício de saída.

EXECUÇÃO DO EXAME FÍSICO

O exame físico propriamente dito se inicia no momento em que o paciente entra no consultório. É iniciado pelo exame físico geral, seguido do exame físico regional.

No **exame físico geral**, observa-se o biótipo (relação entre peso e altura), a ambulação e eventuais alterações na marcha, no tegumento e na respiração. Avaliam-se, ainda, aspectos emocionais e culturais que possam ser úteis no relacionamento entre profissional e paciente ou mesmo na realização do exame clínico e do diagnóstico de maneira geral. É possível, então, avaliar o estado de saúde geral do paciente, servindo como indício de eventual alteração que possa estar associada com a queixa principal.

O **exame físico regional** é dividido em extrabucal e intrabucal, os quais são detalhados a seguir.

EXAME FÍSICO EXTRABUCAL

O exame extrabucal estuda as estruturas da cabeça e do pescoço.
Com as manobras de semiotécnica, avaliam-se os sinais presentes, iniciando-se pela inspeção e posterior palpação de todas as estruturas. Devem-se observar os seguintes aspectos:

- formato da cabeça;
- dimensão e relação entre crânio e face;
- proporcionalidade entre os terços superior, médio e inferior;
- distribuição dos órgãos e sua equidistância;
- coloração do tegumento;
- distribuição e quantidade de pelos.

A) Fácies

Na avaliação do fácies, devem-se observar os seguintes aspectos:

Coloração – dentro dos padrões de normalidade ou cianótica, ruborecida ou avermelhada, empalidecida ou descorada (alterações vasculares).

Alterações pigmentares – vitiligo, albinismo, pigmentações melânicas, icterícia.

Distribuição de fâneros cutâneos – pelos (hipertricose, epilação).

Sudorese – intensa ou ausente.

Alterações na textura – aspereza, aspecto coriáceo.

Distribuição do panículo adiposo – panículo adiposo distribuído regularmente.

Olhos – movimentação dos olhos e das pálpebras, reflexo (miose e midríase) pupilar, distância entre os olhos (o aumento é denominado hipertelorismo), vascularização da mucosa conjuntival, esclerótica, campo visual, alterações da visão como diplopia e ptose palpebral.

Nariz – obstrução das narinas, assimetrias, deformidades, sangramento.

Ouvidos – alterações de forma, integridade timpânica, obstrução do meato acústico, dor ao toque, presença de exudato purulento.

B) Cadeias ganglionares

A palpação dos linfonodos da região da cabeça e do pescoço tem grande valor diagnóstico, uma vez que o sistema linfático está envolvido em várias doenças, tanto locais como de origem sistêmica.

Os linfonodos são uma barreira de defesa; por isso, passam por eles microrganismos e células tumorais, podendo provocar linfadenopatia infecciosa ou tumoral, respectivamente. Normalmente, um nódulo linfático saudável não é palpável; mede cerca de 0,5 cm de diâmetro e é flácido.

As principais cadeias linfáticas que drenam a boca são:

- submandibular;
- mentoniana;
- bucinatória;
- pré-auricular;
- pós-auricular;
- cervical
    - anterior
    - posterior
    - transversa.

Para palpar um linfonodo, é necessário **relaxar a musculatura da área**. Por exemplo, um gânglio de cadeia submandibular do lado direito é palpado com a cabeça do paciente fletida para baixo e para a direita. O examinador utiliza quatro dedos, excluindo o polegar, tracionados a partir da região central submandibular contra a da mandíbula.

Os distúrbios primários dos linfonodos são mais raros e são sempre tumorais, conhecidos e classificados no grupo dos linfomas. O acometimento secundário pode ser inflamatório ou tumoral.

As diferenças entre linfonodo inflamatório e tumoral são apontadas no Quadro 1.1.

LEMBRETE

Um nódulo linfático só é palpável quando está acometido por alguma alteração fisiopatológica.

QUADRO 1.1 – DIFERENÇAS ENTRE LINFONODO INFLAMATÓRIO E TUMORAL

Linfonodo inflamatório	Linfonodo tumoral
Dolorido	Indolor
Pouco consistente	Consistente
Fugaz	Fixo
Liso	Superfície irregular

C) Articulação temporomandibular (ATM)

Os distúrbios da articulação temporomandibular podem ser **próprios** (relativos ao disco ou cápsula articular, além dos ligamentos capsulares) ou **provenientes de alterações oclusais**.

A palpação, com o examinador posicionado atrás do paciente, deve ser bilateral e simultânea, com os dedos colocados cerca de 1 cm anteriormente ao trágus (região pré-auricular). Solicita-se ao paciente que abra e feche a boca com o intuito de sentir a movimentação da cabeça da mandíbula. O exame é complementado com auscultação indireta com estetoscópio, procurando-se estalidos e/ou sensação de crepitação.

D) Glândulas salivares maiores

Parótida – é a mais desenvolvida das glândulas salivares e situa-se anteriormente ao pavilhão auricular. Seu polo inferior ultrapassa o ângulo da mandíbula. Podem-se notar nódulos com ou sem sinais flogísticos. Um sinal importantíssimo, associado a um eventual nódulo fixo, consistente e indolor na região parotídea, é a paralisia facial do mesmo lado da lesão, que pode representar tumor maligno de parótida.

Submandibular – situa-se na região submandibular, alojando-se na face lingual (vertente interna) do corpo da mandíbula, provocando uma depressão óssea conhecida como fóvea da glândula submandibular. Essa fóvea por vezes é tão acentuada que, ao exame de raios X, simula imagem sugestiva de cavidade cística.

Sublingual – é a menor das glândulas salivares maiores. Situa-se no soalho da boca, próximo à inserção da língua na forma da letra U.

E) Ossos

Os ossos maxilomandibulares, assim como os outros ossos da face, devem ser palpados à procura de aumentos, depressões e assimetrias de modo geral. Ao mesmo tempo que se inspecionam e se palpam os ossos, também se palpam os músculos estática e dinamicamente, solicitando que o paciente realize movimentos.

É muito comum confundir hipertrofia do músculo masseter com outras alterações, como parotidite epidêmica (caxumba). Para diferenciá-las, solicita-se que o paciente, em oclusão, force ainda mais a compressão das arcadas dentárias, quando se observa pela inspeção e se confirma pela palpação bilateral o aumento do tônus muscular do masseter uni ou bilateralmente.

F) Inervação

Palpando-se uni ou bidigitalmente, desde a emergência até o longo dos nervos motores e sensitivos da face, pode-se avaliar a sensibilidade dolorosa ao toque.

Em casos de nevralgia do nervo trigêmeo, classicamente a dor se intensifica quando pressionamos a região do forame infraorbitário – também chamada ponto-gatilho (*trigger point*). Isso desencadeia dor na hemiface desse mesmo lado.

Pode-se ainda testar a condução nervosa mediante a estimulação por choques elétricos de baixa amperagem, observando-se a contratura muscular decorrente.

EXAME FÍSICO INTRABUCAL

O exame da boca deve ser feito de maneira ordenada e completa, examinando-se pausadamente cada estrutura com a certeza de não ter omitido nenhum detalhe. Devem-se observar todas as condições para exame físico, com a boca aberta, tracionando-se o lábio no sentido contrário de sua inserção, e também lateralmente, para verificar a textura, a elasticidade, a transparência da mucosa, a inserção de freios, etc.

A palpação é bidigital, com o dedo indicador e o polegar, procurando-se eventuais lesões submucosas nodulares ou bolhosas. Os lábios fazem parte da porção mais externa da boca, estando, portanto, mais sujeitos a traumatismo. O lábio inferior, por sua localização, é mais sujeito às lesões que constantemente atingem a boca, como as decorrentes de radiação solar, tabagismo em suas várias formas, alimentos, cosméticos, entre outras.

Fundo de sulco – formado pela mucosa labial e jugal com a mucosa alveolar. Deve ser observado com o lábio em posição normal e tracionado, palpando-se unidigitalmente, deslizando a polpa do dedo indicador.

Mucosa alveolar – mucosa que se situa entre o fundo de sulco e a gengiva inserida. É tênue e móvel.

Gengiva inserida – mucosa de cor rosa-pálido que se situa entre a mucosa alveolar e a gengiva livre. É fortemente aderida ao osso alveolar e espessa, apresentando pontos deprimidos com aspecto de casca de laranja correspondentes às fibras que mantêm essa aderência.

Gengiva livre – extremidade da gengiva que emerge a partir da gengiva inserida. É examinada mediante sondagem indireta do sulco gengival que a compõe.

Gengiva (papila) interdental – situa-se entre dois dentes, tendo uma ponte de tecido (col) que une a porção vestibular com a lingual ou palatina.

Rebordo alveolar – denominam-se assim as arcadas edêntulas inferior e superior, total ou parcialmente (diastemas, espaços protéticos).

Mucosa jugal – inicia-se na comissura labial, mucosa retrocomissural, estendendo-se até o pilar anterior. Pode ser palpada bidigitalmente, com polegar e indicador, ou de forma digitopalmar. Para observar essa mucosa, é necessário afastar os lábios e a mucosa jugal com duas espátulas de madeira convergentes a partir dos lábios cujas pontas se encontrem na porção posterior da mucosa jugal.

Língua – pode ser dividida em quatro regiões: dorso, ventre, bordas laterais e ápice. Com o paciente de boca aberta e a língua em repouso, examina-se o dorso; solicitando ao paciente que estire a língua, examina-se o ápice. Com a língua fletida para um lado, examina-se o lado oposto, e vice-versa. Examina-se da mesma forma o ventre lateral. Quanto ao ventre anterior, é examinado com ápice lingual pressionando para cima. Com uma compressa de gaze, envolve-se o ápice lingual para tracionar a língua e examinar o dorso e a borda lateral posterior. Deve-se também observar a livre movimentação da língua, já que existem patologias em que o primeiro sinal é a dificuldade de movimentação (p. ex., invasão por carcinoma epidermoide). A palpação deve ser bidigital e percorrer todo o órgão.

Soalho da boca – é examinado utilizando-se os mesmos recursos para o exame da língua. Com afastadores, observamos o soalho da boca. A palpação é feita deslizando-se o dedo em todo o soalho da boca, apoiando a região submandibular externamente com a outra mão. Como foi visto no exame extrabucal das glândulas salivares, devem-se observar os ductos e a emergência das glândulas salivares mediante ordenha intra e extrabucal. Os pontos de emergência das glândulas salivares maiores estão bem localizados:

- parótida – na mucosa jugal em direção ao espaço interoclusal, entre o primeiro e o segundo molar superior, a 1,5 cm do fundo do sulco bilateralmente;
- submandibular e sublingual – na mucosa do soalho da boca, ao lado da inserção do freio lingual, bilateralmente.

Palato duro – o paciente deve estar com a cabeça fletida para trás para a inspeção direta e horizontalizada. Para a inspeção indireta, a palpação é feita com a polpa do dedo indicador.

Palato mole – para inspecionar o palato mole e a úvula, a língua deve estar protruída. Solicita-se que o paciente pronuncie as vogais E e I, que normalmente determinam o levantamento do palato mole e da úvula.

Porção visível da orofaringe – solicita-se ao paciente que pronuncie as vogais E e I enquanto se pressiona a língua, comprimindo-a contra o soalho da boca.

> **ATENÇÃO**
> Tudo que é observado durante o exame clínico deve ser transcrito fiel e pormenorizadamente no prontuário clínico adequado. O exame clínico deve ser lido e revisto para complementar ou corrigir dados.

Exames complementares

CITOLOGIA ESFOLIATIVA

A citologia esfoliativa é um exame complementar de diagnóstico que utiliza células naturalmente eliminadas para estudo microscópico. Essas células, assim destacadas, são colhidas delicadamente da superfície mucosa que as abriga e são depositadas em uma lâmina de vidro. Depois, são coradas por colorações específicas para cada caso e levadas ao microscópio para leitura.

A principal finalidade da citologia esfoliativa é a detecção de tumores malignos. Além disso, pode ser utilizada como auxiliar no diagnóstico de doenças viróticas, fúngicas e bacterianas.

Apesar de ser um exame altamente confiável, a citologia esfoliativa não substitui a biópsia, pois não define o tipo de lesão maligna. Sua utilização, entretanto, é imprescindível para afastar a possibilidade de câncer em uma lesão que clinicamente tem características de malignidade.

Pode-se colher material pela punção. O material assim colhido é depositado em uma lâmina de vidro para microscopia, fixado, corado e submetido à leitura do patologista para estudo microscópico das células e de outros materiais presentes na composição desses líquidos.

A mucosa bucal normal apresenta diferentes graus de **queratinização**. É de extrema importância saber que a mucosa bucal pode ser dividida didaticamente em mucosa mastigatória e mucosa de revestimento. A mucosa mastigatória é extremamente mais queratinizada do que a mucosa de revestimento que recobre toda a cavidade bucal em razão do contato de alimentos, da fala e da mastigação. Assim, a gengiva inserida, o palato duro e o dorso da língua são exemplos de tecidos mais queratinizados do que o soalho da boca e o palato mole, entre outros.

OBJETIVOS DE APRENDIZAGEM

- Conhecer as vantagens, desvantagens, indicações e contraindicações dos exames complementares utilizados em odontologia

LEMBRETE

A citologia esfoliativa não necessita de instrumental especializado, pois não requer incisões e não é invasiva ou traumática.

ATENÇÃO

Por meio da citologia esfoliativa, é possível escolher o local mais representativo para realizar uma biópsia, no caso de lesões extensas.

Caso a citologia revele forte queratinização no soalho da boca, a alteração pode ser preocupante, pois é um indício de eventual futura evolução para carcinoma.

FIDELIDADE DE DIAGNÓSTICO

A citologia esfoliativa é um exame cuja fidelidade, para estudo de tumores malignos, está em torno de 95%, o que lhe confere credibilidade suficiente para ser utilizado. Podem-se observar os 5% de erro em dois grupos:

- Resultado falso-negativo – pode ocorrer em cerca de 5% dos casos de erro. Significa que, apesar de a lesão ser maligna, o patologista informa que é benigna.
- Resultado falso-positivo – é raro e ocorre em menos de 1% dos casos de erro. Significa que o paciente não tem câncer, mas o patologista envia resultado erroneamente positivo.

INDICAÇÕES

- Diagnóstico de lesões ulceradas que persistem na mucosa bucal e que não apresentam sinais de melhora espontânea ou com tratamento.
- Lesões extensas ou múltiplas, selecionando o local mais adequado para realizar a biópsia.
- Controle de áreas submetidas à radioterapia, onde se observam alterações típicas de radiação.
- Controle da evolução de certas doenças, como carcinomas irradiados.
- Controle de lesões cancerizáveis e de áreas onde houve remissão de tumor maligno em pacientes que de alguma forma estão impedidos de realizar intervenção cruenta.
- Lesões aparentemente inócuas e que não apresentam razão suficiente para a realização de biópsia.
- Suspeita clínica persistente de determinada lesão mesmo após resultado negativo para câncer na biópsia.

CITOLOGIA ESFOLIATIVA EM PROCESSOS NÃO TUMORAIS

Apesar de a citologia esfoliativa ter indicação principal para o diagnóstico de câncer, pode ser um instrumento de grande importância no diagnóstico de lesões não tumorais, utilizada isoladamente ou associada a outros exames.

As alterações estruturais e tintoriais das células, assim como as alterações quantitativas e qualitativas dos microrganismos encontrados, podem ser indicativas para a elucidação diagnóstica de várias lesões não tumorais, como as descritas a seguir.

LEUCOPLASIA: Lesão cancerizável e muitas vezes extensa, sendo necessário exame periódico por meio da citologia esfoliativa, que mostra eventuais alterações citológicas passíveis de transformação maligna, como a presença de células nucleadas na superfície da lesão. Nessa camada, ora espessada, podemos suspeitar de câncer e realizar biópsia. Para tanto, faz-se um mapeamento da lesão em várias áreas, colhendo material de cada uma; onde houver modificação, deve-se realizar biópsia.

PÊNFIGO VULGAR: Esta doença propicia o aparecimento de células típicas que, quando detectadas, podem concluir o diagnóstico: são as chamadas células de Tzanck. A utilização prévia à citologia de corticoides pode modificar o quadro e dificultar o diagnóstico.

HERPES: No caso de doenças viróticas, é comum o aparecimento de células em degeneração balonizante, que são maiores e apresentam citoplasma edematoso, do que simula um balão. O núcleo degenerado e fragmentado perde sua afinidade corante; a célula chega a ter mais de 20 núcleos. A cromatina nuclear é substituída por massa amorfa. Essas células não são específicas para herpes simples, aparecendo também no zóster e em outras doenças virais.

PARACOCCIDIOIDOMICOSE (BLASTOMICOSE SUL-AMERICANA): Por meio de citologia a fresco, sem fixação, podem-se examinar imediatamente células colhidas de área suspeita. O material é colhido e colocado em uma lâmina de vidro para microscopia; no ato, colocam-se algumas gotas de hidróxido de potássio a 40%, observando-se ao microscópio a presença de *Paracoccidioides brasiliensis*. Este se apresenta como uma estrutura circular com uma membrana que a envolve, dupla e birrefringente, observada por meio da movimentação do micrométrico (meia volta para cada lado).

SÍFILIS: Podem-se diagnosticar lesões sifilíticas por meio de exame citológico do material vivo colhido dessas lesões. Após exame em laboratório ao microscópio de campo escuro, evidencia-se o *Treponema pallidum*, por meio de sua movimentação típica.

CANDIDÍASE: Para exame citológico da mucosa bucal em lesões suspeitas de candidíase, colhe-se material. Após a identificação do fungo *Candida albicans*, obtêm-se dados como quantidade e forma. A forma filamentosa presente em grande quantidade pode sugerir lesão compatível com candidíase. O diagnóstico definitivo só é fornecido pela biópsia.

LESÕES CÍSTICAS: Examinam-se, ao microscópio, líquidos e secreções puncionadas de lesões císticas. Basta dispor o líquido em uma lâmina de vidro para microscopia e procurar elementos nele contidos que possam auxiliar o diagnóstico, como células esfoliadas.

CLASSIFICAÇÃO DA CITOLOGIA ONCÓTICA (PAPANICOLAU)

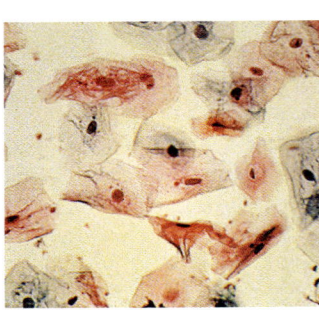

Figura 2.1 — Citologia normal. Observe as células poligonais com relação núcleo/citoplasma conservada.

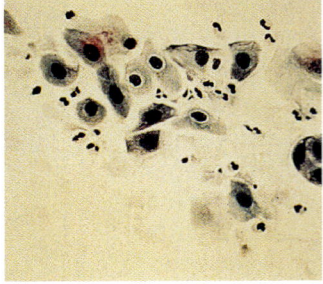

Figura 2.2 — Citologia suspeita. Note algumas mitoses, células multinucleadas e núcleos grandes em relação ao citoplasma.

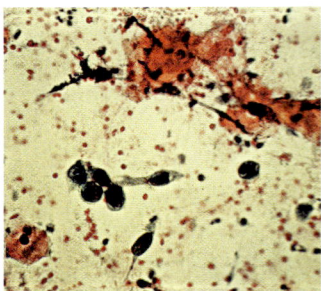

Figura 2.3 — Citologia maligna. O volume do núcleo das células tumorais ocupa todo o citoplasma. Note a relação núcleo/citoplasma em comparação com a Figura 2.2 (células normais).

- Classe I – normal
- Classe II – normal com atipias para a região
- Classe III – suspeita de malignidade
- Classe IV – fortemente sugestiva de malignidade
- Classe V – malignidade

A classificação da citologia oncótica está relacionada à pesquisa de malignidade. Uma classificação normal na classe I, ou normal com atipia na classe II, indica que não há mínimo indício de malignidade; portanto, não há necessidade de biópsia. As classes III e IV são sugestivas de malignidade, e a biópsia é obrigatória para confirmação. Na classe V, apesar de estar confirmada a malignidade, a biópsia é indispensável para estabelecer o tipo de tumor e sua agressividade.

Existe hoje uma tendência a abandonar a classificação de Papanicolau e adotar simplesmente a classificação da citologia em normal, suspeita ou maligna (Figs. 2.1, 2.2 e 2.3, respectivamente).

TÉCNICA

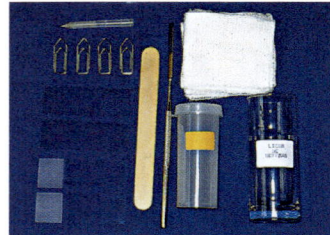

Figura 2.4 — Utensílios necessários para secar, afastar estruturas, coletar, fixar e armazenar o material colhido.

A seguir, são apresentados os instrumentos e materiais necessários à coleta (Fig. 2.4):

- espátula metálica;
- lâminas de vidro para microscopia;
- marcador (broca diamantada);
- suporte de vidro para lâminas;
- clipes para papel;
- gaze;
- álcool.

Semiotécnica, Diagnóstico e Tratamento das Doenças da Boca

Após a escolha da área, deve-se limpar e secar a lâmina de vidro com uma gaze (Fig. 2.5). Em seguida, deve-se deslizar a espátula sobre a área a ser examinada (Fig. 2.6). O material assim colhido deve ser depositado suavemente sobre uma lâmina de vidro para microscopia (Fig. 2.7A). A seguir, esse material é espalhado de forma que seja distribuído uniformemente (Fig. 2.7B). Então, introduz-se imediatamente a lâmina em um frasco de vidro com canaletas (Fig. 2.8), utilizando-se um clipe para papel preso a uma das lâminas para não aderir à outra. Esse frasco deve conter álcool.

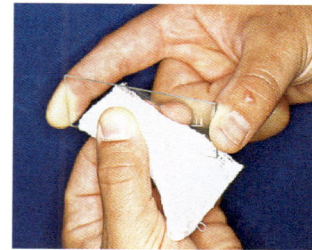

Figura 2.5 — Remoção de detritos e gordura da lâmina antes da coleta de material.

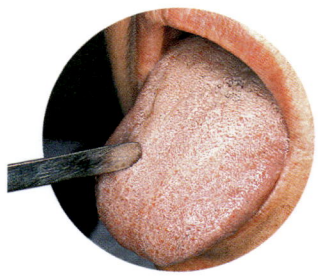

Figura 2.6 — Espátula metálica deslizando suavemente sobre a língua para colher material.

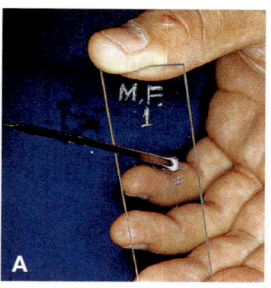

Figura 2.7(A-B) — Deposição do material, que deve ser espalhado com cuidado sobre a superfície da lâmina para melhor se fixar e permitir a leitura.

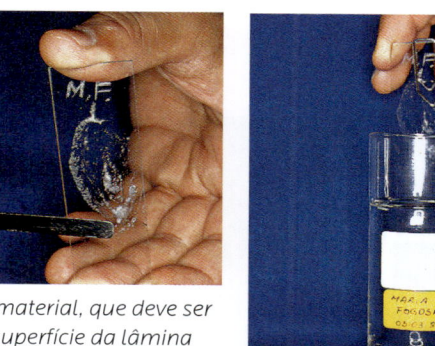

Figura 2.8 — Recipiente com canaletas próprio para lâminas de citologia.

O frasco com as lâminas é encaminhado ao patologista com um relatório contendo dados como identificação, breve relato clínico e hipóteses de diagnóstico, fundamentais para o patologista escolher os reagentes e corantes para o tipo de lesão aventada. Esse relatório deve detalhar aspectos clínicos e ocorrências durante a coleta da amostra, como a presença de sangue durante a remoção do material, dificuldades na quantidade recolhida, entre outros.

BIÓPSIA

O cirurgião-dentista é o profissional plenamente capacitado para realizar a coleta de material para posterior exame histopatológico, em razão de sua habilidade e constância no trato diário com as estruturas bucais.

A biópsia é considerada um exame complementar. Na grande maioria das vezes, é um recurso necessário e seguro para obter o diagnóstico final de uma doença, mas não necessariamente funciona como tratamento para a condição.

A biópsia é indicada para lesões que se apresentam sob forma de úlceras persistentes que não cicatrizam espontaneamente ou após o tempo supostamente presumido de involução em vigência de medicação, principalmente suspeitas de câncer.

Biópsia

Procedimento de elucidação diagnóstica que utiliza manobras cirúrgicas para estudo macro e microscópico do material obtido.

ATENÇÃO

A biópsia estuda os tecidos do organismo, ao passo que a citologia esfoliativa estuda as células isoladamente.

É indicada igualmente para o diagnóstico de lesões que não puderam ser identificadas por outros métodos ou quando, de alguma forma, os resultados desses métodos tenham sido parciais, falhos ou imprecisos. É usada ainda como auxiliar no controle da evolução de certas doenças infecciosas que não responderam satisfatoriamente aos exames laboratoriais para esse fim.

Pode-se também estudar o conteúdo líquido ou semissólido da lesão por meio da **punção**, que consiste na introdução de uma agulha adaptada em uma seringa, cujo êmbolo é tracionado, trazendo líquido do interior da lesão. Os tipos de líquido esperados são sangue, saliva, líquido do conteúdo de cisto, pus, entre outros. Esse conteúdo é depositado em uma lâmina de vidro, fixado e corado, estando assim pronto para o estudo microscópico de células (Fig. 2.9).

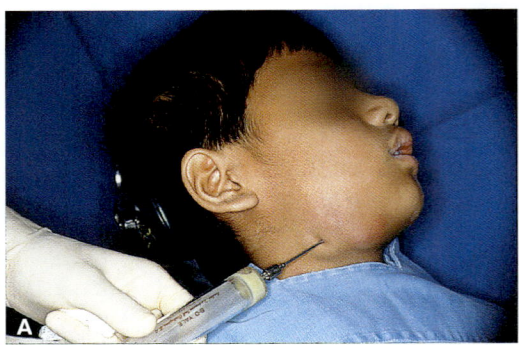 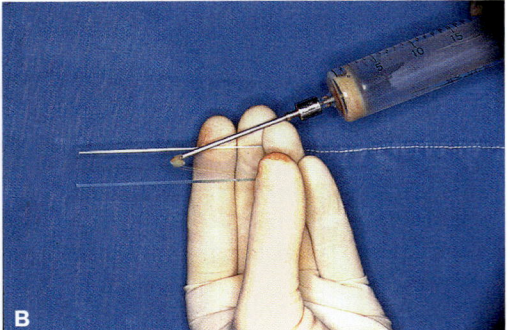

Figura 2.9(A-B) — Punção-drenagem com a finalidade de se identificar o conteúdo da lesão globosa em abscesso. Lembre-se que o diâmetro da agulha deve ser calibroso, pois o conteúdo do abscesso é bastante viscoso, indo de pastoso a líquido (pus). O material pode ser examinado ao microscópio ou enviado para exame bacteriológico de cultura.

CUIDADOS NECESSÁRIOS NO PROCEDIMENTO

Em princípio, não existe contraindicação para a biópsia. No entanto, devem-se observar certos cuidados em alguns casos. Esses cuidados são didaticamente classificados em cuidados gerais e cuidados locais.

 Os cuidados gerais aplicam-se a indivíduos portadores de alterações sistêmicas que de alguma forma comprometem a indicação, o ato e o pós-operatório de procedimentos cruentos, as quais podem ser impeditivas para a realização de manobras cirúrgicas.

Como exemplos, destacam-se os **diabéticos**, que têm a hemostasia alterada, o que pode provocar hemorragia. Esses indivíduos estão mais sujeitos a infecções, têm reparação tecidual e cicatrização retardadas por causa da microangiopatia diabética e têm a biossíntese do colágeno modificada. Os **cardíacos** e **hipertensos** apresentam alterações pressóricas, alterações do ritmo dos batimentos cardíacos e endocardite bacteriana.

Destacam-se ainda pacientes anêmicos, hemofílicos, transplantados, em uso de determinados medicamentos, nefropatas, hepatopatas, entre outros. Estes devem ser avaliados e preparados pelo clínico, se possível, para tolerar a biópsia de forma eficiente e rápida, com menor risco de desenvolver distúrbios provocados por esse procedimento.

Em relação aos cuidados locais, dois aspectos clássicos podem ser destacados: pacientes portadores de lesões suspeitas de melanoma e hemangioma.

O melanoma é um tipo de lesão que tende a proliferar quando é traumatizado. Ou seja, se for realizada remoção de parte da lesão (biópsia incisional), pode ocorrer multiplicação intensa de melanócitos e metástases consequentes. Em lesões enegrecidas de pequenas dimensões, sugestivas de melanoma, deve-se, sempre que possível, realizar **remoção total com margem de segurança**. Na presença de lesões de grandes dimensões, deve-se realizar biópsia com o paciente já programado para remoção total, no mesmo tempo cirúrgico.

Já o **hemangioma** é uma alteração composta de acúmulo de sangue; por isso, ao remover parte da lesão, pode ocorrer sangramento difícil de conter com as manobras hemostáticas locais. Não existe, todavia, impedimento de remoção total da lesão suspeita de hemangioma. A biópsia é dispensável para o diagnóstico do hemangioma, uma vez que as manobras clínicas, como a compressão, são elucidativas para o diagnóstico: caso se observe o desaparecimento temporário da lesão durante a compressão, pode-se dispensar os procedimentos cruentos da biópsia para diagnosticá-la.

O fragmento mínimo retirado para exame não compromete e não contribui para a piora do quadro clínico. As lesões de pequenas dimensões podem ser removidas totalmente, sem riscos de sangramento ou metástases.

Quanto ao material retirado, a biópsia pode ser considerada como **incisional** (quando se retira um fragmento da lesão) ou **excisional** (quando toda a lesão é retirada). No entanto, na grande maioria das vezes, a biópsia excisional coincide com o tratamento, permitindo eliminar o termo "biópsia excisional". Assim, fazemos referência ao termo "biópsia", simplesmente, referindo-nos à biópsia incisional.

Existe uma técnica cirúrgica conhecida como "técnica de descompressão" utilizada em cistos, em geral de grandes dimensões. Retira-se uma porção da parede do cisto com a cápsula cística, juntamente com a mucosa que a recobre, e o material é encaminhado para estudo histopatológico. Essa é uma exceção em que a biópsia incisional coincide com o tratamento (Fig 2.11).

LEMBRETE

As contraindicações à biópsia são relativas. Para os casos de contraindicação por distúrbios sistêmicos, esta deixa de prevalecer quando o paciente estiver controlado.

SAIBA MAIS

Na técnica da **biópsia por congelação transoperatória**, o material removido da lesão é processado imediatamente pelo patologista que está presente na sala de cirurgia. O material colhido é congelado com jatos de CO_2 para que possa ser cortado, corado e em seguida examinado ao microscópio no ato, condicionando a extensão da cirurgia (Fig. 2.10).

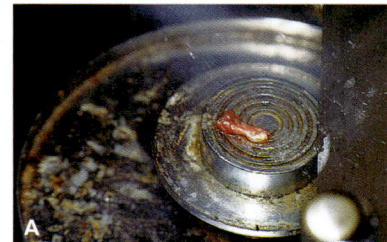
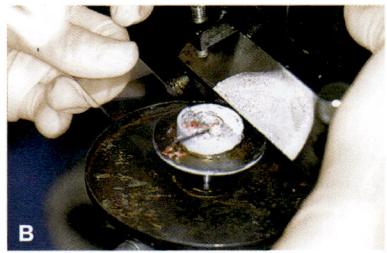

Figura 2.10 – (A) Peça colocada na mesa para congelação. (B) Peça congelada.

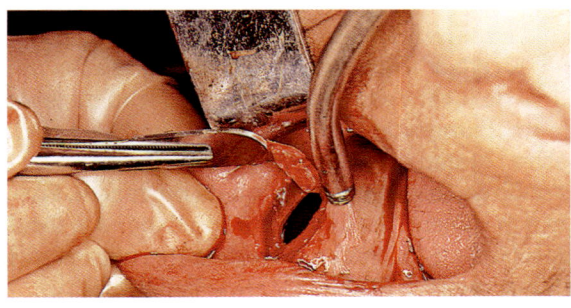

Figura 2.11 – Biópsia incisional que ao mesmo tempo é o tratamento — material retirado para exame anatomopatológico.

TÉCNICA

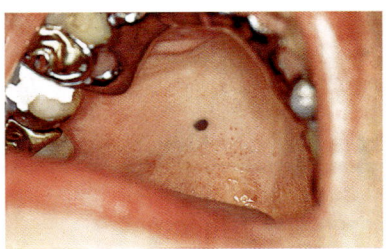

Figura 2.12 — Lesão negra de pequena dimensão, em que se deve realizar biópsia excisional com ligeira margem de segurança.

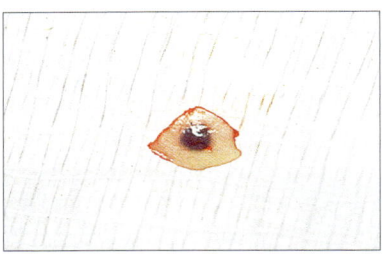

Figura 2.13 — Peça removida, evidenciando a margem de segurança.

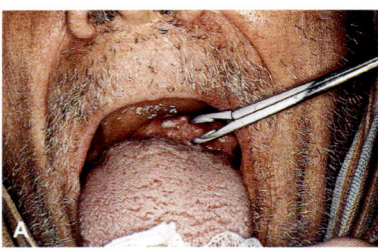

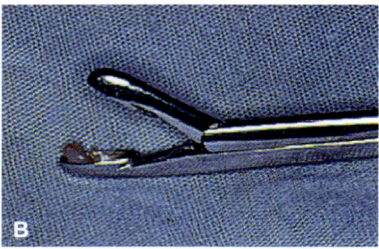

Figura 2.14(A-B) — Biópsia incisional com pinça saca-bocado. Note o tecido removido na pinça sem ter sido muito traumatizado (o que dificulta a visão e a leitura do patologista). Em caso de lesão tumoral maligna, em geral não há necessidade de anestesia, pois é insensível.

Nos preparos iniciais, deve-se deixar disponível o frasco com fixador, devidamente etiquetado e identificado. Outros aspectos importantes são descritos a seguir.

Antissepsia – deve ser realizada com cuidado no sentido de manter intacto o local a ser examinado, a fim de preservar as estruturas da lesão para o exame do patologista. Devem ser evitados líquidos antissépticos contendo corantes, como o iodo, pois podem introduzir colorações nos tecidos e assim dificultar a leitura pelo patologista.

Assepsia – envolve os procedimentos utilizados para manter o local estéril com o uso de campos estéreis, máscaras, luvas e gorros. Por meio de barreiras mecânicas, evita-se a introdução de microrganismos no local.

Anestesia – sempre que possível, deve-se injetar o produto distante da lesão. Caso haja introdução do líquido anestésico (ou de agentes vasoconstritores associados presentes na solução anestésica), podem ocorrer alterações morfofuncionais e vasculares que dificultam a leitura do patologista.

A **abordagem ao local** representativo da lesão deve observar os seguintes pontos:

- As lesões de pequenas dimensões devem ser removidas totalmente. Em lesões extensas, devem-se remover um ou mais fragmentos de pontos diferentes da lesão, identificando-os topograficamente para que seja possível saber de qual região da lesão foram retirados.

- Para proceder à incisão envolvendo a lesão, deve-se ter cuidado para que o corte contenha certa margem de tecido normal, tanto lateralmente quanto em profundidade, para garantir a remoção total da lesão além do limite visual e palpável e para a melhor identificação da área acometida pela lesão. Esse procedimento é realizado no caso de lesões de pequenas dimensões, quando é realizada a remoção total (Figs. 2.12 e 2.13).

- No caso de lesões de maiores dimensões, a remoção de um fragmento com bisturi é feita em forma de cunha, como uma fatia de bolo. Remove-se parte da lesão englobando tecido normal além do tecido representativo da lesão. Não se deve utilizar bisturi elétrico, pois ele pode necrosar estruturas que devem estar preservadas para visualização do patologista ao microscópio. Pode-se remover um fragmento da lesão com pinça saca-bocado (Fig. 2.14).

- Se o material a ser removido estiver recoberto por tecido normal, é necessário localizar a área acometida para que esta, uma vez exposta, sirva de local de eleição para a remoção da lesão ou de um fragmento. É importante frisar a necessidade de cuidado para que a amostra coletada seja representativa da lesão. Por exemplo, em lesões submucosas, como no caso da mucocele, em que a incisão tem a finalidade de simplesmente expor a lesão, esta deve ser descolada delicadamente, pois a membrana que contém a saliva retida é muito delicada.

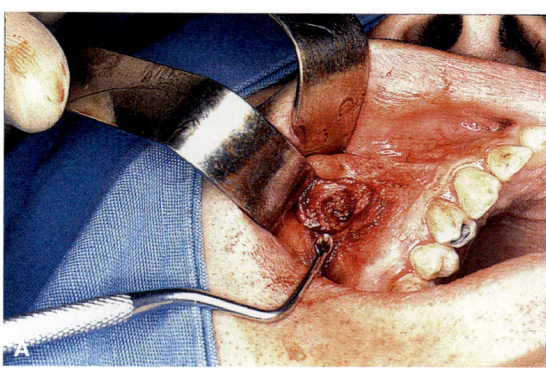 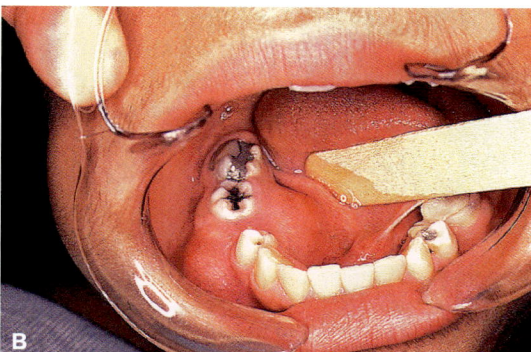

Figura 2.15 — Biópsia de lesão intraóssea.

- No caso em que a área doente tiver localização intraóssea, deve-se realizar a incisão no tecido mole suprajacente, descolar o periósteo, abrir uma janela removendo a tábua óssea e então localizar visualmente ou por palpação indireta, por meio de curetas, por exemplo, a área acometida pela patologia. Desse local deve-se coletar a amostra, não desprezando todavia a porção óssea da córtex por onde foi realizado o acesso. Essa porção deve ser colocada em frasco separado, convenientemente identificado, pois assim o patologista pode estudar o osso supostamente sadio que estava em contiguidade com a lesão. As curetas são os instrumentos ideais para a coleta do material em lesões ósseas (Fig. 2.15).
- Nas lesões ósseas radiograficamente sugestivas de cistos, deve-se proceder à punção com agulhas de grosso calibre para romper a membrana óssea que recobre a eventual cavidade cística. Deve-se fazer aspiração para exame macro e microscópico do conteúdo colhido ou mesmo confirmar a ausência de líquidos ou substâncias semissólidas, orientando assim a biópsia. Esta deve ser subsequente à punção, pois agora a suspeita é de conteúdo sólido no interior do osso (Fig. 2.16).

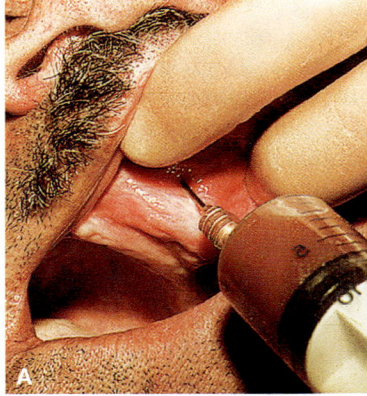 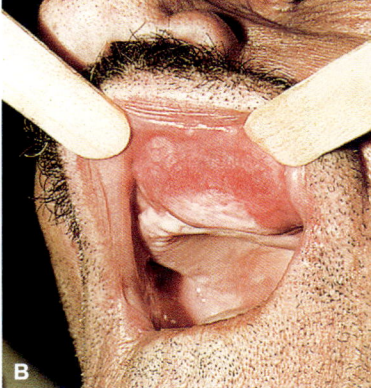

Figura 2.16 — Biópsia por punção. (A) Observe o aumento, "apagando" o fundo de sulco. (B) Aspiração de líquido cístico, que pode ser examinado imediatamente (cristais de colesterol) e/ou encaminhado ao laboratório.

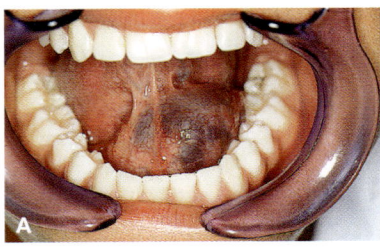

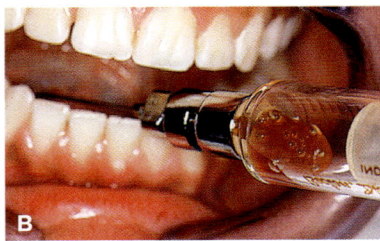

Figura 2.17A — (A) Punção em rânula. (B) Saliva no interior da seringa.

- Em nódulos ou bolhas que se apresentam nos tecidos moles com suspeita de rânula, hemangioma, lipomas ou cistos, pode-se, mediante punção aspirativa com agulhas de grosso calibre, observar e estudar eventual líquido contido nessas lesões (Fig. 2.17).

Exerese (retirada do material) – deve-se remover o material para estudo com muita cautela para escolher uma área representativa. Além disso, não se devem usar instrumentos como pinças e/ou afastadores que danifiquem estruturalmente a peça. Para tanto, durante a incisão, pode-se usar uma compressa de gaze para afastar ou segurar a lesão e expor a área a ser trabalhada. Nunca se deve utilizar pinça hemostática, pinça de Allis ou outra para tracionar a peça, pois isso pode provocar rompimento e danos, dificultando a leitura do patologista. Devem-se utilizar instrumental e técnica adequados, considerando fatores como acesso e visibilidade.

Hemostasia – os procedimentos para coibir sangramento pós--operatório imediato ou tardio incluem a eletrocoagulação, se necessária, assim como a compressão com compressas de gaze e sutura.

Cuidados com o leito operatório pós-remoção do material para exame – se o tecido for incisado, deve-se suturar para reposicionar as bordas dentro dos padrões da cirurgia odontológica. Caso tenha sido removido um fragmento por outro método, em geral é suficiente manter uma compressa de gaze pressionando o local por alguns minutos.

Cuidados pós-operatórios – seguem a rotina da cirurgia odontológica e dependem do grau de traumatismo provocado pelos procedimentos da biópsia.

Cuidados com o material retirado para exame:
- Não comprimir o material removido, nem durante a remoção.
- Não prender o material a ser removido com instrumentos, para não alterar a forma e modificar a anatomia da lesão.
- Não dilacerar o material, pois o rompimento das estruturas a serem analisadas dificulta a correta interpretação do patologista.
- Remover sangue, coágulos e outros indutos do material usando soro fisiológico.
- Introduzir imediatamente o material removido para exame em frasco contendo formol a 10%, que é a solução fixadora para biópsia. A finalidade do fixador é manter as proteínas em seu ponto isoelétrico – em outras palavras, conservar o material indefinidamente. O laboratório de anatomia patológica costuma oferecer frascos contendo formol a 10%. Pode-se também adquirir formol no mercado em concentração de 40%. Para ser utilizado na proporção de 10%, basta diluir uma parte de formol em dez partes de água.
- O frasco deve ter boca larga, pois a peça cirúrgica é colocada ainda com consistência elástica. Quando fixada, adquire tal rigidez que, se for maior do que a boca do frasco, torna-se impossível retirá-la.
- O volume do líquido fixador (formol a 10%) deve ser pelo menos 10 vezes maior do que o volume da peça, para que esta seja fixada adequadamente.

ATENÇÃO

No caso da técnica da imunofluorescência, não se usa fixador.

RELATÓRIO DO PATOLOGISTA

Devem-se preencher os dados do relatório a ser enviado ao patologista de forma completa. Esses dados ajudam na escolha do corante e da técnica adequados para cada caso.

A maioria das lesões é submetida à rotina do laboratório com os corantes hematoxilina-eosina. Algumas, no entanto, exigem procedimentos não só de laboratório de anatomia patológica com técnicas e colorações especiais, mas também cuidados no envio do material para exame.

No caso de lesões suspeitas, por exemplo, de pênfigo vulgar, o diagnóstico preciso algumas vezes só é possível por meio da técnica da imunofluorescência direta, quando é realizada reação com o material fresco, ou seja, obtido há minutos ou em tempo de ainda não ter ocorrido dano ou mesmo necrose. É muito fácil intuir que, nesse caso, não se deve utilizar fixador para biópsia, pois este impossibilita a reação imuno-histoquímica. Deve-se envolver o material em gaze umedecida em água, para não desidratar a peça removida.

É importante relatar **o diagnóstico clínico ou a hipótese de diagnóstico**. Com base na suspeita clínico-cirúrgica, o patologista utilizará coloração própria, pois determinadas estruturas ou microrganismos são identificados de forma mais eficiente com corantes específicos. Por exemplo, para lesões suspeitas de sífilis, identifica-se o *Treponema pallidum* com impregnação pela prata (reação de arginina); em caso de suspeita de paracoccidioidomicose, o *Paracoccidioides brasilienses* é identificado com o corante PAS.

Além do nome, o relatório para solicitar exame anatomopatológico deve conter:

- idade e sexo do paciente;
- data da coleta do material;
- descrição da lesão quanto a forma, localização, dimensões, cor, base, contorno, textura, número;
- breve relatório clínico quanto à evolução e à sintomatologia;
- tipo de biópsia – se excisional, incisional, por curetagem;
- solicitações especiais, como hibridização para pesquisa de HPV, pesquisa da expressão da proteína P53, entre outras.

Devem-se fornecer dados que auxiliem o exame histopatológico, para que o patologista possa posicionar a peça de maneira a direcionar os cortes e avaliar o tipo de corante ou reação que utilizará diante de determinadas suspeitas clínicas.

Deve-se também apresentar um breve relatório clínico contendo:

- identificação do paciente – idade, sexo, etnia, entre outros dados;
- descrição da lesão;
- diagnóstico clínico (hipóteses do diagnóstico);
- aspectos transoperatórios;
- resultados de outros exames.

LEMBRETE

É fundamental relatar ao patologista a suspeita clínica, para que seja utilizada a técnica correspondente específica para a lesão suspeita.

RESULTADO DO EXAME

Nosológico – quando o patologista, pelos achados, tem condições de identificar, classificar e denominar determinada doença (p. ex., papiloma, fibroma, carcinoma epidermoide).

LEMBRETE

A biópsia é um procedimento de elucidação diagnóstica, não um tratamento.

Descritivo – quando o patologista descreve as estruturas que observou ao microscópio, sem, no entanto, ter condições de identificar ou classificar uma determinada lesão.

RESUMINDO

Biópsia é a remoção de tecido vivo para ser enviado ao patologista. É um exame de elucidação diagnóstica que utiliza recursos cirúrgicos.

- Indicações principais: úlceras que não cicatrizam, lesões brancas que não cedem à raspagem, nódulos de crescimento rápido.
- Outras indicações: pesquisa de câncer, doenças sistêmicas.
- Contraindicações: são relativas; contraindicações gerais: doenças e alterações sistêmicas. Não há contraindicações locais para biópsia excisional e para doenças sistêmicas compensadas.
- Locais: lesões suspeitas de hemangioma e melanoma.
- Classificação quanto à quantidade de material retirado: incisional (quando se retira um fragmento) e excisional (quando se remove toda a lesão).
- Classificação quanto ao tipo de material retirado: sólidos (com pinça saca-bocado, bisturi, curetas) e líquidos (com seringas, por meio de punção).
- Cuidados com o material retirado: não comprimir, não dilacerar, introduzir no fixador, utilizar frasco de boca larga, identificar o frasco.
- Relatório ao patologista: identificação do paciente, breve relato clínico, hipóteses de diagnóstico, impressão transoperatória, envio de outros exames.
- Resultado: nosológico (o patologista identifica e nomeia a lesão) e descritivo (o patologista descreve a lesão, mas não tem condições de fornecer resultado).

EXAMES DE IMAGEM

Os exames de imagem mais usados na prática odontológica são descritos a seguir:

- Estudo radiográfico – deve-se solicitar um estudo, e não uma simples tomada radiográfica, para que o radiologista possa analisar e escolher as tomadas necessárias.

- Cintilografia – é um estudo dinâmico que metaboliza um determinado elemento (p. ex., fosfato) marcado com substância radioativa.
- Ultrassonografia – utilizada para detectar cistos, tumores ou cálculos em glândulas salivares por meio da emissão e detecção de ondas ultrassônicas.
- Tomografia computadorizada – permite o estudo radiográfico por meio de cortes e também a observação óssea tridimensional.
- Ressonância magnética – por meio de ondas de rádio, podem-se observar os tecidos moles. É muito útil para vasos, nervos e músculos.

LEMBRETE

A preservação de dentes hoje é possível graças aos avanços da endodontia propiciados pela fidelidade dos dados obtidos e pela visualização da cavidade pulpar coronária e radicular, bem como da região paradental.

ESTUDO RADIOGRÁFICO

O estudo radiográfico é parte integrante do exame clínico em odontologia, o qual seria incompleto ou mesmo falso sem serem avaliadas estruturas vistas somente pela radiologia.

O diagnóstico e o controle das **lesões ósseas** podem ser realizados com maior fidelidade, tornando-se cada vez mais precisos à medida que os recursos da radiologia se ampliam. Certos tumores e doenças metabólicas são muitas vezes diagnosticados casualmente, em exames radiográficos de rotina, uma vez que a sintomatologia dos distúrbios ósseos é pobre. Quando o paciente refere algum sintoma ou quando detectamos algum sinal, a lesão provavelmente já está bem desenvolvida. Dessa forma, o exame radiográfico de rotina deve fazer parte dos exames periódicos da boca e de suas estruturas anexas, no intuito de detectar e localizar alterações ósseas sem sintomatologia.

SAIBA MAIS

Os avanços da prótese – como a implantação de núcleos intrarradiculares, o conhecimento da adaptação de incrustações e coroas metálicas e até os implantes de estruturas metálicas intraósseas – criaram uma nova era na reconstituição da forma, da função e da estética (tripé da odontologia). Essa nova era só foi possível em razão da sofisticação da radiologia, que fornece dados imprescindíveis e cada vez mais precisos para sua confecção e controle.

CINTILOGRAFIA

Cintilografia é o estudo das imagens de alterações ósseas obtidas por meio da injeção de uma substância radioativa na corrente circulatória, utilizando como veículo um composto que participa ativamente do metabolismo ósseo. Esse composto, marcado por uma substância radioativa, é absorvido pelo osso e pode ser detectado por um captador de radioatividade, o qual registra os impulsos radioativos em uma tela ou papel.

Onde houver maior metabolismo, mais intensa será a absorção do composto, que é um fosfato marcado com o tecnécio, mostrando no papel ou na tela a área de maior atividade, mais condensada. Em contrapartida, onde houver menor metabolismo ou onde este for nulo, não haverá impulsos radioativos para serem captados, aparecendo assim uma área pouco condensada ou mesmo sem marcação, branca.

A cintilografia, por ser dinâmica, complementa a radiografia, que é estática. A cintilografia é utilizada em lesões ósseas para diferenciar, por exemplo, um cisto, no qual o metabolismo é baixo, de uma lesão central de células gigantes, que eventualmente podem ser confundidos radiograficamente. É utilizada também para o diagnóstico de lesões das glândulas salivares maiores.

SAIBA MAIS

O transporte dos radioisótopos é realizado por substâncias que apresentam afinidade química por determinados órgãos do corpo, levando o material radioativo para o órgão a ser estudado.

A cintilografia tem uma grande vantagem em relação à radiografia simples no caso de lesões ósseas. Por exemplo, é necessário haver cerca de 50% de perda de mineralização óssea para a apreciação da imagem radiográfica, ao passo que a cintilografia mostra resultados com apenas 10 a 20% de desmineralização. A cintilografia óssea tem positividade de 6 a 8 meses antes da radiografia.

ULTRASSONOGRAFIA

Na ultrassonografia, estuda-se a reflexão do som, chamada eco. Uma reflexão intensa corresponde a uma imagem branca denominada **hiperecoica**, ao passo que a ausência de reflexão sonora é visualizada como uma área escura chamada **hipoecoica**.

A maior parte dos tecidos biológicos transmite bem as ondas sonoras. O ar, o osso e as estruturas calcificadas possuem densidade muito diferente da dos tecidos moles em geral e não transmitem bem o som, causando uma forte reflexão (imagem hiperecoica). Os líquidos, por sua vez, transmitem muito bem o som e não causam reflexão ou eco, produzindo, consequentemente, uma imagem hipoecoica.

A ultrassonografia é um exame realizado de forma dinâmica que depende fundamentalmente do operador, o qual desloca a fonte de ultrassom sobre a área examinada, lendo concomitantemente a imagem na tela de um monitor. É utilizada em estomatologia, principalmente para glândulas salivares maiores, em que assume importância capital no diagnóstico de cálculo radiotransparente ao raio X.

TOMOGRAFIA COMPUTADORIZADA

LEMBRETE

O tomógrafo associado ao computador consegue realizar uma reconstrução tridimensional que funciona como uma fotografia do osso, nos ângulos desejados.

SAIBA MAIS

O sistema tubo-detector da tomografia computadorizada, realizando somente um giro de 360 graus em torno da cabeça do paciente, adquire simultaneamente imagens da maxila e da mandíbula. Assim, não é necessário expor o paciente duas vezes.

A tomografia computadorizada é realizada com uma fonte circular de emissão de raios X que gira ao redor da cabeça do paciente. Colocados estrategicamente, existem receptores dos raios que trespassam o objeto, os quais transmitem sinais para um computador que, por sua vez, decodifica esses sinais em imagens. Assim, é possível examinar estruturas ósseas e de tecidos moles fazendo uma varredura multidirecional.

A tomografia computadorizada volumétrica utilizada para a aquisição de imagens da região bucomaxilofacial com base na técnica do feixe cônico (*cone beam*) veio contribuir sensivelmente para o diagnóstico, o tratamento e a preservação das lesões do complexo maxilomandibular. O feixe em forma de cone apresenta largura suficiente para abranger toda a região de interesse, reduzindo a dose de radiação recebida pelo paciente. O tempo de exame pode variar de 10 a 70 segundos (uma rotação completa), mas o tempo de exposição efetivo é de apenas 3 a 6 segundos.

A tomografia computadorizada realiza aquisição simultânea das imagens da maxila e da mandíbula. Em razão disso, o exame permite ver a relação entre os dentes de ambas as arcadas (Fig. 2.18) ou entre um espaço edêntulo onde vai ser colocado um implante dentário e seu antagonista, por exemplo.

A tomografia tem aplicações importantes em todas as especialidades odontológicas. Na **ortodontia**, é utilizada na avaliação de dentes inclusos e na análise de sua relação com estruturas adjacentes. Possibilita também a observação das dimensões das vias aéreas superiores e a visualização do remodelamento das corticais vestibular e lingual/palatina após a movimentação dentária. A avaliação do osso alveolar para a colocação de mini-implantes de ancoragem ortodôntica também constitui uma importante aplicação dessa modalidade de exame.

Na **implantodontia**, a tomografia permite a avaliação quantitativa e qualitativa do osso lveolar, possibilitando a mensuração de sua altura e dimensão anteroposterior. Contribui para a elucidação do volume ósseo, de forma que sejam respeitados os limites estabelecidos por estruturas anatômicas nobres, como o seio maxilar e o canal mandibular. Adicionalmente, é importante na avaliação dos levantamentos de seios maxilares associados a enxertos ósseos.

Em relação às aplicações da tomografia computadorizada por feixe cônico na **endodontia**, é fundamental salientar sua importância na determinação precisa da dimensão, da extensão e da localização das lesões periapicais. A anatomia dos canais radiculares, as fraturas dentoalveolares e a verdadeira natureza da topografia do osso alveolar circunjacente aos dentes também podem ser avaliadas (Fig. 2.19).

Na **cirurgia bucomaxilofacial**, a tomografia exerce um papel fundamental na detecção de fraturas do nariz, da maxila, da mandíbula e do arco zigomático. Também é indiscutível sua importância na avaliação de dentes inclusos, especialmente os terceiros molares, e na análise de lesões ósseas que acometem o complexo maxilomandibular (Fig. 2.20).

Os exames tomográficos para exame da articulação temporomandibular são de grande valia, uma vez que não apresentam borramentos e sobreposições de imagens. Permitem a observação precisa da morfologia da cabeça da mandíbula, da fossa mandibular e do tubérculo articular, assim como a avaliação criteriosa do espaço articular. Os exames realizados com a boca aberta apresentam a nitidez suficiente e necessária para a análise funcional da excursão realizada pela cabeça da mandíbula durante o movimento de abertura. Sua única desvantagem é a impossibilidade de analisar o disco articular (Fig. 2.21).

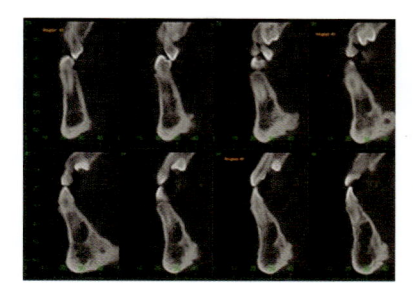

Figura 2.18 — Imagem mostrando a possibilidade de avaliação simultânea de estruturas da maxila e da mandíbula, assim como a relação de oclusão por dente.

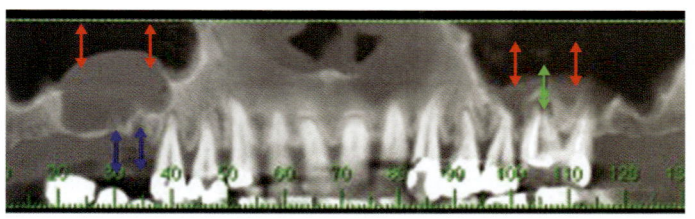

Figura 2.19— Imagem coronal panorâmica da maxila, mostrando uma rarefação óssea periapical no dente 26 (seta verde). As setas vermelhas indicam o fenômeno de retenção de muco em ambos os seios maxilares, e as azuis, a presença de rarefações ósseas provenientes de extração dentária.

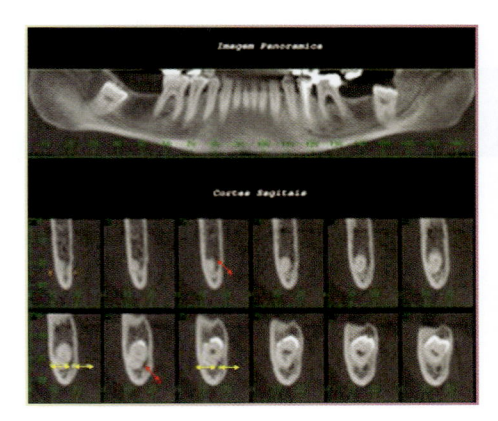

Figura 2.20 — Imagem coronal panorâmica e cortes parassagitais, mostrando o dente 48, incluso. As setas vermelhas indicam o canal mandibular, próximo da tábua óssea lingual, e as amarelas elucidam a proximidade do elemento dentário em relação ao canal.

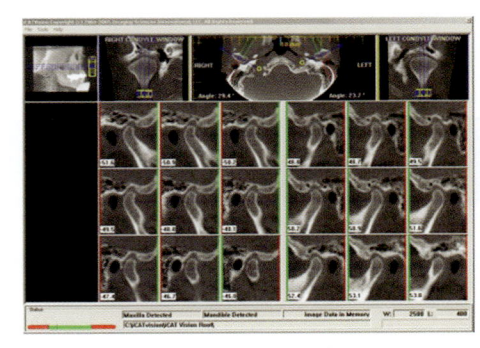

Figura 2.21 — Programa i-CAT Vision (Imaging Sciences, Hatfield, PA).

RESSONÂNCIA MAGNÉTICA

A ressonância magnética funciona a partir da magnetização da área a ser estudada, por meio da sensibilização dos átomos de hidrogênio dessa área. É emitida então uma onda de rádio com frequência específica, que é captada e transformada em imagens que, por sua vez, podem ser controladas e aparecer em vários tons do branco ao preto, passando pelo cinza.

É um excelente recurso para estudar vasos, nervos, músculos, tecidos moles e cartilaginosos em geral. Pode-se, por exemplo, quantificar a infiltração de um carcinoma epidermoide. A alta sensibilidade diante das sutis diferenças de contraste apresentadas pelos diversos tipos de tecidos, associada à ausência de ionização, fazem da ressonância magnética o exame de escolha para o diagnóstico de lesões em tecidos moles.

EXAMES HEMATOLÓGICOS

HEMOGRAMA E CÉLULAS DO SANGUE

O sangue é considerado um tecido vivo formado por várias células diferentes entre si e com finalidades específicas. O estudo da contagem das células sanguíneas, quantitativa e qualitativamente, é denominado hemograma.

O hemograma é dividido em três séries:

- **série vermelha** – estuda as hemácias (ou eritrócitos ou ainda glóbulos vermelhos), assim como seu pigmento contido, que é a hemoglobina, encontrada no interior da hemácia;
- **série branca** – abrange a pesquisa dos leucócitos (ou glóbulos brancos), representados pelos neutrófilos, eosinófilos, basófilos, linfócitos e monócitos;
- **série plaquetária** – verifica a quantidade de plaquetas presentes em uma determinada amostragem de sangue colhida. As plaquetas são também chamadas de trombócitos.

COAGULOGRAMA

O coagulograma é composto por uma série de análises. De maneira geral, o **tempo de protrombina** (TP) avalia os fatores da coagulação participantes da via extrínseca, ao passo que o **tempo de tromboplastina parcial ativada** (TTPA) avalia os fatores da coagulação participantes da via intrínseca.

Outra análise de muita importância clínica presente no coagulograma é o **índice de relação normalizada** (INR), que consiste em uma relação matemática entre o valor normal de TP ou TTPA comparado com o valor encontrado na amostra de sangue do paciente. O valor 1,0 de RNI é um valor ideal, pois mostra um equilíbrio entre coagulação e anticoagulação.

O INR é um exame fundamental para avaliação e controle de pacientes anticoagulados que necessitam de intervenções cirúrgicas odontológicas, bem como para avaliação de terapêutica anticoagulante nas mais diversas indicações, situação em que o valor de RNI deve estar entre 2,0 e 3,0, aproximadamente.

O coagulograma deve sempre ser solicitado nas seguintes situações:

- pré-operatório;
- sangramentos, especialmente aqueles de ocorrência espontânea de mucosas e cavidade nasal;
- presença de hematomas, equimoses e petéquias em pele decorrentes de trauma de baixa intensidade;
- controle de pacientes anticoagulados pelas mais diversas necessidades;
- controle de pacientes com evidência clínica de deficiência de fatores de coagulação.

Além do coagulograma, existem duas provas clínicas que geralmente acompanham o resultado do exame. O **tempo de sangramento** consiste em uma perfuração de 3 mm no lobo da orelha a fim de determinar a duração do sangramento, permitindo avaliar o mecanismo de hemostasia nos pequenos vasos. Já a prova de fragilidade capilar, também denominada **prova do laço**, é o método mais utilizado para avaliar a fragilidade capilar.

A prova do laço consiste em manter uma pressão sobre a pele por 5 minutos com um esfigmomanômetro inflado a uma pressão intermediária entre a sistólica e a diastólica. Após esse tempo, observa-se a formação de petéquias na prega do cotovelo. Essas pregas não devem passar além de 5 por mm^2, o que releva prova do laço positiva.

LEMBRETE

Os exames de tempo de sangramento e prova do laço, embora inespecíficos, podem ser de grande utilidade quando avaliados com outros exames e associados aos dados clínicos.

EXAMES BIOQUÍMICOS, DOSAGENS DE ELETRÓLITOS E ENZIMAS

O estudo bioquímico do sangue é composto de exames variados e complexos. Normalmente, em uma única doença pode haver o envolvimento de mais de um elemento. Esses exames não são específicos para uma doença, mas auxiliam o exame clínico na elaboração do diagnóstico, necessitando às vezes de outros exames complementares. Os exames laboratoriais específicos serão estudados em outros capítulos deste livro, quando se tratar das respectivas doenças.

GLICOSE

O teor de glicose no sangue mantém-se por mecanismos de regulação hormonal extremamente complexos, do qual fazem parte a **insulina** de um lado, produzindo efeito hipoglicemiante, e o **glucagon**, a **adrenalina** e o **cortisol** de outro, que têm funções hiperglicemiantes.

A dosagem de glicose no sangue (glicemia) pode estar aumentada ou diminuída, recebendo os nomes de **hiperglicemia** e **hipoglicemia**, respectivamente. A faixa de normalidade situa-se entre 70 e 99 mg/dL.

A hiperglicemia é observada em condições fisiológicas, como após ingestão de alimentos, e também em um número considerável de alterações. Diferentemente da hipoglicemia, a hiperglicemia patológica ocorre em geral de forma crônica. Assim, lentamente os receptores pancreáticos para insulina vão se tornando dessensibilizados, de forma que a insulina passa a não exercer mais seu papel hipoglicemiante, levando o paciente a desenvolver diabetes melito.

UREIA

A ureia é a principal forma excretada de nitrogênio proveniente do catabolismo proteico. É produzida no fígado e eliminada na urina por filtração renal.

A dosagem da ureia constitui a forma mais grosseira de avaliação da função renal. Assim, a insuficiência renal de qualquer causa leva à elevação do valor normal desse exame. No entanto, a insuficiência hepática pode se manifestar com títulos inferiores aos valores normais.

A dosagem de ureia é um exame normalmente solicitado na avaliação pré-operatória de pacientes e deve ser avaliada juntamente com a creatinina.

CREATININA

A creatinina é eliminada do plasma por filtração glomerular, o que ocorre dentro do rim. Sua eliminação também ocorre de forma ativa quando seu nível sanguíneo aumenta consideravelmente. Assim, na insuficiência renal sempre ocorre o aumento da concentração de ureia de forma precoce ao aumento da creatinina, uma vez que esta é facilmente excretada. Porém, valores elevados de creatinina podem ser encontrados quando aproximadamente 50% da função renal tenha sido prejudicada.

DOSAGEM DE PROTEÍNAS PLASMÁTICAS – TOTAL E FRAÇÕES

A dosagem de proteínas plasmáticas, representadas principalmente pela albumina e pelas globulinas, assume importância clínica. Esta proteína também tem como função o transporte de lipoproteínas através do plasma, além de servir como meio de ligação a íons cálcio no sangue.

PROTEÍNA C-REATIVA

Ainda que muito já se conheça sobre o processo inflamatório, diariamente são descobertos novos mediadores e proteínas relacionadas. Entre eles, a proteína C-reativa é a principal representante das proteínas plasmáticas que se alteram durante a fase aguda do processo inflamatório.

Qualquer manifestação inflamatória aguda, até mesmo um abscesso dentário, pode elevar os valores normais da proteína C-reativa. Este é, portanto, um exame útil na pesquisa de quadros inflamatórios subclínicos e principalmente no seguimento de pacientes em tratamento de quadro inflamatório, cujas dosagens cada vez mais baixas da proteína revelam que o paciente está deixando a fase aguda do quadro clínico em questão.

CÁLCIO (CA+) E FÓSFORO (P+)

Devido à relação entre esses dois íons (CA+ e P+), seu estudo, assim como as mais diversas manifestações clínicas, devem sempre ser interpretados conjuntamente. De maneira geral, **300 mg de** Ca^+ são absorvidos diariamente na dependência de vitamina D e eliminados nas porções iniciais do intestino delgado, de forma que a quantidade de cálcio presente no corpo humano não se altere.

Grande parte do íon cálcio absorvido permanece inativado ligado |a proteínas plasmáticas (albumina); uma parte é destinada aos depósitos minerais de cálcio nos ossos na forma de fosfato, e uma pequena parte permanece na circulação na forma livre, sendo disponibilizada para as mais diversas finalidades.

O controle da chamada **calcemia** se dá de forma muito precisa e bem regulada por meio de hormônios produzidos pelas paratireoides. O paratormônio (PTH) tem como principal função elevar a calcemia. Assim, a **hipercalcemia** pode estar relacionada com alterações do metabolismo da glândula paratireoide. Além disso, o PTH também age favorecendo a excreção renal de fosfatos e a desmineralização óssea, duas situações que também resultam em hipercalcemia.

SÓDIO (NA+)

O sódio é um íon fundamental no controle hidreletrolítico do organismo. Encontrado principalmente no meio extracelular, sua concentração plasmática é de aproximadamente 137 mEq/L. Dentre as propriedades desse íon, encontra-se sua capacidade de **osmorregulação**, ou seja, é uma partícula com propriedades de "arrastar" a molécula de água em direção ao seu deslocamento. Assim, todo o equilíbrio hídrico do organismo, bem como a excreção de cloretos e potássio, é dependente de sódio.

O sódio exerce papel fundamental na absorção intracelular da glicose necessária para a produção de energia e a consequente atividade do metabolismo celular. É fundamental também no tecido nervoso, pois promove o deslocamento do impulso elétrico ao longo das fibras nervosas e inicia a contração miocárdica.

POTÁSSIO (K+)

Outro íon fundamental no controle hidreletrolítico do organismo é o potássio. Encontrado preferencialmente no meio intracelular, sua concentração plasmática é de aproximadamente 3,4 mEq/L.

Basicamente podemos compreendê-lo como coadjuvante das funções exercidas pelo sódio, ou seja, participa nos mecanismos renais de controle eletrolítico, sendo trocado pelo sódio nos canais que promovem sua reabsorção.

FOSFATASE ALCALINA

Assim como outros tecidos orgânicos (p. ex., os do fígado), os osteoblastos presentes no tecido ósseo produzem grande quantidade de fosfatase alcalina, sendo, portanto, os responsáveis pelos níveis plasmáticos dessa enzima.

Crianças em fase de desenvolvimento ósseo normalmente apresentam valores elevados para fosfatase alcalina. Esse nível é ainda mais elevado na adolescência. Na gestação, os valores normais do exame duplicam ou triplicam durante o terceiro trimestre.

A fosfatase alcalina, no tecido ósseo, tem uma ação antagônica ao PTH, promovendo a deposição de fosfato de cálcio na matriz óssea e transformando a estrutura osteoide em osso mineralizado.

AMILASE

As glândulas parótidas produzem a amilase salivar, também denominada **ptialina**. Dentre as causas mais frequentes de hiperamilasemia salivar, podem-se observar a parotidite epidêmica e a parotidite bacteriana. Sua dosagem em pacientes suspeitos, sobretudo os pediátricos, pode auxiliar o diagnóstico de parotidite epidêmica (caxumba).

Lesões ulceradas e vesicobolhosas

LESÕES ULCERADAS

A lesão ulcerada é também conhecida como **ferida**. É interessante observar que existe um grande grupo de lesões que se assemelham entre si, tendo em comum o aspecto clínico de úlcera ou ferida. No entanto, com base nas características particulares de cada úlcera, muitas vezes pode-se identificar a doença de que se trata.

Pode-se observar, por exemplo, que a afta inicia de forma semelhante ao tipo mais comum de câncer na boca, o carcinoma – ou seja, com uma ferida. O desenvolvimento clínico identifica a afta, que desaparece em poucos dias, ao passo que o câncer evolui para uma lesão maior e mais profunda.

DIAGNÓSTICO DIFERENCIAL: A semelhança entre a afta (lesão da mucosa bucal de maior ocorrência e absolutamente benigna) e o carcinoma epidermoide (uma lesão mais grave) exige extremo cuidado na observação e no conhecimento do comportamento clínico de cada doença para definir o diagnóstico.

A falta de diagnóstico preciso ou o tratamento sem diagnóstico podem levar a erros fatais, propiciando o desenvolvimento de um tumor. Não estabelecer o diagnóstico de lesões iniciais de um carcinoma retarda o tratamento.

Passamos aqui a discorrer sobre as lesões que surgem na mucosa bucal com aspecto clínico de úlcera, como:
- afta;
- úlcera traumática;
- úlceras causadas por reação de hipersensibilidade (alergia);
- úlceras causadas por infecção;
- úlceras causadas por tumores.

OBJETIVOS DE APRENDIZAGEM

- Identificar, diagnosticar e tratar os diversos tipos de lesões ulceradas e de lesões vesicobolhosas que acometem a cavidade bucal

LEMBRETE

É fundamental estabelecer uma rotina de **avaliação, identificação e tratamento** das lesões ulceradas que frequentemente aparecem na mucosa bucal.

AFTA

LEMBRETE

A afta é conhecida também como estomatite aftosa recorrente e afta vulgar, entre outras denominações. Prefere-se simplesmente a denominação afta.

A afta é uma lesão ulcerada muito frequente, com características próprias e típicas. No entanto, é pouco conhecida sob o ponto de vista de etiologia e de tratamento. Ocorre em áreas pouco queratinizadas da mucosa bucal, como soalho da boca e mucosa labial, sendo rara no palato duro e na gengiva inserida. Em geral é recidivante (Fig. 3.1).

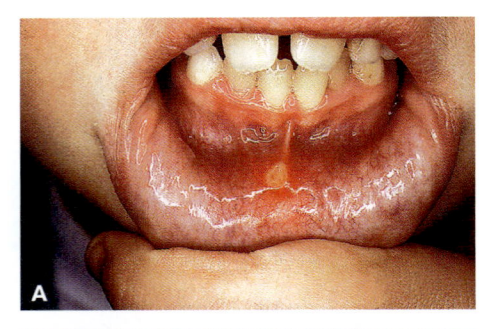

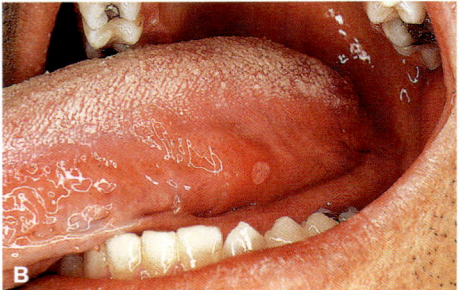

Figura 3.1 (A-B) — Afta. Note o aspecto arredondado, pequenas dimensões, contorno nítido e regular, rasa e única.

ETIOLOGIA

A etiologia da afta é desconhecida. No entanto, apesar de não se conhecer exatamente qual ou quais fatores definitivamente causam essa lesão frequente e tão incômoda, algumas teorias têm sido citadas na literatura científica envolvendo **fatores hereditários, psicossomáticos, hormonais e infecciosos**, entre outros.

Pode-se associar ainda o fator baixa resistência decorrente de vários motivos, como em pós-operatório com complicações desgastantes ou em convalescença de doenças crônicas consumptivas por longo tempo, ou ainda em indivíduos que estão sendo medicados com imunossupressores ou transplantados. Em casos assim, pode-se associar o aparecimento de **áreas ulceradas** na mucosa bucal compatíveis com afta.

SAIBA MAIS

Não se conhecem exatamente os fatores que causam a afta, mas acredita-se que a **perda de equilíbrio imunológico** é um dos principais. Não se pode aceitar a ideia de que sua origem é estomacal ou decorrente de acidez, pois são hipóteses desprovidas de qualquer fundamento científico.

Embora não se conheça uma teoria convincente quanto ao agente etiológico da afta, podem-se reconhecer possíveis **agentes desencadeantes** por meio da observação de anotações diárias e minuciosas feitas pelo paciente. Ele é orientado a registrar com destaque tudo aquilo que fugiu à rotina e, quando surgir sintomatologia prodrômica, deve descrever tudo, anotando com detalhes.

MANIFESTAÇÕES CLÍNICAS

A eclosão da lesão pode ser precedida de alguns sintomas, horas antes, sem nenhum sinal clínico evidente:

- dor de variada intensidade e contínua;
- sensação de calor local;
- ligeiras picadas;
- leve queimação ou prurido;
- inchaço;
- aspereza;
- hiperestesia.

As primeiras **manifestações clínicas visíveis** da lesão são as seguintes:

- Pode-se notar, de início, eritema localizado e uniforme, que aos poucos se torna mais vermelho.
- No segundo dia, a dor se intensifica e surge no local uma úlcera arredondada de contorno regular e uniforme, medindo não mais que 3 mm de diâmetro, com halo eritematoso, exsudato acinzentado ou amarelado na porção central, única ou múltipla.
- A úlcera manifesta-se sempre em mucosas pouco queratinizadas, ou seja, pouco espessas, como a do soalho da boca, a jugal, a labial, o ventre da língua e o palato mole.
- O paciente refere intensificação da dor e ardor quando provocado ou de forma espontânea.

ATENÇÃO
Além de eritema prévio, na afta não se observa qualquer outro sinal, como vesículas ou bolhas. Esse simples fato já pode destacar a afta de outras lesões, como herpes.

LEMBRETE
A afta não ocorre em mucosa queratinizada. Por isso, é menos frequente em fumantes, os quais, de maneira geral, têm sua mucosa mais queratinizada.

CRITÉRIO PARA DIAGNÓSTICO

A afta não apresenta um aspecto histológico específico. Por isso, alguns exames complementares podem auxiliar na exclusão de outra patologia. O relato de surtos antecedentes é de grande valia para auxiliar o clínico a reconhecer os sinais e sintomas.

A evolução clínica, todavia, é o fator definitivo de diagnóstico, em razão de seu curso clínico extremamente regular. A afta cumpre **etapas absolutamente previsíveis** e fáceis de avaliar, dos sinais prodrômicos à cura em até uma semana, quando se estabelece o diagnóstico definitivo.

O prognóstico da afta é favorável: desaparece espontaneamente em um período de 5 a 7 dias. A recidiva de forma cíclica é esperada.

LEMBRETE
O exame clínico deve ser minucioso, pois constitui elemento único e essencial para o diagnóstico da afta.

TRATAMENTO

O tratamento da afta é sintomático e deve ser feito com:

- Anestésicos tópicos – xilocaína, principalmente antes das refeições
- Anti-inflamatórios tópicos – pomada de triancinolona
- Anti-inflamatórios por via oral ou parenteral – dependendo do número de lesões, da área atingida e da severidade
- Vitaminas – a vitamina C pode ser usada por via oral, em média 4 g diários, por períodos prolongados

AFTA MAIOR

Pode ocorrer na mucosa bucal uma forma de afta mais agressiva do que a afta comum, denominada afta maior. Caracteriza-se por ser mais extensa e mais profunda, podendo atingir mais de 1 cm de diâmetro, extremamente dolorosa e que apresenta contorno irregular.

Em geral a afta maior é múltipla e pode atingir mucosas mais queratinizadas. Seu curso é relativamente longo, por ser mais profunda e mais extensa. Muitas vezes o local se repara após cerca de 15 a 20 dias.

RESUMINDO

Afta

- Etiologia: desconhecida.
- Aspectos clínicos: úlcera rasa, contorno regular e uniforme, cerca de 3 mm, halo eritematoso ao redor, mucosa pouco queratinizada.
- Evolução: regride em 5 a 7 dias.
- Diagnóstico: clínico.
- Tratamento: sintomático.

ÚLCERA TRAUMÁTICA

A úlcera traumática é frequentemente confundida com a afta. Todavia, diferencia-se desta pelo aspecto clínico e pela etiologia, que na úlcera traumática é conhecida (Figs. 3.2 e 3.3).

ATENÇÃO

Quando o traumatismo é gerado por agente mecânico de atuação instantânea, provoca úlcera circundada por halo eritematoso. No caso de o agente traumático incidir de forma prolongada, o halo que circunda a lesão é hiperqueratinizado, esbranquiçado.

ETIOLOGIA: A úlcera traumática tem como etiologia o traumatismo, em geral mecânico, o qual pode ser instantâneo (p. ex., uma mordida na língua) ou prolongado (p. ex., uma aresta cortante de um dente). Na maioria das vezes, o agente traumático incide nos tecidos moles bucais como uma irritação crônica. Dentre os agentes traumáticos mais observados na mucosa bucal, podemos destacar:

- dentes cortantes ou pontiagudos;
- dentes hígidos limitantes de espaços protéticos ou diastemas;
- alimentos;
- procedimentos odontológicos.

MANIFESTAÇÕES CLÍNICAS: A úlcera traumática é representada por úlcera única, profunda, de contorno irregular e dimensões variadas, proporcionais ao traumatismo. É mais extensa do que a afta.

DIAGNÓSTICO: O diagnóstico da úlcera traumática é clínico. Eventuais exames complementares podem auxiliar na exclusão de lesões com características semelhantes.

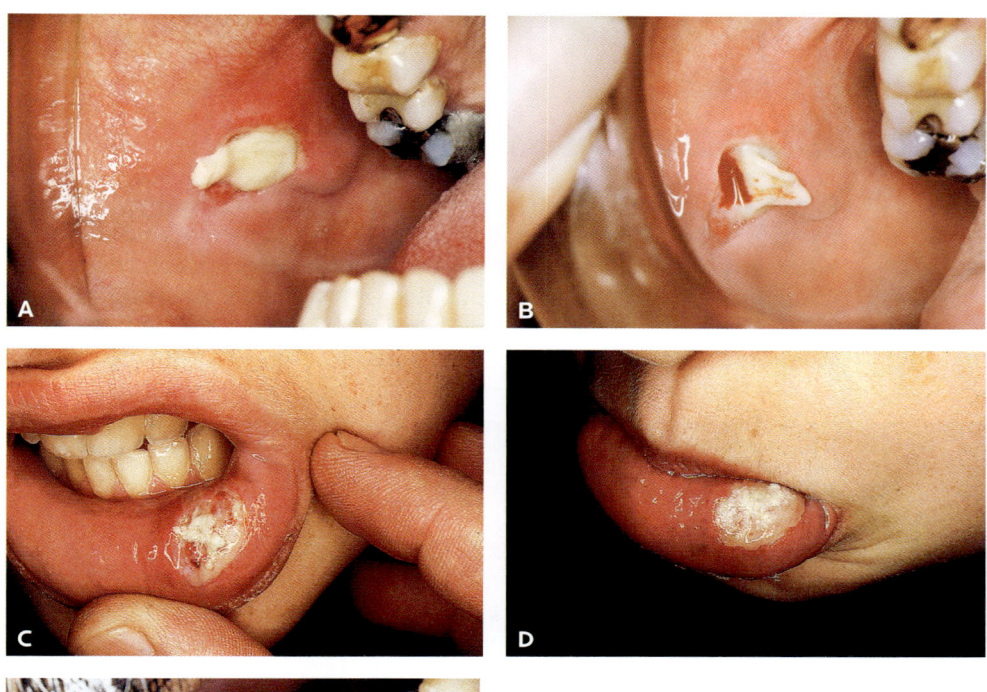

Figura 3.2(A-D) — Úlcera traumática originada por mordida. Note a membrana destacável que a recobre.

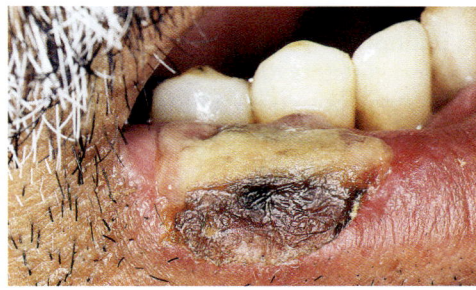

Figura 3.3 — Úlcera traumática. Note que a semimucosa se torna crostosa pela exposição ao ar.

PROGNÓSTICO: O prognóstico da úlcera traumática é favorável. Não é esperada recidiva, desde que seja afastado o fator etiológico.

TRATAMENTO: O primeiro passo para o tratamento da úlcera traumática é a remoção do agente traumático. Caso não haja melhora da sintomatologia, deve-se estabelecer tratamento sintomático com analgésicos e anti-inflamatórios tópicos e sistêmicos.

RESUMINDO

Úlcera traumática
- Etiologia – trauma mecânico em geral, provocado por dentes, próteses, alimentos e procedimentos odontológicos.
- Aspecto clínico – úlcera profunda, com contorno irregular, dimensões variadas proporcionais ao traumatismo, às vezes halo esbranquiçado ao redor.
- Diagnóstico – clínico.
- Evolução – regride após a remoção do agente traumático.
- Tratamento – sintomático.

ÚLCERAS CAUSADAS POR ALTERAÇÕES IMUNOLÓGICAS

Podem-se classificar as alterações imunológicas que ocorrem na mucosa bucal em dois grupos. O primeiro resulta da **reação de hipersensibilidade** (alergia) provocada, em geral, por medicamentos. O segundo grupo é composto por úlceras provocadas por **reações autoimunológicas** que se desenvolvem na mucosa bucal, independentemente de fatores externos.

ÚLCERAS CAUSADAS POR REAÇÃO DE HIPERSENSIBILIDADE

Este tipo de reação é, em geral, provocada por medicamentos usados por via oral ou de forma tópica. Também pode ser causada por outros fatores, como o Sol.

A reação alérgica é uma resposta imunológica com a finalidade de defender o organismo do contato com substâncias alergênicas a ele estranhas. Os alérgenos, também conhecidos como antígenos, agem nos tecidos bucais provocando a liberação de substâncias químicas a partir dessa reação.

O organismo humano pode entrar em contato com alérgenos na mucosa bucal por meio de **aspiração**, **ingestão** ou **injeção**. Componentes dos seguintes produtos são reconhecidos como alérgenos (ou antígenos) que agem na mucosa bucal:

- Batom e brilho – pigmentos, conservantes, perfumes, metais.
- Enxaguatórios – menta, canela, eucaliptol, timol.
- Objetos levados à boca.
- Metais – níquel, cromo.
- Medicamentos de uso local – antissépticos.
- Medicamentos de uso sistêmico – tetraciclinas, sulfaminas, fenilbutazona.
- Produtos odontológicos – eugenol, cresol, flúor, alginato, mercúrio.

⚡ As resinas acrílicas merecem destaque, pois podem provocar reações de toxicidade química quando não polimerizadas completamente, produzindo efeito irritante e/ou tóxico na mucosa bucal de contato.

O paciente relata, na pele do lábio ou mesmo na mucosa bucal em geral, assim como no palato, sintomas de prurido, queimação e eventualmente formigamento, nos quais é possível notar extensas áreas de úlceras rasas. Edema nos lábios e pálpebras acompanha o quadro clínico. Dentre os alérgenos passíveis de desenvolver reações alérgicas, destacam-se a tetraciclina, a aspirina e compostos à base de iodo.

As estomatites decorrentes de reação de hipersensibilidade podem ocorrer em toda a mucosa bucal ou em determinada área. Em geral, são causadas por contato, mas podem se desenvolver em razão de alérgenos introduzidos no organismo por via sistêmica. Na maioria das vezes, é difícil o reconhecimento do agente tópico (por contato), pois a realização do teste é complicada pela impossibilidade de manter uma amostra de alérgeno em contato com a mucosa bucal por tempo suficiente.

As reações alérgicas são causadas, de modo geral, por reação a drogas. Pode-se destacar certo tipo de reação alérgica que ocorre sob a forma de úlceras que se distribuem pela pele e mucosas que se apresentam clinicamente sob três formas, com diferentes graus de agressividade, descritos a seguir.

Eritema multiforme – apresenta eclosão brusca na forma de eritema, seguido de bolhas que se rompem imediatamente após a formação, deixando extensas áreas ulceradas que desaparecem em poucos dias (Fig. 3.4).

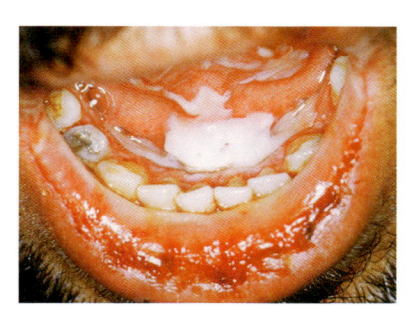

Figura – 3.4— Eritema multiforme.

Síndrome de Behçet – além da mucosa bucal, acomete também as mucosas conjuntival e genital. É reversível.

Síndrome de Steve-Johnson – é a forma mais grave. Além das manifestações descritas anteriormente, pode ocasionar cegueira, leucemia e morte. O prognóstico depende da fase da doença, e o tratamento é à base de corticoides.

ÚLCERAS CAUSADAS POR DISTÚRBIOS AUTOIMUNOLÓGICOS

Dentre as úlceras causadas por distúrbios imunológicos, destacam-se o lúpus eritematoso sistêmico e o pênfigo vulgar, que serão descritos a seguir.

- O **lúpus eritematoso sistêmico** é uma alteração sistêmica que se apresenta na mucosa bucal sob a forma de úlcera. Em geral, é acompanhada por erupções na pele na região zigomática bilateral com aspecto de asa de borboleta.

ETIOLOGIA: Está relacionada com a perda de tolerância imunológica a uma série de antígenos. É uma doença autoimunológica em geral provocada por medicamentos.

MANIFESTAÇÕES CLÍNICAS: Apresenta-se sob a forma de úlcera rasa. É encontrada na mucosa do palato duro e na mucosa jugal, bilateralmente, com filetes esbranquiçados em forma raiada (Fig. 3.5).

DIAGNÓSTICO: Laboratorial, com pesquisa de células LE (representativas de lúpus eritematoso) no sangue e biópsia.

EVOLUÇÃO: Doença crônica com prognóstico reservado em virtude das complicações, que podem se tornar graves.

TRATAMENTO: Com corticoides.

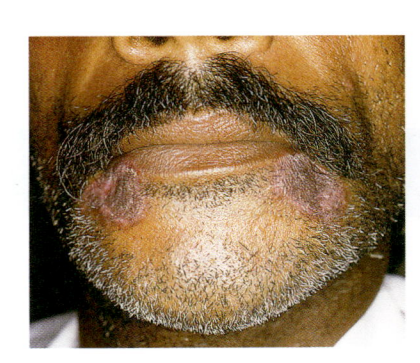

Figura 3.5 — Lúpus eritematoso.

- **Pênfigo vulgar**

ETIOLOGIA: Antígenos que estimulam a produção de autoanticorpos que provocam acantólise (perda de adesão intercelular), originando a formação de bolhas.

MANIFESTAÇÕES CLÍNICAS: Úlceras decorrentes de bolhas que se rompem.

DIAGNÓSTICO: Teste clínico e sinal de Nikolsky (bolhas que se formam imediatamente após traumatismo provocado).

EVOLUÇÃO: Doença crônica com prognóstico reservado.

TRATAMENTO: Com corticoides.

ÚLCERAS CAUSADAS POR INFECÇÃO

Serão aqui descritas algumas doenças infecciosas que se apresentam na boca sob a forma de úlcera. Mais detalhes a respeito dessas doenças podem ser encontrados no Capítulo 6.

Sífilis – úlceras ora rasas, ora profundas no local de inoculação do *Treponema pallidum*, que desaparecem em aproximadamente 10 a 15 dias com medicação antimicrobiana.

Candidíase – úlceras extensas, pouco profundas, recobertas por membrana esbranquiçada, causadas pela espécie *Candida* sp., fungo oportunista que desaparece cerca de uma semana após o uso de antifúngicos.

Paracoccidioidomicose – úlceras extensas e rasas de fundo esbranquiçado com pontos avermelhados em meio à lesão, que eclodem no local de inoculação do *Paracoccidioides brasiliensis*. São lesões persistentes, de forma crônica, com períodos de melhora. Dependendo do quadro clínico, faz-se tratamento com sulfa, cetoconazólicos e anfotericina D, por longos períodos.

Doenças viróticas como sarampo, herpes, mononucleose infecciosa, entre outras, são úlceras de pequenas dimensões, arredondadas, umas próximas às outras concentradas em algumas áreas da mucosa bucal. Não existe medicação específica para esse tipo de úlcera.

ÚLCERAS CAUSADAS POR TUMORES

Essas úlceras são representadas pelo **carcinoma epidermoide**, que é o tumor maligno de maior prevalência na boca. É uma lesão ulcerovegetante de bordas elevadas e roliças, crateriforme e de base endurecida pela infiltração. É fixa em tecidos adjacentes.

LESÕES VESICULARES E BOLHOSAS

A seguir, serão analisadas as lesões que se apresentam como vesículas ou bolhas, ao menos no seu início. Sabe-se que essas lesões têm grande possibilidade de ulcerar. A fase em vesícula ou bolha pode ser muito curta, sem que o examinador tenha a oportunidade de vê-la, levando-o assim muitas vezes a cometer erros. Essas lesões podem ter origem infecciosa ou imunológica.

ATENÇÃO
O aparecimento de bolha ou vesícula prévio à úlcera é um dado anamnético de valor fundamental para o diagnóstico.

CAUSADAS POR INFECÇÃO

HERPES

O herpes se apresenta com lesões vesiculares mucocutâneas que ocorrem predominantemente no lábio e que ulceram com frequência.

O primeiro contato com o vírus costuma ocorrer ainda na infância; grande parte da população está contaminada, pois se expõe a pessoas portadoras durante a vida. O aparecimento das lesões está condicionado a vários fatores que não o da contaminação propriamente dita. Em outras palavras, o indivíduo em geral já está contaminado com o vírus, e a manifestação clínica da doença ocorre em decorrência de mudança de temperatura ambiental, estresse físico ou emocional, entre outros fatores, e não necessariamente por novo contato.

ATENÇÃO
Os surtos de herpes que ocorrem durante a vida do indivíduo são resultantes da exacerbação do vírus, despertando de seu estado de latência. Isso se dá por baixa de resistência oriunda de frio ou calor excessivos, exposição ao sol, estados febris ou estresse de maneira geral.

ETIOLOGIA: Doença causada pelo vírus do herpes simples (VHS), que tem afinidade por células epiteliais da mucosa bucal e peribucal. A transmissão ocorre por contato direto de pessoa para pessoa pela saliva.

MANIFESTAÇÕES CLÍNICAS: Nas fases iniciais, surgem vesículas em fundo eritematoso na mucosa, na semimucosa e na pele do lábio, em geral próximo à comissura. Essas vesículas se juntam formando bolhas que se rompem, dando lugar a ulcerações que, na pele do lábio, formam crostas e, na mucosa, formam úlceras de pequenas dimensões, circulares, umas próximas das outras, em grupos isolados de 4 a 7 lesões cada (Fig. 3.6).

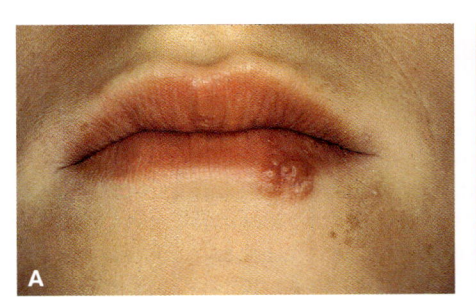

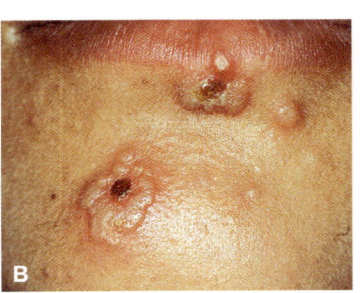

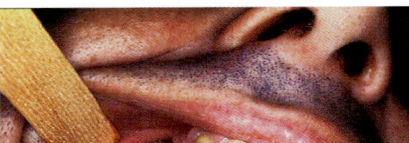

Figura 3.6 (A-C) — Herpes simples.

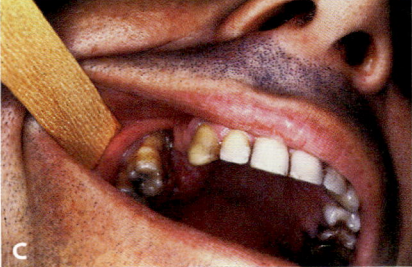

DIAGNÓSTICO: Exame clínico, antecedentes e evolução. Pode-se utilizar também a citologia esfoliativa, em que se observam células em degeneração em balão. Outro método a ser utilizado é a pesquisa do VHS por meio de material colhido da lesão, assim como provas sorológicas para a presença do VHS.

PROGNÓSTICO: Favorável em princípio. Pode tornar-se duvidoso por causa de exacerbação ou complicações.

TRATAMENTO: Sintomático, da seguinte maneira:

- Anestésicos tópicos – xilocaína
- Analgésicos por via oral ou parenteral – dependendo do número de lesões, da área atingida e da severidade da lesão
- Quimioterápicos – aciclovir (Zovirax®) ou valaciclovir (Valtrex®), em uso tópico (5 vezes ao dia por 5 dias) ou por via oral (5 comprimidos diários por 5 dias)
- Vitamina C – em comprimidos por via oral em dosagens de 2 a 4 g diárias, por longos períodos

ZÓSTER

O zóster caracteriza-se por lesões vesiculares mucocutâneas que ocorrem principalmente na pele e na mucosa, sempre acompanhando uma terminação nervosa periférica.

ETIOLOGIA: Causado pelo vírus da varicela zóster.

MANIFESTAÇÕES CLÍNICAS: Vesículas, bolhas e crostas na pele peribucal, no nariz, nas pálpebras e no palato, em geral unilaterais, acompanhadas de dores de alta intensidade (Fig. 3.7).

DIAGNÓSTICO: Exame clínico, antecedentes, evolução e exames laboratoriais.

PROGNÓSTICO: Em princípio é favorável. Dependendo da evolução, torna-se duvidoso.

TRATAMENTO: O mesmo tratamento do herpes simples, acrescido de corticoides e analgésicos mais potentes por causa da ocorrência de dores mais intensas.

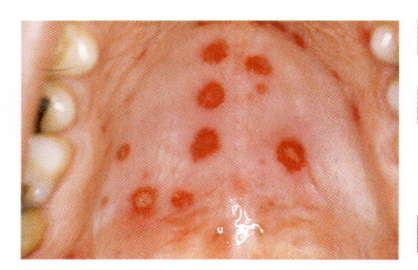

Figura 3.7 – Hemipalato acometido por zóster.

DE ORIGEM IMUNOLÓGICA

PÊNFIGO VULGAR

O pênfigo vulgar é uma doença mucocutânea que eclode na mucosa bucal, principalmente na gengiva, muitas vezes simulando uma gengivite comum (Fig. 3.8). Existem outras formas clínicas distintas da vulgar: o pênfigo vegetante e o foliáceo, que não causam lesões bucais e ocorrem cerca de dois anos antes da eclosão da doença na pele.

ETIOLOGIA: A etiologia do pênfigo vulgar, até pouco tempo atrás, era classificada como desconhecida; hoje, no entanto, sabe-se que é de origem imunológica.

MANIFESTAÇÕES CLÍNICAS: Aparecimento de bolhas intraepiteliais na mucosa e na pele com conteúdo transparente e límpido, às vezes hemorrágico. O paciente apresenta ainda mal-estar, febre e linfadenopatia. As bolhas que aparecem na mucosa bucal rapidamente se rompem, deixando áreas extensas ulceradas e doloridas que dificultam a mastigação, a deglutição e a fonação.

Ocorre geralmente em adultos acima de 40 anos e parece ter maior incidência no sexo feminino. O aparecimento é repentino, e as lesões iniciais ocorrem na mucosa bucal e na face.

As bolhas são múltiplas, de várias dimensões, e podem se juntar formando uma única e enorme bolha, que pode ter involução espontânea em 7 a 10 dias. Em uma segunda manifestação, podem estar disseminadas pelo corpo, pela pele e pela mucosa.

As bolhas da segunda manifestação demoram mais para desaparecer. Elas se rompem, ulcerando logo em seguida, exibindo áreas de grandes ulcerações, principalmente nas regiões mais solicitadas em termos de traumatismo mastigatório, como mucosa jugal, palato duro e gengiva.

DIAGNÓSTICO: Há uma manobra de semiotécnica que serve como um critério de diagnóstico: clinicamente, ao se injuriar a mucosa bucal normal próxima a uma lesão de pênfigo vulgar com uma espátula de madeira, por exemplo, nota-se que, imediatamente após essa injúria, aparece uma bolha hemorrágica que se rompe em segundos, conhecida como sinal de Nikolsky (Fig. 3.8 B). A úlcera que se forma tem um fundo esbranquiçado. O epitélio que se destaca fica inserido nas bordas da úlcera, fazendo uma dobra que margeia a lesão (Fig. 3.9).

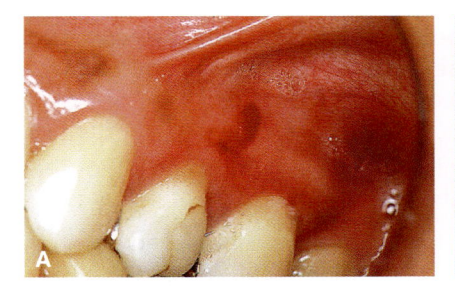

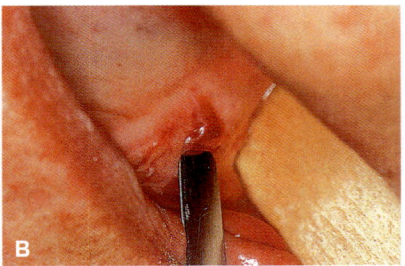

Figura. 3.8 (A-B) — Pênfigo vulgar.

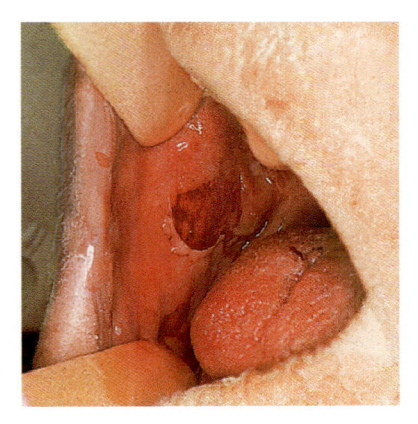

Figura 3.9 — Bolhas recém-rompidas. Mucosa rompida e solta sna borda inferior da úlcera que o traumatismo desencadeou.

A citologia esfoliativa também é um método de grande valia, que detecta a presença de células acantolíticas chamadas de células de Tzanck, típicas, mas não patognomônicas. A biópsia fornece resultado nosológico baseado em algumas características próprias, como formação de vesícula ou bolha suprabasal e edema que provoca desaparecimento das pontes intercelulares.

Histologicamente, ocorre bolha infraepitelial entre a camada basal e a camada espinhosa de Malpighi. No interior da bolha, encontram-se células epiteliais acantolíticas (células de Tzank), além de tumefação do núcleo e dos nucléolos como se fossem células gigantes, aparentando ter vários núcleos que apresentam hipercromatismo.

ATENÇÃO

Caso o estudo microscópico de rotina não seja elucidativo, pode-se solicitar exame do material colhido por meio da imunofluorescência, técnica que revela anticorpos limitados à substância intercelular do epitélio e de depósito intercelular de IgG.

PROGNÓSTICO: Reservado. Na maioria dos casos tratados, o pênfigo vulgar pode ser controlado com acompanhamento criterioso; todavia, pode recrudescer e causar muitos danos ao organismo, incluindo a morte.

TRATAMENTO: Com corticoides, imunossupressores, antibióticos e antifúngicos para as complicações infecciosas. Dentre os distúrbios decorrentes do tratamento, é comum o aparecimento de candidíase bucal.

BOLHAS CAUSADAS POR TRAUMA (OBSTRUTIVAS)

Consistem em fenômenos de retenção de muco cuja lesão fundamental é uma bolha e que ocorrem na mucosa bucal, onde o epitélio tem menor quantidade de queratina. São também chamadas de pseudocisto ou cisto mucoso.

Etiologia – traumatismo mecânico, principalmente mordidas, comprimindo e colabando o ducto de glândulas salivares menores. Como a produção de saliva continua, o ducto colabado não permite sua vazão. A saliva retida aumenta o diâmetro do ducto.

Aspectos clínicos – classicamente, dividem-se os fenômenos de retenção de muco de acordo com sua localização, podendo tratar-se de mucocele ou rânula.

MUCOCELE

Ocorre principalmente na mucosa labial inferior e no ventre anterior da língua, sob a forma de bolha recoberta por camada tênue de mucosa, deixando transparecer líquido no seu interior. Rompe-se com muita facilidade, deixando escoar saliva com alta viscosidade.

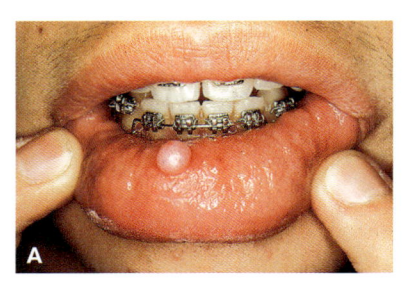

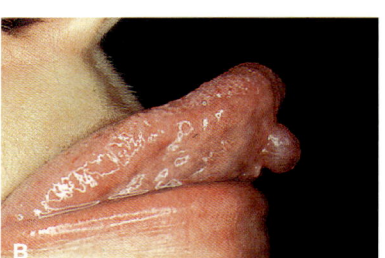

Figuras 3.10 (A-B) — Mucocele. Na Figura A, o aparelho ortodôntico, traumatizando o lábio, provocou mucocele.

ETIOLOGIA: Traumatismo mecânico, em geral mordida no lábio inferior ou traumatismo por aparelhos ortodônticos.

MANIFESTAÇÕES CLÍNICAS: Bolha na mucosa labial inferior, em geral em crianças (Fig. 3.10).

DIAGNÓSTICO: Biópsia e aspecto clínico.

PROGNÓSTICO: Bom.

TRATAMENTO: Cirúrgico.

RÂNULA

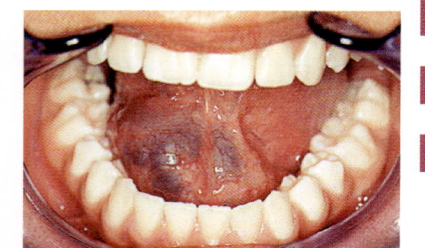

Figura 3.11 — Rânula no soalho da boca.

Com maiores dimensões, a rânula acomete o soalho da boca, guardando no restante as mesmas características que a mucocele (Fig. 3.11).

4

Lesões brancas e pigmentadas

LESÕES BRANCAS

De maneira geral, as lesões brancas que surgem na mucosa bucal têm como característica principal o **acúmulo de queratina**. Existem lesões de coloração branca que na verdade são membranas facilmente removíveis que recobrem úlceras.

A grande maioria das lesões na mucosa bucal se apresenta sob a forma de placa branca que não se destaca na raspagem, mais extensa do que alta, cuja espessura não ultrapassa 1 a 2 mm, áspera e opaca com contorno nítido e irregular, composta de queratina em excesso. São as **hiperqueratoses**, detalhadas a seguir.

DIAGNÓSTICO DIFERENCIAL: Existem membranas de coloração branca que recobrem úlceras. Essas membranas, diferentemente das hiperqueratoses, destacam-se quando raspadas.

O traumatismo crônico por meio dos dentes em geral ocorre quando as arcadas dentárias ocluem e a mucosa jugal se interpõe entre os dentes antagonistas, provocando uma **hiperqueratose linear** acompanhando a linha de oclusão, conhecida como **línea alba** (Fig. 4.1). Em geral é bilateral e interpretada como dentro dos padrões de normalidade.

Pode-se observar na mucosa jugal, ainda, a chamada **mucosa mordiscata**, que ocorre em toda a mucosa jugal na forma de pequenas áreas hiperqueratóticas provocadas por descamação da mucosa, por mordidas sucessivas de baixa intensidade, mas constantes, no local (Fig. 4.2).

Não é incomum ocorrerem membranas brancas recobrindo áreas que sofreram traumatismo mecânico instantâneo, como em pacientes que receberam anestesia local prévia a tratamento clínico odontológico. Alguns pacientes mordem seu próprio lábio anestesiado, provocando

OBJETIVOS DE APRENDIZAGEM

- Identificar, diagnosticar e tratar os diversos tipos de lesões brancas e pigmentadas que acometem a cavidade bucal

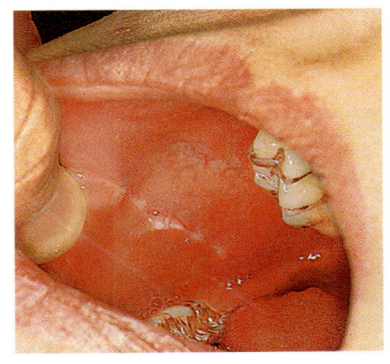

Figura 4.1 — Línea alba, hiperqueratose formada na linha de oclusão da mucosa jugal.

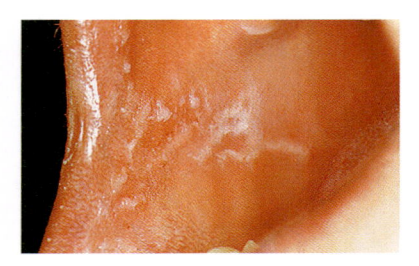

Figura 4.2 — Mucosa mordiscata provocada por mordidas constantes. As áreas brancas correspondem à hiperqueratose; as vermelhas, a úlceras.

úlceras cujo conteúdo necrótico exibe aspecto esbranquiçado. É bastante observável também em pacientes jovens, e principalmente em crianças nos primeiros anos de vida, que introduzem objetos na boca, provocando lesões traumáticas mecânicas, ou seja, úlceras extensas recobertas por membrana branca necrótica destacável.

Existem ainda lesões de aspecto branco que surgem de forma desconhecida, como certos tipos de **leucoplasia** em pacientes não fumantes e sem qualquer outro tipo de irritação. Na língua, na região central mediana ou recobrindo todo o dorso, pode-se notar com certa frequência a **língua pilosa** que resulta do aumento das papilas filiformes, principalmente em pacientes que, por distúrbios locais ou sistêmicos, pouco movimentam a língua, não a contatando com o palato, cujo atrito deveria manter as dimensões normais dessas papilas.

ETIOLOGIA: As lesões brancas da mucosa bucal se desenvolvem a partir de reação hiperqueratótica que resulta do aumento da camada superficial de queratina do epitélio ou pelo espessamento da camada espinhosa de Malpighi, pelo estímulo de agentes agressivos como tabagismo, etilismo e traumatismo mecânico prolongado por próteses e dentes.

As manifestações clínicas das lesões brancas são descritas a seguir.

HIPERQUERATOSE

Apesar de ser um termo histológico, o clínico utiliza essa terminologia para se referir a um tipo de lesão reversível. É representada clinicamente por placa branca tênue que não é removida pela raspagem. Pode aparecer na mucosa bucal, cujas áreas mais comuns de acometimento são o ventre lateral posterior da língua, a mucosa jugal e o palato duro.

ETIOLOGIA: É uma hiperplasia da camada superficial de queratina induzida por agentes agressores, que podem ser um trauma mecânico crônico de baixa intensidade, como dentes fraturados, com cárie ou mesmo hígidos. Nessa situação podem ser encontradas a línea alba e a mucosa mordiscata, descritas anteriormente.

A hiperqueratose pode também ser provocada pela ação química tóxica dos produtos do fumo, como tabaco, alcatrão, nicotina, entre outros, por meio da fumaça que produzem e do calor desenvolvido pela sua combustão. Nesses casos, desenvolve-se no palato um tipo especial de hiperqueratose conhecida como **estomatite nicotínica** (Fig. 4.3) ou hiperqueratose nicotínica, ou ainda palatite nicotínica, em que se nota o palato duro completamente esbranquiçado, entremeado de pontos avermelhados correspondentes à emergência do ducto das glândulas salivares menores ali contidas.

Pode ocorrer ainda hiperqueratose em decorrência do contato direto do tabaco em mascadores de folhas de fumo ou de fumo de corda ou ainda pelo uso de rapé, que se deposita nos tecidos bucais. Outro agente irritante que deve ser considerado é o consumo excessivo de bebidas alcoólicas.

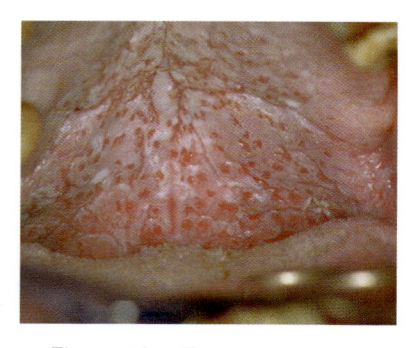

Figura 4.3 — Estomatite nicotínica.

O lábio inferior apresenta com frequência hiperqueratose na semimucosa (vermelhão) provocada pela radiação solar. Essa alteração é conhecida como **queilite actínica** (Fig. 4.4). Seu aspecto clínico varia desde uma tênue placa, esbranquiçada como nata de leite, até espessas placas brancas, por vezes com áreas eritematosas ou mesmo úlceras.

Pode-se ainda encontrar hiperqueratose provocada pela deposição de confeitos, caramelos, balas ou outros produtos na região vestibular dos lábios, próximo ao fundo de sulco.

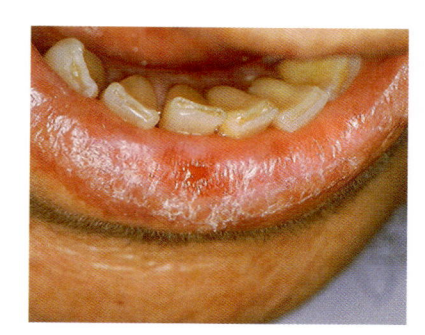

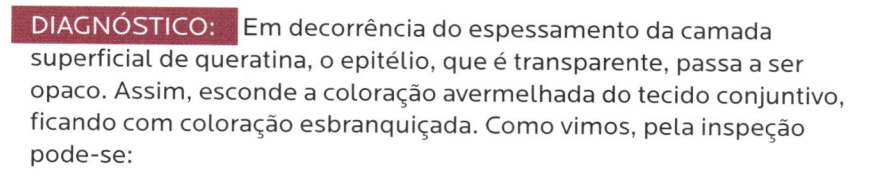

DIAGNÓSTICO: Em decorrência do espessamento da camada superficial de queratina, o epitélio, que é transparente, passa a ser opaco. Assim, esconde a coloração avermelhada do tecido conjuntivo, ficando com coloração esbranquiçada. Como vimos, pela inspeção pode-se:

- quantificar a intensidade de coloração;
- observar alterações nos tons;
- verificar fatores como coloração avermelhada em meio ou ao redor da placa branca;
- observar se existem úlceras, sulcos ou fissuras em meio à massa;
- observar a nitidez do contorno – note que, em geral, a superfície é opaca e a textura é áspera; à palpação, nota-se que a lesão é firme e a consistência é coriácea.

As **manobras de semiotécnica** para o diagnóstico das lesões brancas, em geral, são fortemente indicativas e eventualmente elucidativas do tipo de patologia, principalmente a manobra de raspagem, com a qual se pode observar que a placa branca não se destaca.

A citologia esfoliativa é largamente utilizada para avaliar o grau de queratinização celular de um local suspeito de lesão pré-cancerosa em seus vários estágios, por meio de citologia oncótica ou Papanicolau. O diagnóstico final é estabelecido por meio de biópsia associada aos aspectos clínicos.

Pode-se utilizar o azul de toluidina (teste de Shedd) pincelando-o sobre a área branca. Remove-se o excesso do corante por meio bochechos com solução de ácido acético. Onde houver impregnação residual na forma de coloração azulada, deve-se fazer citologia esfoliativa ou biópsia, pois o DNA do núcleo da célula tem afinidade com o azul de toluidina. Onde houver áreas azuladas há também possibilidade de maior reprodução celular e, por conseguinte, maior tendência à malignização (Fig. 4.5).

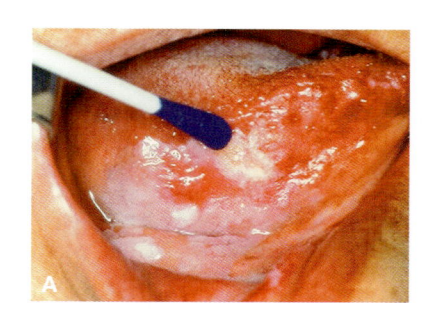

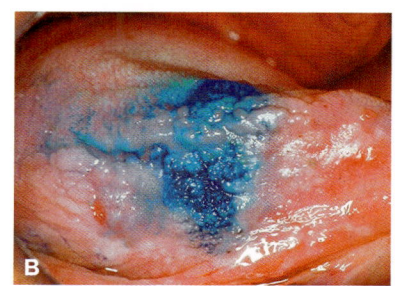

DIAGNÓSTICO: Clínico e histológico.

PROGNÓSTICO: A hiperqueratose é reversível: cessada a causa, cessa também o efeito; ou seja, uma vez removido o agente causal, a hiperqueratose desaparece em meses. Pode ocorrer de se instalar uma leucoplasia no local da hiperqueratose.

TRATAMENTO: Afastamento do agente causal.

Figura 4.4 — Queilite actínica.

Figura 4.5 (A, B) — Teste do azul de toluidina (Shedd). Note que, após a lavagem com ácido acético, restaram áreas onde o corante vital se fixou, o que signifca concentração de DNA, indicando os locais mais apropriados para biópsia.

LEUCOPLASIA

Leucoplasia (leuco = branco; plasia = crescimento) é um termo clínico correspondente a uma lesão representada por placa branca que se desenvolve na mucosa bucal, em geral provocada por trauma mecânico ou pelos produtos e pela combustão do fumo, ou ainda pelo uso prolongado de álcool etílico.

O patologista não costuma utilizar o termo "leucoplasia", e sim "hiperqueratose". Uma placa branca de aparência inócua pode conter áreas displásicas a caminho da cancerização, de forma que deve ser submetida a exame histopatológico.

A leucoplasia não é destacada pela raspagem e não desaparece após a remoção do fator etiopatogênico (Fig. 4.6). Ocorre em qualquer área da mucosa bucal. Por vezes, pode ocorrer sem causa aparente, sendo então conhecida como **leucoplasia idiopática** – os pacientes não a referem, e não se identificam agentes traumáticos.

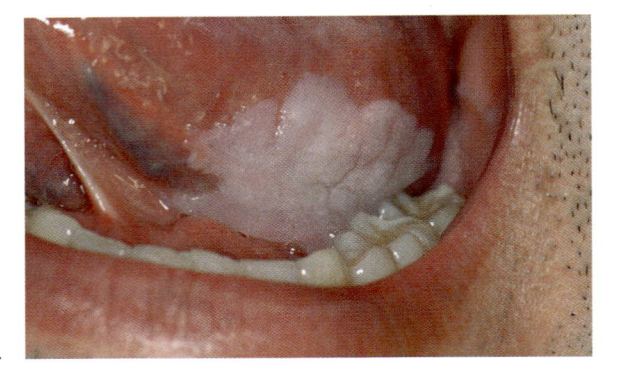

Figura 4.6 — Leucoplasia.

As áreas mais comuns de acometimento são os lábios, principalmente o inferior (em virtude de radiação solar e uso de cigarros), além da borda lateral da língua e da mucosa jugal (pelo contato constante com os dentes). É uma lesão eventualmente passível de evoluir para carcinoma.

Outro tipo de leucoplasia que deve ser destacado é a **leucoplasia verrucosa**, que merece cuidados especiais pela maior possibilidade de malignização. Apresenta projeções verrucosas e rápido desenvolvimento.

DIAGNÓSTICO: É clínico. Ao exame histopatológico, sempre se caracteriza um quadro de hiperqueratose.

PROGNÓSTICO: É favorável, desde que a lesão seja removida. Pode evoluir para displasia, carcinoma verrucoso ou carcinoma invasivo.

TRATAMENTO: É sempre cirúrgico. O material retirado deve ser enviado para exame histopatológico, com o cuidado de ser examinado integralmente. Deve-se orientar o paciente a afastar-se dos agentes irritantes e manter a integridade dos dentes e dos aparelhos protéticos por meio de exames rotineiros e cíclicos. Nos casos de lesões de pequenas dimensões, a cirurgia para a remoção pode ser feita em ambulatório. Nas lesões de maiores dimensões, após a remoção, pode ser necessária a reconstituição da mucosa lesada por meio de enxertos ou retalhos.

LÍQUEN PLANO

Líquen plano é uma doença mucocutânea que atinge com maior frequência somente a mucosa bucal. A lesão, de maneira geral, é constituída por placas brancas localizadas, com considerável variação no formato.

O aspecto clássico e mais frequente é o **reticular** (Fig. 4.7), que se desenvolve bilateralmente na mucosa jugal sob a forma de placas filiformes, compostas de linhas que se entrecruzam mostrando um aspecto de rede. Pode-se apresentar sob várias formas; porém, com lentes de aumento, podem-se notar estrias ao redor, como raios de sol. Essas linhas são denominadas **estrias de Wickham**. Podem atingir o dorso da língua e, quando o fazem, o aspecto é de placas arredondadas de pequenas dimensões, umas próximas às outras.

ETIOLOGIA: A lesão resulta de reação imunológica, sendo muito comum seu aparecimento em pacientes com certos distúrbios emocionais. Pode ser diagnosticada por meio de exame histopatológico, no qual se observa hiperqueratose e infiltrado inflamatório no tecido conjuntivo imediatamente abaixo do epitélio. As camadas mais profundas do tecido conjuntivo estão livres de inflamação. O dado histológico mais característico é a degeneração da camada basal.

PROGNÓSTICO: É favorável.

TRATAMENTO: Não existe tratamento específico. Os corticoides de uso tópico diminuem os sintomas de ardor ou queimação. Muitas vezes o desaparecimento da lesão coincide com a melhora do estado emocional.

LEMBRETE

Seja qual for o aspecto clínico da lesão de líquen plano, sempre se notam as estrias de Wickham, às vezes com pequenas dimensões, exigindo lupas para sua melhor observação.

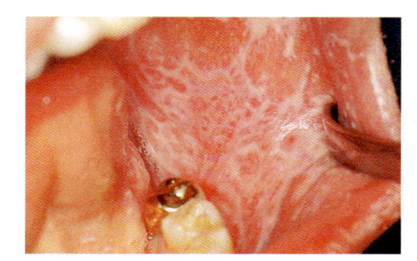

Figura 4.7 — Líquen plano de mucosa jugal e língua. O aspecto estriado sempre está presente.

NEVO BRANCO ESPONJOSO

Clinicamente, nevo branco esponjoso apresenta-se indolor como uma placa rugosa, branca ou branco-acinzentada opaca, com textura de esponja, apresentando invariavelmente pregas. Na maioria das vezes, a lesão é de grandes proporções, em geral simétrica e bilateral, podendo ser confundida com leucoplasia. (Fig. 4.8)

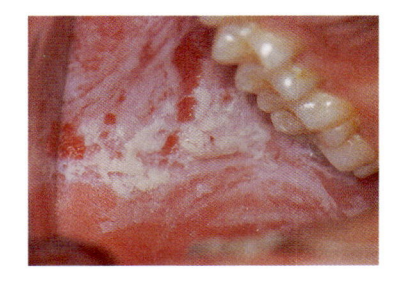

Figura 4.8 — Nevo branco esponjoso.

ETIOLOGIA: É uma lesão de origem hereditária por gene autossômico dominante e que se torna evidente, na maioria das vezes, na infância. Os antecedentes familiais são de extrema importância, muitas vezes determinando o diagnóstico.

DIAGNÓSTICO: O exame complementar elucidativo é a biópsia.

PROGNÓSTICO: É favorável.

TRATAMENTO: Uma vez estabelecido o diagnóstico, não há necessidade de tratamento. O prognóstico é favorável dada a benignidade da lesão, que se estabiliza após a adolescência, não tendo tendência à malignização. Todavia, deve-se ter cuidado e realizar exames clínicos periódicos, pois às vezes esconde ou mascara leucoplasia ou outra lesão branca que pode com ela se confundir.

CANDIDÍASE

Na realidade, a candidíase não é uma lesão branca, e sim ulcerada. Está aqui colocada por apresentar-se com membrana esbranquiçada, destacando-se à raspagem, composta por restos celulares, bactérias e fungos. Essa membrana que se destaca é uma "casca de ferida" que na boca, por causa da umidade, assume aspecto branco e amolecido, ao contrário da crosta que recobre úlceras na pele (escura e consistente). A candidíase será descrita em detalhes no Capítulo 6 (Figs. 4.9 e 4.10).

Outras lesões que se apresentam na mucosa bucal com aspecto esbranquiçado, como papilomas, papilomatose e certos tipos de carcinomas, podem surgir na mucosa bucal como lesão branca de forma verrucosa, papulomatosa, nodular ou associada à úlcera. Com tratamento adequado, desaparece em uma semana.

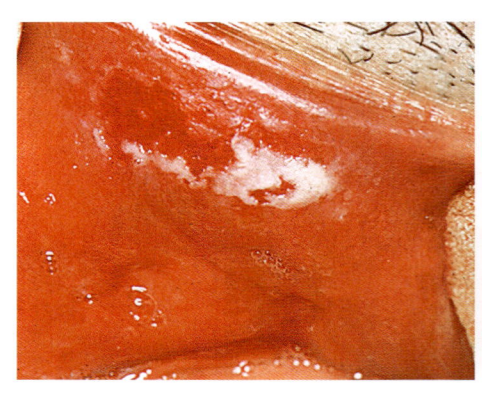

Figura 4.9 — Candidíase – note área ulcerada de onde foi destacada a membrana branca.

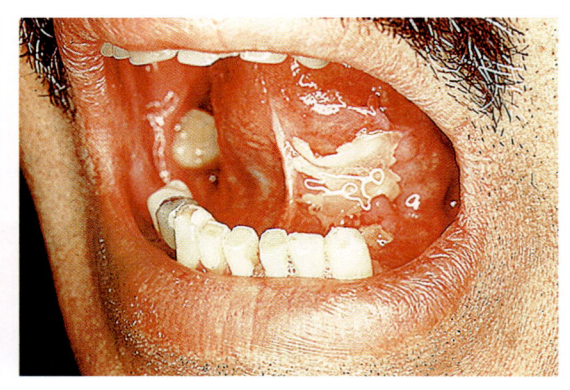

Figura 4.10 — Membrana que recobre úlcera provocada por queimadura térmica (café quente). Note que a membrana se destaca.

LESÕES PIGMENTADAS

Lesões pigmentadas são manchas escuras que ocorrem na mucosa bucal, com coloração diferente daquela da mucosa normal. São provocadas por pigmentos próprios do organismo ou adquiridos do meio externo. A coloração rósea da mucosa bucal normal é composta por dois fatores. O primeiro diz respeito à **camada de queratina** mais ou menos espessa, que pode modificar essa coloração.

Se levarmos em conta que o epitélio é transparente, o que normalmente se observa é o tecido conjuntivo subjacente, que nesse caso não pode ser mais visto. A mucosa adquire coloração branca se a camada de queratina for muito espessa. Por sua vez, se o tecido conjuntivo estiver inflamado, eritematoso, a mucosa adquire coloração avermelhada por causa da visualização da camada mais profunda.

O segundo fator está relacionado aos pigmentos próprios da mucosa bucal, como a **melanina** e a **hemoglobina**, entre outros. Pode-se, de maneira bem ampla, estudar a origem da pigmentação da mucosa bucal dividindo-a em pigmentação endógena e exógena.

Na pigmentação endógena, os pigmentos naturais produzidos pelo próprio organismo que normalmente circulam nos tecidos, principalmente a melanina, podem estar, por alguma razão, concentrados em certos pontos da mucosa, provocando manchas escuras.

Além dos pigmentos endógenos normais, podem aparecer pigmentos próprios do organismo, mas que só se manifestam em certos distúrbios patológicos ou traumatismos. É o caso da hemossiderina e da hematoidina, como nas lesões de células gigantes, propiciando um aspecto acastanhado.

Outras lesões que aparecem como manchas avermelhadas surgem de maneira desconhecida, como os hemangiomas, que, pelo acúmulo de sangue, têm coloração desde o vermelho intenso ao arroxeado. Outras, de origem infecciosa, por exemplo, provocam congestão vascular, como a escarlatina, que gera uma coloração vermelho intenso no palato mole, na orofaringe e na língua.

A **pigmentação exógena** é causada pela deposição de material estranho nos tecidos por contato ou por ingestão de substâncias que se depositam nos tecidos bucais. Certos pigmentos exógenos podem se fixar na mucosa bucal por duas vias:

- Via local: o mais comum é o aparecimento de manchas por deposição de amálgama, como em tatuagem por amálgama (pigmentação pouco extensa, negra ou azulada, geralmente no contato com restauração por amálgama), ou em área onde houve introdução acidental de amálgama na mucosa bucal; outras causas são anilinas de confeitos, molho de soja, cenoura, beterraba, nicotina, café, entre outros.

- Via sistêmica: metais pesados, quando ingeridos, inalados ou ainda introduzidos no organismo por via intramuscular, concentram-se em determinadas regiões, provocando manchas.

PIGMENTAÇÃO MELÂNICA FISIOLÓGICA

A pigmentação melânica fisiológica é uma alteração constitucional na forma de manchas provocadas pelo aumento da produção e deposição de melanina estimulado por fatores endócrinos.

Clinicamente, é observada mancha enegrecida que ocorre geralmente em toda a extensão da gengiva inserida, por vestibular, podendo ocorrer concomitantemente em outras regiões da mucosa bucal.

O diagnóstico de pigmentação melânica fisiológica é clínico. Como não tem conotação patológica, não há necessidade de tratamento (Fig. 4.11).

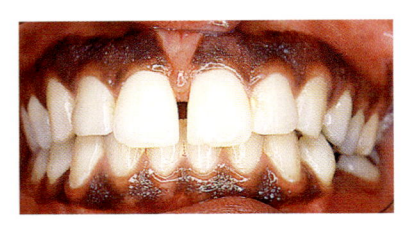

Figura 4.11 — Pigmentação melânica fsiológica (racial) delimitando a gengiva inserida. Note que é bem escura, tendendo ao marrom, simétrica e muito bem delimitada.

DOENÇA DE ADDISON

A doença de Addison apresenta-se com manchas de coloração marrom, variando em tonalidade, que se depositam na camada basal do epitélio. O aspecto clínico mais comum é composto de manchas com cor de café com leite (claro) na mucosa jugal bilateral, na língua, no lábio e na gengiva. Essa pigmentação deve-se à melanina. Ocorrem manchas também na pele, que são os primeiros sinais da doença.

Trata-se de um distúrbio hormonal que tem a seguinte sintomatologia sistêmica:

- astenia (fraqueza) progressiva;
- perda de peso;
- hipotensão arterial;
- anorexia;
- vômitos;
- diarreia;
- cefaleia;
- irritabilidade emocional;
- perda de memória.

O **tratamento** é feito pelo endocrinologista com a administração de hormônios que o paciente, por causa da doença, é incapaz de produzir.

SÍNDROME DE PEUTZ-JEGHERS

LEMBRETE

O distúrbio sistêmico mais frequentemente associado à síndrome de Peutz-Jeghers é a polipose intestinal, que é uma lesão cancerizável.

A síndrome de Peutz-Jeghers apresenta manchas de coloração enegrecida intensa que se caracterizam por sua localização na pele peribucal, na semimucosa e mucosa labial e, ainda, na mucosa jugal, pela deposição de melanina na forma de manchas circulares múltiplas de pequenas dimensões.

Essa síndrome tem origem hereditária, aparecendo em geral na segunda década de vida. É fundamental o papel do cirurgião-dentista no diagnóstico precoce por meio das manifestações bucais, que são mais fáceis de identificar do que as manifestações gastrintestinais.

O prognóstico é reservado, e o tratamento é endocrinológico.

TATUAGEM POR AMÁLGAMA

A tatuagem por amálgama gera manchas azuladas, acinzentadas ou enegrecidas localizadas em algum ponto da mucosa bucal. É um achado relativamente comum na clínica odontológica. Ocorre por introdução de partículas do material durante a remoção de restaurações ou simplesmente pelo contato do metal com a mucosa, ou ainda pela fragmentação acidental de restauração a amálgama e deposição no alvéolo dental durante manobras cirúrgicas como a exodontia.

É comum o aparecimento dessas manchas na mucosa corresponde ao ápice de dente submetido a uma obturação retrógrada em apicectomia. Não tem conotação patológica, não necessitando de tratamento. Todavia, muitas vezes, se assemelha a lesões negras, como nevo e melanoma.

Para identificar a tatuagem por amálgama, o primeiro passo é uma tomada radiográfica periapical, para observar os fragmentos de amálgama, que são radiopacos. Caso haja a mínima suspeita de nevo ou melanoma, deve-se realizar biópsia excisional em lesões de pequeno tamanho (Fig. 4.12).

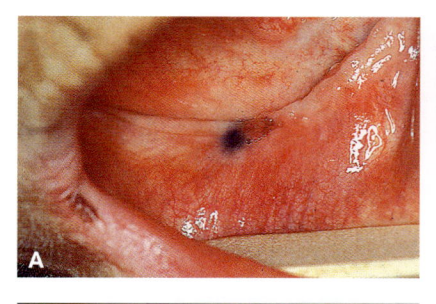

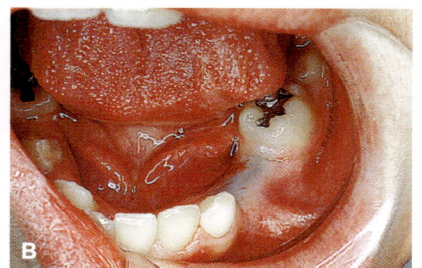

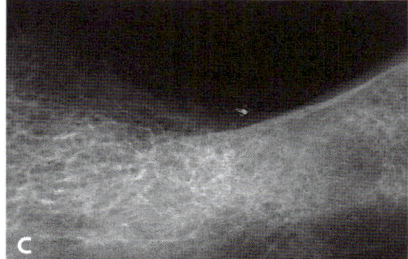

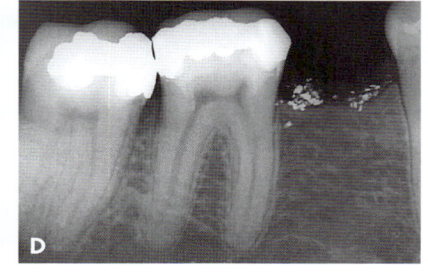

Figura 4.12 — Tatuagem por amálgama. (A, B) Aspecto clínico de lesão de pequenas dimensões, sob a forma de mancha de coloração escurecida, tendendo ao cinza ou azul. (C, D) Notam-se nas radiografas as estruturas metálicas.

TATUAGEM POR CORANTES

Algumas pessoas, com fins estéticos, tatuam ou pigmentam alguma parte de seu corpo, inclusive o lábio (Fig. 4.13).

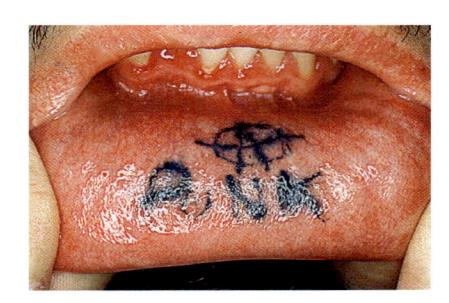

Figura 4.13 — Tatuagem "estética" no lábio inferior.

ÉFELIS

Éfelis é uma mancha única de pequena dimensão, de coloração acastanhada, que ocorre geralmente na mucosa jugal. É assintomática, também conhecida como efélides e "pinta", correspondendo às sardas na pele de pessoas claras e ruivas. É múltipla e fica mais evidente quando exposta ao sol. Não requer tratamento (Fig. 4.14).

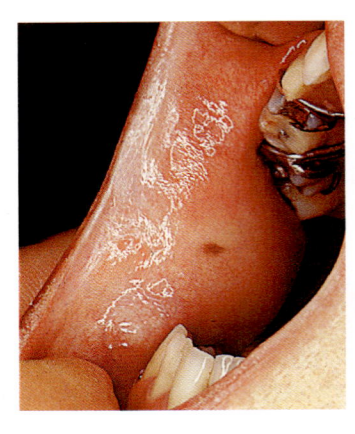

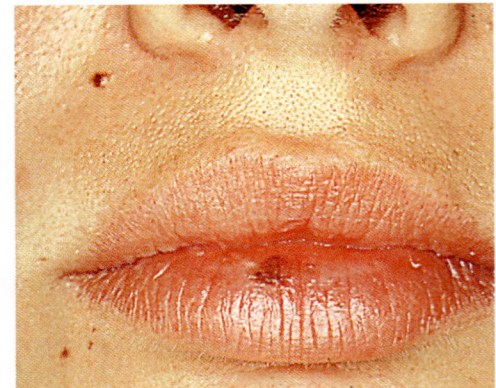

Figura 4.14 — Pigmentação fisiológica correspondente às sardas, na pele. Note o aspecto localizado, de pequenas dimensões, tendendo ao marrom. Não tem significado patológico.

LÍNGUA PILOSA NEGRA

A língua pilosa negra consiste no **crescimento anômalo** das papilas filiformes da língua, que chegam até 7 mm de comprimento. Sua causa é desconhecida, mas é frequentemente citado que numerosos fatores podem contribuir para o seu aparecimento, como o uso de antibióticos, corticoides e peróxido de hidrogênio usado em higiene bucal. É associada também a pacientes tratados com radioterapia de cabeça e pescoço e a outros distúrbios sistêmicos como anemia.

Em nossa observação clínica, porém, notamos que as papilas linguais aumentam em extensão quando não são requisitadas. Por exemplo, pacientes que se privam de mastigação, de deglutição e de fonação por cirurgias, anorexia, dietas alimentares ou traumatismos têm suas papilas filiformes linguais aumentadas por falta de atrito com o palato. Essas papilas agora estão crescidas e produzem na língua um **aspecto de fios de cabelo**. O aspecto enegrecido é produzido por pigmentação exógena obtida por alimentação, tabagismo, microrganismos cromogênicos, etc. A coloração pode variar de branco-amarelada, esverdeada, azulada, até a mais frequente, que é a castanha e preta.

É uma condição benigna, e o tratamento é sintomático, podendo-se delicadamente remover detritos depositados com gaze embebida em líquidos inócuos para os tecidos, como soro fisiológico (Fig. 4.15).

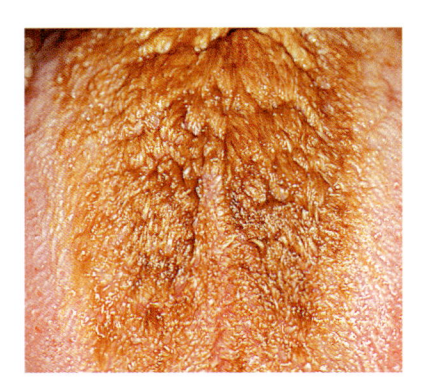

Figura 4.15 — Língua pilosa negra, causada por aumento das papilas filiformes que não se mantêm em atrito com o palato. A pigmentação é exógena, pelo uso de fumo ou alimentos corantes.

NEVO

O termo nevo, ou *nevus,* origina-se do latim e significa marca de nascimento. É uma mancha negra intensa, circunscrita, de dimensões variadas e superfície lisa, plana ou ligeiramente elevada, bem delimitada. De curso longo, ocorre em qualquer área da mucosa bucal e com maior frequência na pele, aparecendo ocasionalmente na mucosa da boca.

Às vezes o nevo apresenta-se sob a forma de nódulo. Localiza-se usualmente no palato, em lesão única que ocorre também na mucosa bucal, na mucosa jugal e no lábio. Histologicamente, apresenta melanócitos e melanina.

O nevo pode ser classificado da seguinte maneira:
- Intradérmico – as células névicas estão localizadas no tecido conjuntivo.
- Juncional – as células névicas estão localizadas na junção entre epitélio e conjuntivo. Este tipo de nevo tem maior tendência a malignização.
- Composto – a lesão atinge o tecido conjuntivo e epitelial.

A **excisão** dos nevos que surgem na mucosa bucal é obrigatória como medida profilática para prevenir a eventual evolução em melanoma. Alguns melanomas originam-se de nevos preexistentes que possuem localização juncional.

Muitas vezes, é quase impossível remover todos os nevos que surgem na pele. O nevo da mucosa é mais raro e em geral é único, portanto, é mais fácil seu controle e remoção cirúrgica, que deve ser feita com margem de segurança, encaminhando sempre o material colhido para estudo histopatológico.

Os traumatismos mecânicos aumentam a possibilidade de transformação do nevo em melanoma. Por isso, recomenda-se a **observação constante** dos nevos que ocorrem em áreas mais sujeitas a traumatismo e daqueles que aumentam de tamanho, intensificam sua pigmentação ou ulceram (Figs. 4.16 a 4.19).

Figura 4.16 — Nevo no rebordo alveolar. Note o tamanho, sempre discreto.

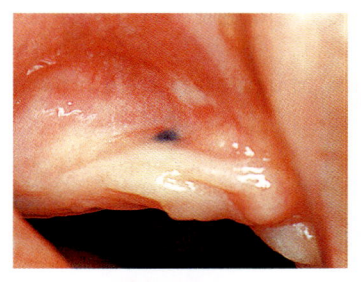

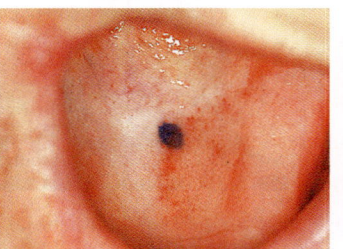

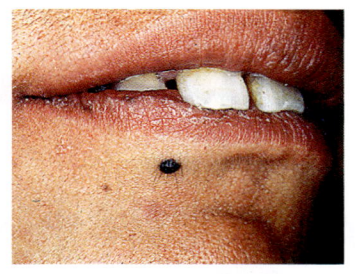

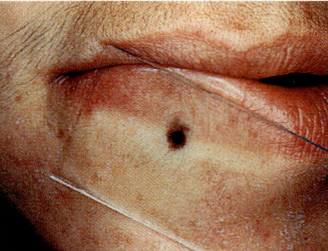

Figura 4.17 — Nevo no palato. Contorno nítido e regular.

Figura 4.18 — Nevos no lábio. A coloração tende para o cinza-azulado.

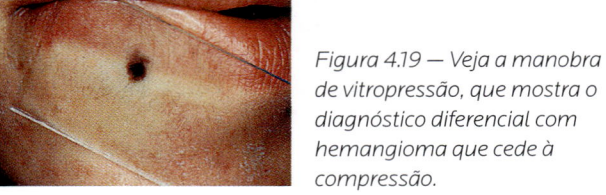

Figura 4.19 — Veja a manobra de vitropressão, que mostra o diagnóstico diferencial com hemangioma que cede à compressão.

MELANOMA

SAIBA MAIS

O melanoma pode permanecer por vários anos sob a forma de mancha, placa ou nódulo; quando se maligniza, seu crescimento é rápido sob a forma ulcerovegetante clara, rósea ou esbranquiçada, tendo intensa pigmentação negra ao seu redor.

Lesão que pode se originar de um nevo juncional ou se desenvolver independentemente de uma lesão precursora. Raramente se desenvolve antes da puberdade. Começa como uma área pigmentada que se torna ulcerada e sangrante, e a pigmentação aumenta rapidamente. A **morte** ocorre quase sempre antes de 5 anos de sobrevida.

Trata-se de um tumor altamente maligno que aparece na mucosa bucal sob a forma de mancha, placa ou nódulo de coloração fortemente enegrecida, localizada principalmente no palato duro e no rebordo alveolar superior (Figs. 4.20 e 4.21).

Essa lesão tem grande importância clínica em razão de sua **agressividade neoplásica**, que frequentemente leva o indivíduo à morte de maneira rápida. Invade tecidos vizinhos, inclusive osso, podendo em algumas horas atingir todo o sistema circulatório sanguíneo e/ou linfático, multiplicando suas células rapidamente, ou propiciar metástases a distância.

Raramente o melanoma apresenta base endurecida. Origina-se de melanócitos normais ou de lesões pigmentadas preexistentes, sendo o correspondente maligno do nevo pigmentado, embora, como já foi dito, nem todos os melanomas se originem dos nevos.

LEMBRETE

No caso de lesões de grande dimensão, pode-se utilizar a biópsia incisional pela técnica de congelação.

DIAGNÓSTICO: O exame anatomopatológico é indispensável. Sempre que possível, a remoção deve ser feita com margem de segurança. Nesse caso, o paciente deve ser encaminhado ao hospital e informado de que pode submeter-se a uma cirurgia extensa. Sob anestesia geral, remove-se um fragmento da lesão, o qual é imediatamente examinado e diagnosticado pelo método de congelação. Caso se confirme o melanoma, o tumor deve ser removido com grande margem de segurança, enviando-se todo o material retirado novamente para exame histopatológico, agora sob metodologia de rotina em bloco de parafina e coloração de rotina.

PROGNÓSTICO: É reservado, podendo levar o paciente à morte.

TRATAMENTO: É cirúrgico, imunoterápico e quimioterápico.

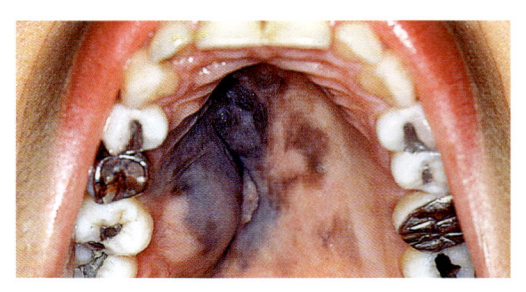

Figura 4.20 — Melanoma de palato. Mancha fortemente escurecida, tendendo ao negro.

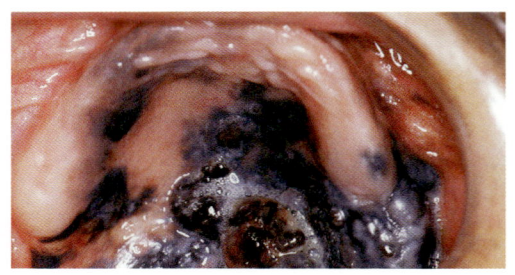

Figura 4.21 — Melanoma de palato, sob a forma de lesão nodular enegrecida, não ulcerada.

Crescimentos teciduais causados por traumatismo mecânico

5

O organismo humano reage de formas diferentes aos diversos tipos de agentes traumáticos e de acordo com o tecido que está sendo agredido. Por exemplo, como foi visto em capítulos anteriores, o tecido epitelial responde ao agente traumático com aumento da espessura da camada de queratina (hiperqueratose).

O tecido conjuntivo responde a agentes traumáticos com um aumento cujo conteúdo é tipicamente **inflamatório**. Esse tipo de lesão que ocorre na boca representa grande número de alterações cuja característica comum é um aumento tecidual por inflamação, sem características neoplásicas. A massa desses crescimentos é composta principalmente de tecido de granulação: vasos neoformados, células de defesa e fibroblastos.

Dentre os vários fatores etiológicos desse tipo de lesão, sem dúvida alguma a presença de um **agente irritativo** é essencial. Utilizamos aqui o termo "irritativo" porque dá a ideia de um ligeiro trauma persistente e de baixa intensidade.

O **agente traumático** é físico-mecânico, contundente, de baixa intensidade, de ação prolongada e intermitente. A presença de dentes, próteses, espículas ósseas, cálculo salivar, corpos estranhos e alimentos durante a mastigação, a deglutição e a fala está sempre provocando agressão (Figs. 5.1 e 5.2).

OBJETIVOS DE APRENDIZAGEM

- Identificar, diagnosticar e tratar os diversos tipos de crescimentos teciduais causados por traumatismo mecânico envolvidos na cavidade bucal

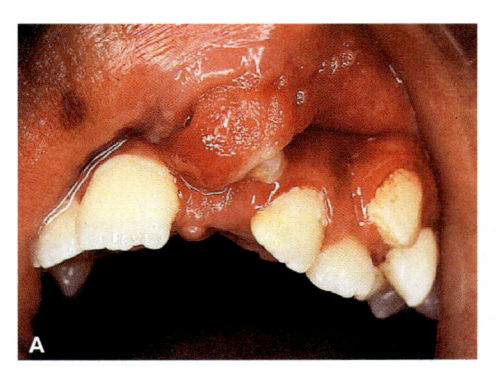

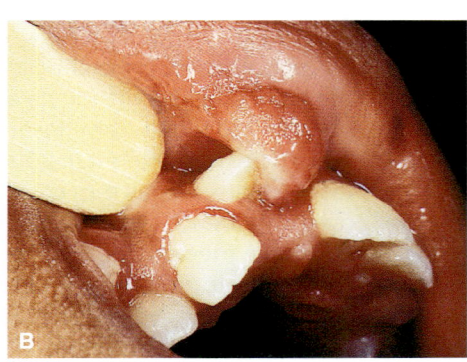

Figura 5.1 (A-B) — Dente injuriando a mucosa, provocando reação inflamatória proliferativa.

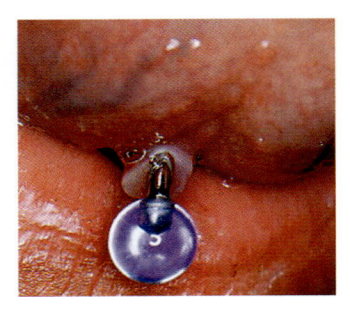

Figura 5.2 — Piercing provocando proliferação no ventre anterior da língua.

A resposta do organismo varia conforme o tempo de aplicação, a frequência e intensidade do agente traumático e as características individuais do paciente. O crescimento tecidual decorrente de característica inflamatória varia quantitativamente conforme as características do agressor.

Podem-se observar clinicamente os seguintes tipos de lesão, os quais serão descritos a seguir:

- granuloma gengival;
- granuloma piogênico;
- lesão periférica de células gigantes;
- hiperplasia fibrosa inflamatória;
- fibromatoses gengivais.

GRANULOMA GENGIVAL

O granuloma gengival é uma lesão nodular globosa que emerge da papila interdental, medindo cerca de 0,5 cm de diâmetro. Em geral, tem coloração de rosa escuro a vermelho intenso, eventualmente arroxeada ou amarelada. As lesões de coloração avermelhada são pouco consistentes à palpação e se tornam isquêmicas quando comprimidas (Fig. 5.3).

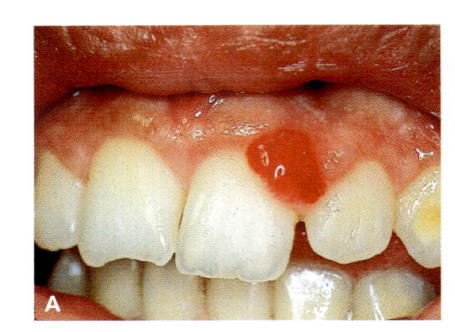

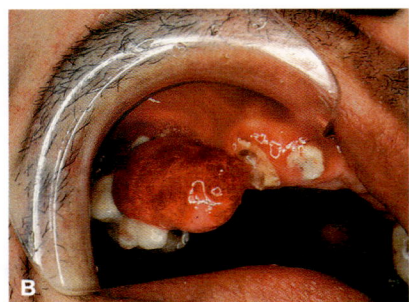

Figura 5.3 (A-B) — Granuloma eritematoso. Note que ambos se situam na gengiva, parecendo emergir da papila interdental.

A mucosa que reveste a boca é uma das mais suscetíveis a traumatismos. De modo geral, esse tipo de lesão tem curso lento e gradativo. Tem evolução indolor na maioria dos casos, e é por isso que o paciente não procura o cirurgião-dentista nas fases iniciais. Com o passar do tempo, a lesão pode atingir maior dimensão, mas raramente ultrapassa 1 cm, e pode interferir na fala e na mastigação ou mesmo impedir o assentamento da prótese.

Os granulomas com evolução mais recente apresentam coloração avermelhada, em virtude do alto teor de vasos na sua massa, e sangram ao toque. Têm desenvolvimento clínico rápido e apresentam superfície lisa e irregular, pouco consistente à palpação. Em geral, as lesões mais antigas têm coloração mais clara em razão da diminuição do componente sanguíneo e do aumento do tecido fibroso em seu interior. À medida que os granulomas se tornam mais antigos, ganham coloração rosa-pálido, superfície opaca e contorno irregular. Esses granulomas têm curso clínico mais lento e são consistentes à palpação (Fig. 5.4).

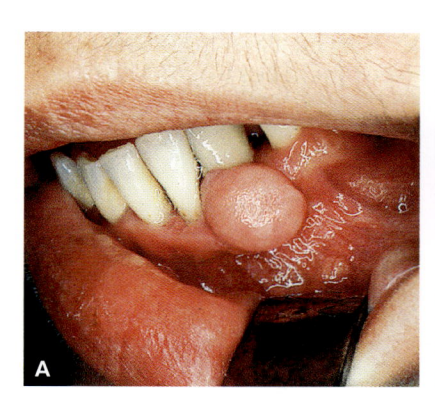

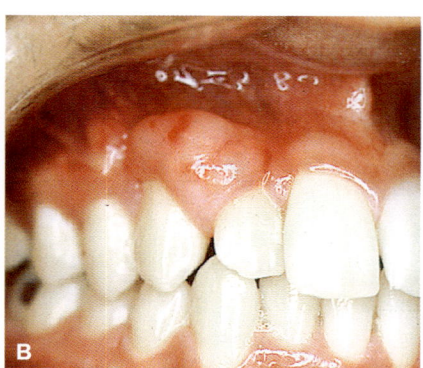

Figura 5.4 (A-B) — Granuloma fibrótico (mais antigo). Note a coloração esbranquiçada.

GRANULOMA PIOGÊNICO

O granuloma piogênico é um granuloma gengival que ulcerou e infectou, apresentando mescla de áreas eritematosas e amareladas. Pode ocorrer em outras áreas da mucosa bucal e também na pele (Fig. 5.5).

PROGNÓSTICO: Favorável.

TRATAMENTO: Remoção do agente traumático. A remoção cirúrgica pode ter pequena margem de segurança.

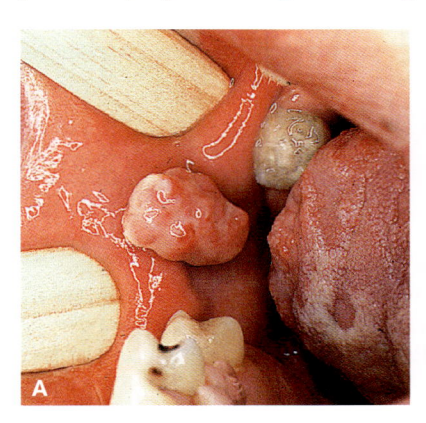

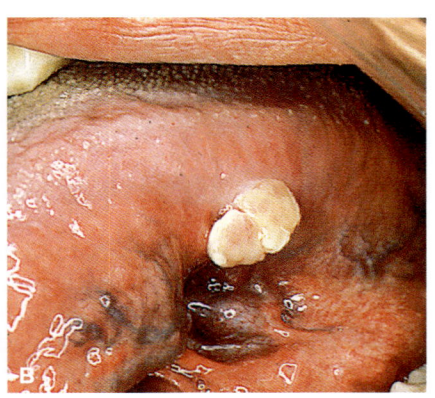

Figura 5.5 (A-B) — Granuloma piogênico. Note a coloração branco-amarelada na maioria deles e a localização em qualquer área da mucosa bucal, raramente na gengiva.

LESÃO PERIFÉRICA DE CÉLULAS GIGANTES

Esta é uma lesão nodular globosa que emerge de forma séssil da mucosa do rebordo alveolar. É avermelhada e pode atingir até 3 cm de diâmetro, tendo em geral áreas de coloração marrom, contorno irregular e superfície brilhante. Sangra ao toque e às vezes espontaneamente, o que pode explicar a coloração amarronzada por deposição de hematoidina e hemossiderina.

A lesão é pouco consistente à palpação. Por seu aspecto clínico, pode se assemelhar ao hemangioma. Por suas dimensões e agressividade, pode atingir o osso alveolar (Fig. 5.6).

Figura 5.6 (A-B) — Lesão periférica de células gigantes. Note a variedade de dimensões apresentada por esta lesão e a coloração acastanhada, devida aos pigmentos hemorrágicos hematoidina e hemossiderina presentes na massa. Predomina em sua massa tecido de granulação e células gigantes, lembrando as do tipo corpo estranho.

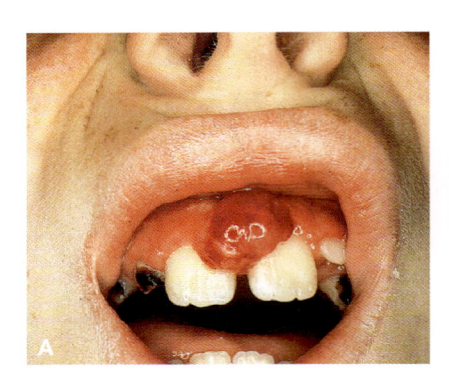

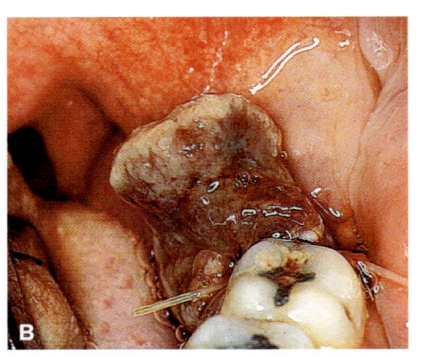

ETIOLOGIA: O trauma é instantâneo e de alta intensidade (p. ex., exodontias muito traumáticas, acidentes como quedas, agressões, lesões esportivas, entre outros).

COMPOSIÇÃO DA MASSA: Além de vasos neoformados e fibroblastos, existem células do tipo corpo estranho.

TRATAMENTO: Esse tipo de lesão requer remoção cirúrgica com grande margem de segurança, pois é passível de recidiva agressiva.

HIPERPLASIA FIBROSA INFLAMATÓRIA

A **hiperplasia fibrosa inflamatória de palato** é provocada pelo uso de prótese total superior confeccionada com uma depressão central mediana de bordo afiado na área basal, conhecida como **câmara de vácuo**. É representada por lesão nodular séssil cuja forma acompanha o formato da câmara de vácuo. A superfície é lisa, de textura papulomatosa e contorno regular. Apresenta coloração normal da mucosa, se for fibrótica, ou aspecto eritematoso, se o conteúdo de vasos neoformados for maior (Fig. 5.7).

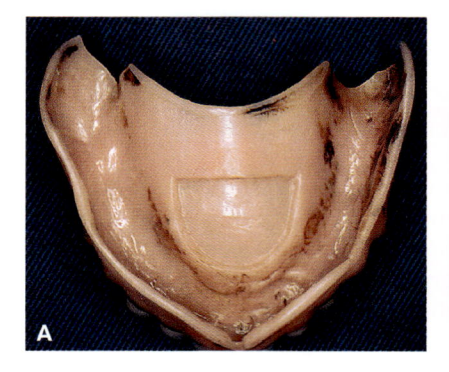

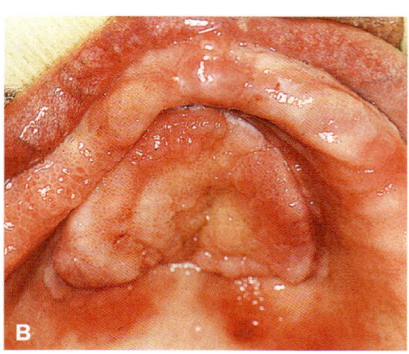

Figura 5.7 (A-B) — Hiperplasia fbrosa infamatória de palato por câmara de vácuo.

A **hiperplasia fibrosa inflamatória de fundo de sulco** é provocada por falha de adaptação do bordo da prótese total superior ou inferior, ou quando esse bordo é pouco espesso, afiado ou pontiagudo, tornando-se um agente irritativo, ou ainda pela falta de espaço ou alívio para freios e bridas musculares. A lesão é nodular, cordoniforme, pediculada, eritematosa ou de coloração rosa-pálido, dependendo do conteúdo da massa, de contorno nítido e regular com superfície brilhante e textura lisa (Fig. 5.8).

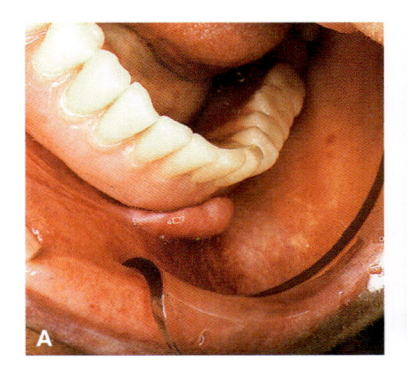

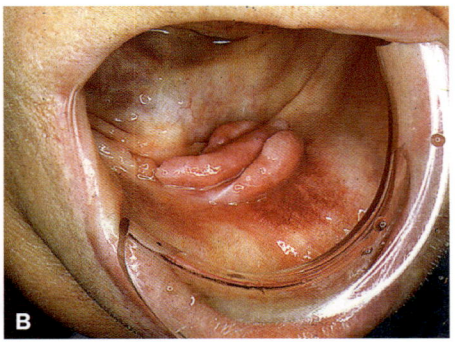

Figura 5.8 (A-B) — Hiperplasia fibrosa infamatória de fundo de sulco, causada pela borda da prótese.

PROGNÓSTICO: A cura pode ser espontânea ou decorrente de procedimentos cirúrgicos. A hiperplasia fibrosa inflamatória de palato costuma ter evolução favorável. Em geral, os crescimentos traumáticos têm curso relativo ao agente traumático, ainda que se tornem fibróticos, ulcerados ou infectados. A hiperplasia fibrosa inflamatória de fundo de sulco, todavia, tem maior tendência ao desenvolvimento de carcinoma epidermoide (Fig. 5.9).

Nota-se, com certa frequência, a **recorrência da lesão ou mesmo sua transformação maligna**, principalmente pela persistência do fator causal. Como pudemos observar, é de extrema importância o comportamento clínico da massa que aumentou (p. ex., tamanho, comprometimento de estruturas próximas, consistência, coloração, sangramento, dor). Pode-se dizer que a variedade desses crescimentos sediados na mucosa bucal modifica de certa forma o prognóstico e o tratamento das lesões.

TRATAMENTO: É fácil intuir que o primeiro passo para a cura é afastar o fator etiológico, ou seja, impedir o uso da prótese. Depois disso, deve-se aguardar de 7 a 15 dias para reavaliar a lesão. Se o conteúdo da massa for predominantemente hemangiomatoso, deve regredir espontaneamente; se for fibrótico, deve ser removido cirurgicamente, enviando-se sempre o material removido para exame anatomopatológico.

> **ATENÇÃO**
> É fundamental o envio do material retirado para exame anatomopatológico e o controle rigoroso dos pacientes portadores de próteses, em especial aqueles que são ou foram portadores de hiperplasia fibrosa inflamatória.

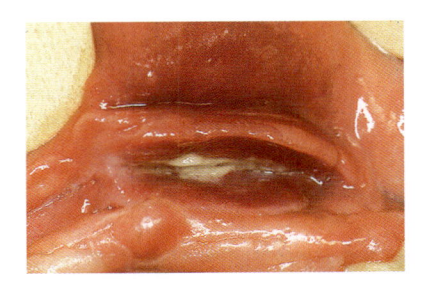

Figura 5.9 — Hiperplasia fibrosa inflamatória com úlcera profunda.

FIBROMATOSES GENGIVAIS

As fibromatoses gengivais apresentam-se clinicamente como aumentos teciduais que emergem das papilas interdentais. Têm a coloração normal da mucosa ou são ligeiramente mais claras, fibróticas, de maneira geral sem sinais flogísticos. Podem, todavia, adquirir características inflamatórias provocadas por higienização deficiente e consequente distúrbio periodontal, apresentando então gengivite associada.

De acordo com a etiologia, as fibromatoses gengivais podem ser classificadas em irritativa, hereditária, anatômica ou medicamentosa.

FIBROMATOSE GENGIVAL IRRITATIVA

ETIOLOGIA: Desenvolve-se, de maneira geral, a partir do ressecamento da mucosa gengival anterior por vestibular, em respiradores bucais.

MANIFESTAÇÕES CLÍNICAS: Nota-se clinicamente aumento das papilas gengivais interdentais, formando nódulos. Como é comum estar associada com inflamação, muitas vezes se nota eritema e eventualmente sangramento gengival.

PROGNÓSTICO: É favorável. Se os fatores causais persistirem, espera-se recidiva após o tratamento.

TRATAMENTO: Na fase inicial, pode-se esperar a regressão afastando-se os fatores irritativos. Se a fibromatose persistir ou aumentar, deve-se realizar a gengivectomia (Fig. 5.10).

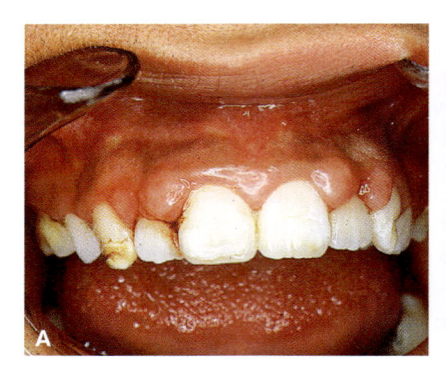

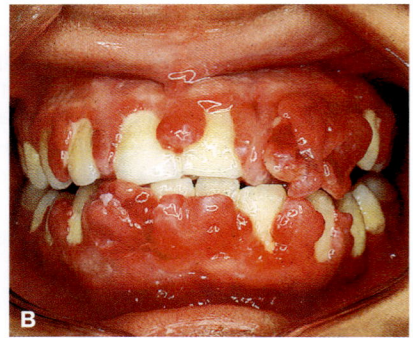

Figura 5.10 — (A) Fibromatose gengival irritativa, comum na região anterior. (B) Associação de gengivite por má higiene.

FIBROMATOSE GENGIVAL HEREDITÁRIA

ETIOLOGIA: É uma anomalia de desenvolvimento que resulta de fator genético.

MANIFESTAÇÕES CLÍNICAS: Apresenta crescimento tecidual fibrótico, recobrindo total ou parcialmente os dentes anterossuperiores.

PROGNÓSTICO: É favorável, sem recidivas após o tratamento.

TRATAMENTO: Gengivectomia ou ulectomia (Fig. 5.11).

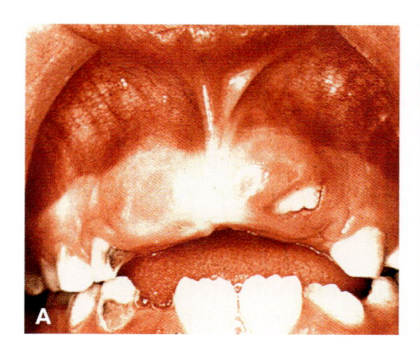

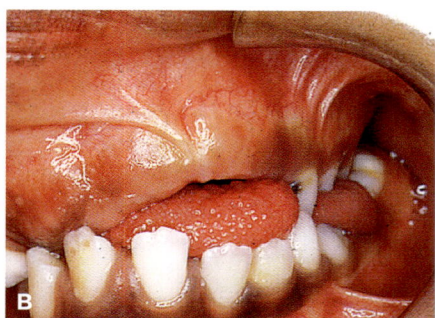

Figura 5.11 (A-B) — Fibromatose gengival hereditária lisa. Note a fibrose intensa, sem sinais flogísticos.

FIBROMATOSE GENGIVAL ANATÔMICA

ETIOLOGIA: É uma anomalia de desenvolvimento composta de tecido fibroso, sem características inflamatórias.

MANIFESTAÇÕES CLÍNICAS: Desenvolve-se isoladamente ou pode estar presente compondo o quadro de determinadas síndromes. Apresenta-se como aumento simétrico, bilateral em continuidade ao rebordo alveolar, por distal do terceiro molar superior ou inferior. É firme à palpação e tem superfície brilhante, textura lisa e coloração rosa-pálido.

PROGNÓSTICO: É favorável.

TRATAMENTO: Se não houver interferência na fala ou na deglutição, não há necessidade de tratamento. Se houver necessidade, indica-se remodelação cirúrgica (Fig.5.12).

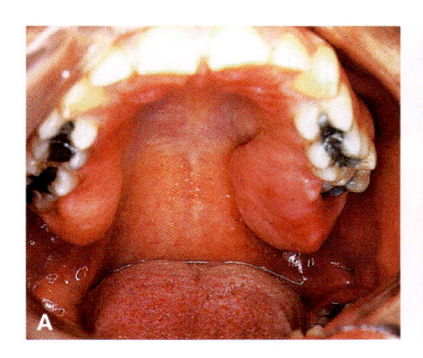

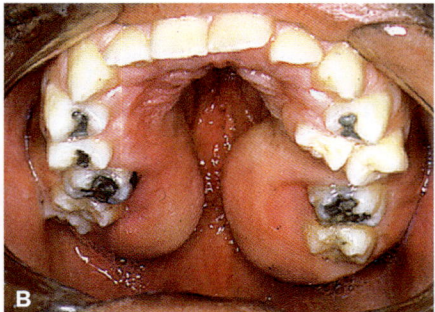

Figura 5.12 (A-B) — Fibromatose gengival anatômica. Note o aumento fibrótico sem sinais flogísticos na região posterior do palato.

FIBROMATOSE GENGIVAL MEDICAMENTOSA

ETIOLOGIA: O agente que provoca a hiperplasia gengival está contido em certos medicamentos, como dilantina (anticonvulsivante), nifedipina (para arritmia cardíaca) e ciclosporina (imunossupressor usado em transplantes), principalmente.

MANIFESTAÇÕES CLÍNICAS: Podem-se notar massas nodulares firmes, róseas, de superfície brilhante, textura lisa e contorno irregular. São lesões múltiplas que emergem da gengiva livre e inserida por vestibular, palatina e lingual. Essas massas variam na intensidade de crescimento e se desenvolvem de forma que possam recobrir as coroas dos dentes, mas nunca completamente, propiciando o aumento do sulco gengival. Assim, facilitam infecções gengivais e cáries.

PROGNÓSTICO: O desenvolvimento dos aumentos teciduais coincide com o uso dos fármacos citados, e a regressão ocorre quando a medicação é suspensa. Caso os aumentos persistam, a cirurgia é indicada. É importante a intensificação de cuidados na higienização.

TRATAMENTO: Gengivectomia (Fig. 5.13).

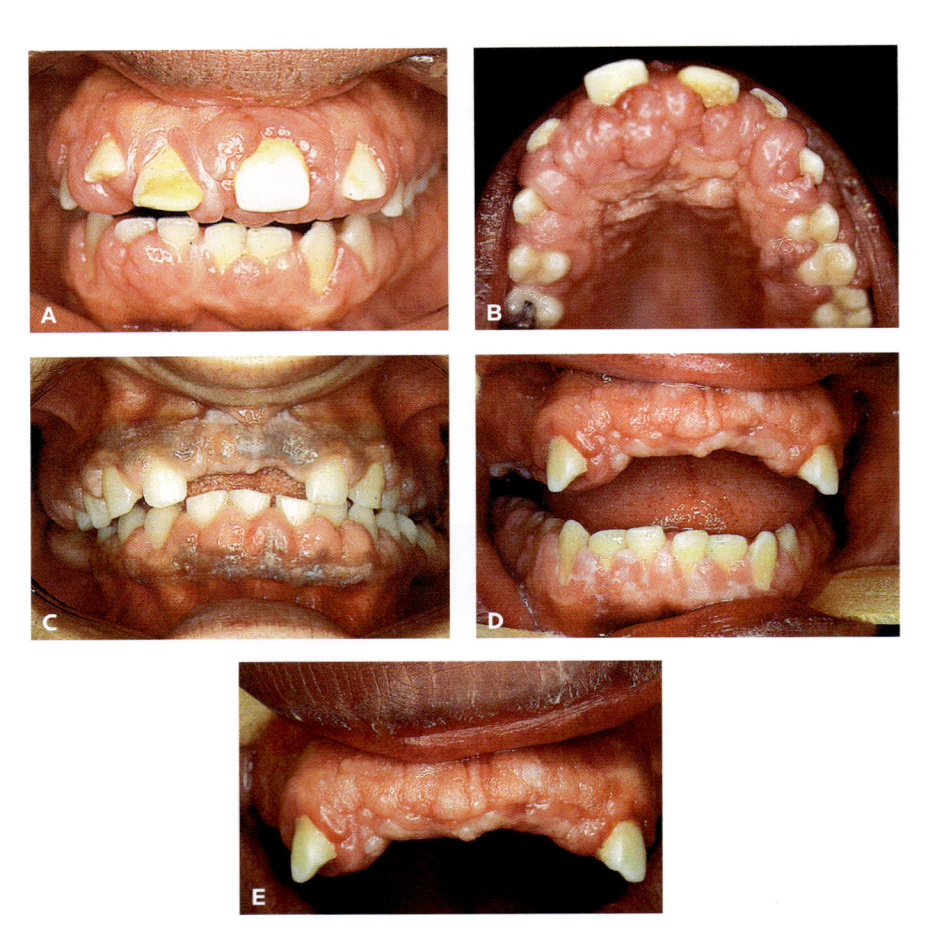

Figura 5.13 (A-E) — Fibromatose gengival medicamentosa por dilantina. Note que nos locais desdentados (sem periodonto) não há deposição do fármaco e, consequentemente, não se desenvolve lesão. O aumento é fibrótico, não necessariamente com sinais flogísticos.

6

Doenças infecciosas da mucosa bucal

A boca é, sem dúvida, a região do organismo humano onde microrganismos e hospedeiro mantêm a mais perfeita interação. A microbiota normal da boca se mantém relativamente constante, considerando-se os vários fatores agressivos e modificadores a que está sujeita. Esses fatores são representados por alimentos ricos em substâncias que podem desorganizar a estrutura microbiana por vários motivos; além disso, muitas vezes a estrutura é contaminada por bactérias e fungos com grau variado de patogenicidade. Também a ausência ou presença de dentes e próteses pode modificar a microbiota bucal.

A presença de microrganismos novos na boca de um organismo saudável nem sempre apresenta caráter lesivo, pois pode propiciar a formação de anticorpos para combater uma eventual futura doença, principalmente se estiver com menor patogenicidade ou em baixa concentração.

É importante ressaltar que a inflamação tem **ação protetora**. Porém, se a reação inflamatória de início é benéfica, com o passar do tempo pode causar necrose do tecido inflamado por trombose dos vasos sanguíneos da área, pois os fagócitos não agem da forma ideal nessas áreas necróticas avasculares. É por isso que, por mais paradoxal que pareça, utilizam-se os anti-inflamatórios.

O primeiro estágio pelo qual passa um processo inflamatório é o **agudo**, caracterizado clinicamente pela presença dos **sinais cardinais da inflamação** descritos por Cornélius Celsus e detalhados a seguir.

Edema – a histamina promove uma disjunção das células endoteliais, aumentando a permeabilidade vascular e permitindo a saída do líquido plasmático para os tecidos, resultando em edema e consequente aumento da população de células de defesa no local.

Rubor – esse sinal ocorre em decorrência da abertura dos esfincteres pré-capilares estimulados por aminas vasoativas, como serotonina e bradicinina, que levam ao aumento da irrigação local, causadora do eritema.

OBJETIVOS DE APRENDIZAGEM

- Identificar, diagnosticar e tratar os diversos tipos doenças infecciosas que acometem a mucosa bucal

ATENÇÃO

O organismo desenvolve inflamação para promover uma resposta de defesa e reparação em uma tentativa de eliminar microrganismos patogênicos, pretendendo assim controlar a infecção.

Calor – resultado do aumento da função metabólica principalmente das fibras musculares estimuladas pelas aminas vasoativas bradicinina e serotonina. As reações que provocam aumento de aporte sanguíneo propiciam aumento de temperatura.

Dor – a inflamação aguda é proveniente da estimulação pelas prostaglandinas e pela histamina, que têm a propriedade de sensibilizar receptores para dor, localizados nas terminações nervosas, além de comprimi-las pela pressão do líquido que o edema provoca.

As doenças infecciosas que acometem a boca podem ser divididas didaticamente em fúngicas, viróticas e bacterianas.

DOENÇAS FÚNGICAS

CANDIDÍASE

A candidíase é também conhecida como sapinho. Porém, ao contrário do que é dito de maneira leiga, não é transmitida pelo beijo.

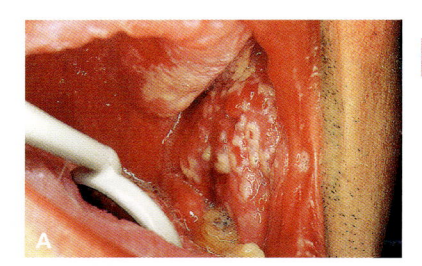

ETIOLOGIA: É causada por um fungo, *Candida* sp., especialmente a *Candida albicans* ou ainda a *Candida tropicalis*. Esses fungos fazem parte da microbiota bucal na forma de levedura, não patogênica e em certas condições assumem a forma filamentosa (hifa) patogênica. Assim, o microrganismo, pelo formato ora adquirido e pelo fato de produzir enzimas queratolíticas, tem melhores condições de penetrar na mucosa.

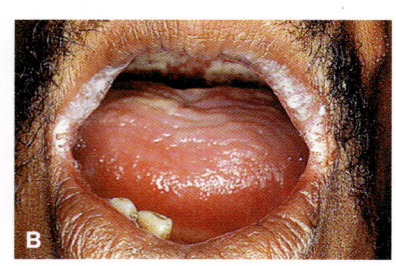

MANIFESTAÇÕES CLÍNICAS: Apresenta-se clinicamente com uma membrana branco-amarelada ou acinzentada, destacável à raspagem, de superfície irregular e brilhante, às vezes opaca quando seca, que recobre áreas ulceradas extensas em forma de manto ou pequenas áreas circulares ou puntiformes aglomeradas em locais isoladas. Sob essas membranas, ao destacá-las, notam-se úlceras que por vezes sangram.

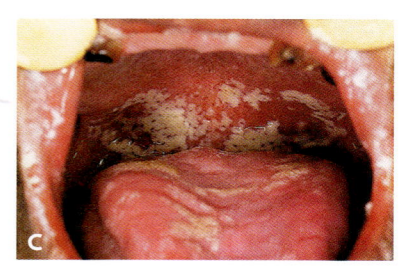

Às vezes essa membrana não está presente, tornando o diagnóstico mais difícil. Para identificar clinicamente a candidíase nessa condição, é fundamental um exame minucioso com lupa, principalmente nas bordas da lesão, onde com frequência se detecta parte da membrana (Fig. 6.1).

Outra forma que ocorre com muita frequência é a **queilite angular por candidíase**. Em geral é ulcerada e recoberta total ou parcialmente por membrana esbranquiçada (Fig. 6.2).

DIAGNÓSTICO DIFERENCIAL: Há que se considerar outra forma clínica, a candidíase hiperplásica ou em placa, que não se destaca à raspagem, podendo ser confundida clinicamente com a hiperqueratose ou a leucoplasia (Fig. 6.2).

Figura 6.1 (A-C) — Casos de candidíase em várias localizações. Note a membrana branca disposta como se fossem colônias em um meio de cultura.

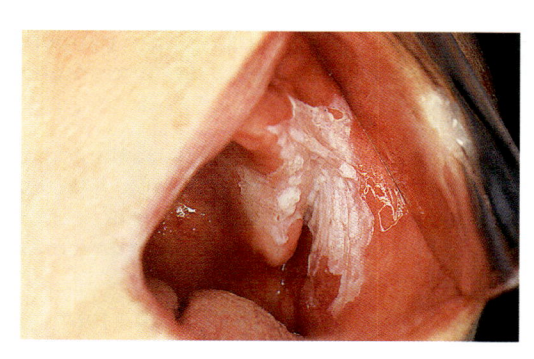

Figura 6.2 — Variável de candidíase que não se destaca à raspagem. É diferenciada da leucoplasia por exame microscópico e conhecida como candidíase leucoplásica ou hiperplásica.

ETIOLOGIA: Qualquer fator que altere o equilíbrio do ecossistema bucal pode ocasionar ou favorecer o desenvolvimento da *Candida* sp., que se encontra em equilíbrio com os outros microrganismos habitantes da boca. Didaticamente, podem-se dividir esses fatores em dois grandes grupos:

Fatores sistêmicos: estresse físico e emocional, diminuição do fluxo salivar por qualquer motivo, uso de fumo, uso de próteses (principalmente totais), neoplasias malignas, endocrinopatias (principalmente diabetes melito), imunodepressão, etc.

Uso de medicamentos:

- Corticoides – dificultam a defesa local. A *Candida* sp. que por algum motivo esteja na forma patogênica tem seu desenvolvimento e penetração facilitados.
- Antibióticos – inativam as bactérias total ou parcialmente, restando maior espaço e maior quantidade de nutrientes. Isso facilita o desenvolvimento do fungo, agora com menos concorrentes para o mesmo substrato.
- Fármacos imunodepressivos – aos pacientes transplantados, de maneira geral, são ministrados fármacos que diminuem a reação imunológica contra os novos tecidos implantados. Essa dificuldade de resposta inflamatória também ocorre na boca, permitindo que se desenvolvam microrganismos que se tornam patogênicos por algum determinado motivo.

DIAGNÓSTICO: Se a membrana for destacável, não é uma lesão branca, e sim uma membrana que recobre uma lesão, em geral úlcera. Essa membrana é composta por restos epiteliais, restos de bactérias e fungos lisados (mortos), restos alimentares e principalmente fibrina (Fig. 6.3).

Em geral, o diagnóstico é clínico. Podem-se, no entanto, utilizar exames confirmatórios, como:

- Micológico direto – remoção de microrganismos da superfície da lesão e observação imediata ao microscópio, tentando localizar as estruturas da *Candida* sp.
- Citologia esfoliativa – avaliação quantitativa e qualitativa de fungos.
- Biópsia – observam-se as formas filamentosas (hifas) de *Candida* sp. penetrando no epitélio e no tecido conjuntivo. O diagnóstico, assim, é definitivo.

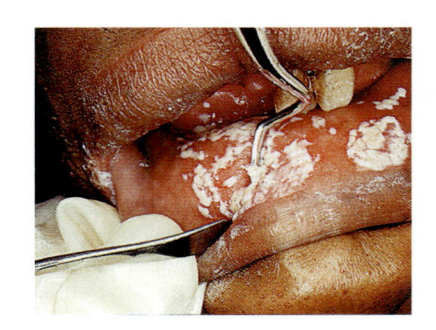

Figura 6.3 — Candidíase caracterizada por membrana branca sendo removida. Essa membrana destaca-se facilmente, deixando leito subjacente cruento e às vezes sangrante.

PROGNÓSTICO: Na grande maioria das vezes, o prognóstico é favorável. Pode haver comprometimento de outros órgãos.

Tratamento tópico:

- Nistatina – solução oral, utilizada em estado líquido. Deve-se deixar espargir na boca 5 cc (1 colher de sopa) 4 vezes ao dia, ou seja, após o desjejum matinal, após o almoço, após o jantar e ao deitar. Para crianças, podem-se gotejar com conta-gotas doses menores, dependendo da idade.
- Cetoconazólicos – podem ser utilizados sob a forma gel. A grande vantagem na utilização dessa apresentação do fármaco são suas características físicas, pois a forma de pasta com um adesivo associado garante um uso mais eficaz, principalmente pela possibilidade de maior permanência na boca.

TRATAMENTO SISTÊMICO: Pode-se utilizar fluconazol por via oral, 1 comprimido de 200 mg uma única vez. Se necessário, pode-se repetir a dose com intervalo mínimo de uma semana. O mesmo tratamento pode ser feito com nistatina (Fig. 6.4).

> **LEMBRETE**
>
> Faz parte do tratamento da candidíase identificar os fatores etiológicos e promover o afastamento e/ou o controle desses fatores.

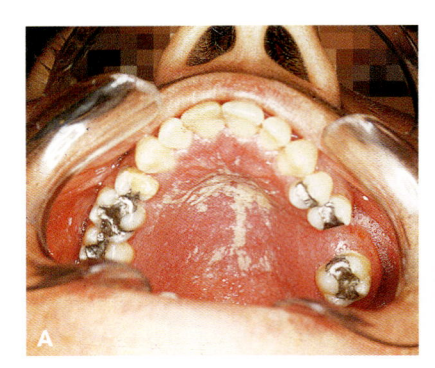

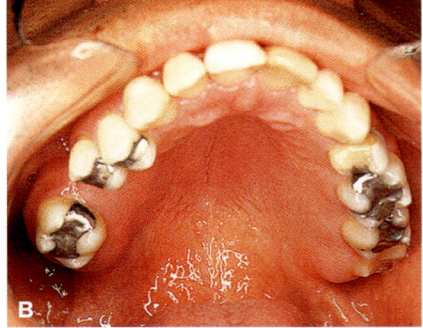

Figura 6.4 (A-B) — Cura da candidíase com uma semana de uso de nistatina tópica, quatro vezes ao dia.

PARACOCCIDIOIDOMICOSE

> **LEMBRETE**
>
> A paracoccidioidomicose ocorre principalmente em regiões tropicais. O Brasil é provavelmente o país de prevalência, sendo as regiões Sul e Sudeste as mais atingidas, principalmente a região rural do estado de São Paulo.

É uma doença sistêmica cuja sintomatologia inicial geralmente ocorre na boca, que serve como porta de entrada, mas é secundariamente comprometida. A infecção e o comprometimento inicial ocorrem no pulmão, e a infecção bucal sucede a pulmonar.

DIAGNÓSTICO DIFERENCIAL: Clinicamente, existe grande semelhança entre a paracoccidioidomicose e a lesão do carcinoma epidermoide na mucosa bucal.

ETIOLOGIA: É causada pelo *Paracoccidioides brasiliensis*, fungo que tem como *habitat* a terra e os vegetais rasteiros. Normalmente a transmissão ocorre por inalação, sendo que o indivíduo se contamina por meio da vegetação que leva à boca ou pelas próprias mãos que tocaram a terra ou esses vegetais.

A grande maioria dos indivíduos contaminados trabalha como lavrador. Encontra-se também a doença em indivíduos que têm o costume de introduzir e deixar na boca gravetos, talinhos de grama ou mesmo usá-los como palito de dentes para fazer higiene bucal. Como o fungo é resistente ao calor, pode permanecer na palha do milho, que, ao ser cortado, fica no solo até ser recolhido, o que pode propiciar a contaminação. Quando o homem consome o milho e utiliza sua palha para envolver a pamonha, por exemplo, ou fabricar cigarros, ele pode se contaminar, pois o *Paracoccidioides brasiliensis* pode estar presente e ativo.

Como foi visto, a transmissão ocorre sempre do vegetal para o homem. Não se conhecem reservatórios animais do fungo ou vetores. Também não ocorre contaminação direta do homem para o homem. O fungo pode se instalar nas criptas tonsilares e permanecer oculto no sulco gengival de forma saprófita sem manifestar a doença, o que pode ocorrer por várias causas, como traumatismo no sulco e baixa de resistência orgânica. A gengiva é o sítio de prevalência da lesão bucal por esse fungo, que se apresenta de forma arredondada, mantendo uma membrana dupla que lhe dá resistência.

MANIFESTAÇÕES CLÍNICAS: Lesão ulcerada com aspectos clínicos característicos. A principal característica da lesão da paracoccidioidomicose na boca são as micropápulas avermelhadas, puntiformes, assentadas em meio à ulceração esbranquiçada, em geral extensa. É comum sangramento ao toque ou mesmo espontâneo. Ocorre principalmente na gengiva livre e inserida, ficando muitas vezes latente no sulco gengival, podendo manifestar a lesão até anos após a contaminação. A presença do fungo na placa bacteriana pode propiciar distúrbios gengivais que simulam gengivite marginal crônica ou mesmo periodontite com comprometimento da estabilidade do dente, provocando mobilidade dental e até esfoliação espontânea (Fig. 6.5).

O curso da doença é lento. Desenvolve-se e permanece ao longo de anos com a lesão presente e geralmente indolor. Além do sangramento, pode ocorrer sialorreia. É comum o comprometimento dos linfonodos que drenam a região. A drenagem linfática da região comprometida pode levar o fungo a outras áreas, atingindo outros órgãos. O acompanhamento com equipe multidisciplinar é oportuno por se tratar de doença sistêmica que eventualmente pode estar sediada também no pulmão.

DIAGNÓSTICO DIFERENCIAL: Muitas vezes é difícil distinguir clinicamente essa lesão da blastomicose sul-americana e do carcinoma epidermoide. A base não endurecida da paracoccidioidomicose muitas vezes auxilia o diagnóstico clínico.

DIAGNÓSTICO: Realizam-se os seguintes exames:

- Citologia esfoliativa direta a fresco – pode-se colher material da superfície da lesão com espátula metálica e imediatamente examiná-lo ao microscópio, colocando-o em uma lâmina de vidro para microscopia e instilando uma ou duas gotas de hidróxido de potássio a 40%. Pode-se observar o *Paracoccidioides brasiliensis* com sua dupla membrana típica, birrefringente.

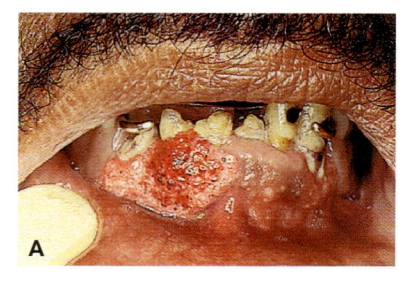

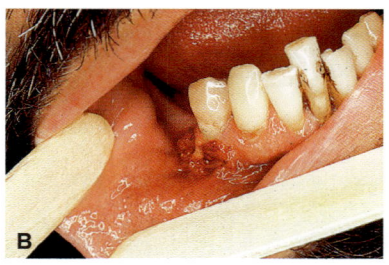

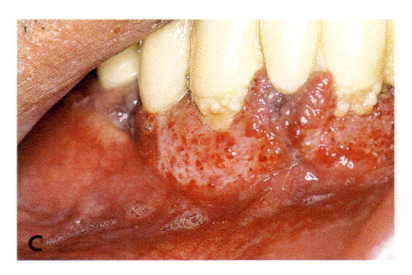

Figura 6.5 (A-C) — Lesões ulceradas de paracoccidioidomicose com áreas de granulação em fundo esbranquiçado. Tais lesões contêm, em meio à massa, pontos avermelhados, purpúreos, que permitem fácil identifcação. Pelo aspecto, essas foram denominadas estomatite moriforme.

LEMBRETE

O teste intradérmico com paracoccidioidina, assim como reações sorológicas e cultura, ficam reservados a um segundo plano, pois a citologia e principalmente a biópsia são altamente elucidativas.

- Biópsia – com o exame histopatológico, pode-se ter assegurado o diagnóstico, pois este evidencia claramente o *Paracoccidioides brasiliensis*, geralmente cercado por células multinucleadas que pretendem fagocitá-lo. A coloração utilizada é o PAS. Acompanha o quadro um intenso infiltrado inflamatório crônico.

PROGNÓSTICO: É favorável, com remissão total das lesões. Recidivas são esperadas, e os períodos de melhoria podem durar anos.

TRATAMENTO: O tratamento de escolha é a sulfa de ação lenta e prolongada. Em certos casos, utilizam-se os cetoconazólicos ou a anfotericina B, que exige internação hospitalar, pois é um antifúngico potente com efeitos colaterais importantes (é cardiotóxica, hepatotóxica e nefrotóxica, além de provocar tremores, cefaleia e vertigem). Essa terapêutica, todavia, não assegura a eliminação total e completa do *Paracoccidioides brasilienses,* que fica inativo por certo período.

DOENÇAS BACTERIANAS

As doenças da mucosa de origem bacteriana são causadas por bactérias que habitam normalmente a boca e que, por algum motivo, tornam-se patogênicas. Podem também ser causadas por infecções de microrganismos adquiridos que infectam a boca e ali se desenvolvem.

GENGIVITE ULCERATIVA NECROSANTE

A gengivite ulcerativa necrosante (GUN) é uma doença infecciosa que ocorre na gengiva. Sua sintomatologia é característica e elucidativa para o diagnóstico. Antigamente, era denominada boca de trincheira, que retrata muito bem uma das causas deste distúrbio: estresse emocional.

ETIOLOGIA: Interagem vários fatores locais, orgânicos e emocionais. Os fatores locais são má higiene, presença de tártaro e de biofilme dental, assim como a associação de uma série de bactérias da própria microbiota normal da boca, dentre as quais se destacam *Borrelia vincenti* e *Fusobacterium nucleatum*. Os fatores sistêmicos e emocionais se confundem em alterações psicossomáticas, provocadas por estresse físico-orgânico e emocional ou doenças debilitantes.

MANIFESTAÇÕES CLÍNICAS: Úlceras extremamente doloridas, localizadas na gengiva inserida e livre, principalmente na região anterior. Atingem a papila interdental, via de regra, provocando lesão crateriforme pela necrose do ápice da papila, destruindo-o, mostrando então um aspecto de papila invertida tanto por vestibular como por palatino ou lingual. Pode apresentar-se recoberta por membrana de cor branca--acinzentada que se destaca facilmente, provocando sangramento. Sialorreia também está presente. Pode atingir outras regiões da boca e ser denominada gengivoestomatite necrosante (Figs. 6.6 e 6.7).

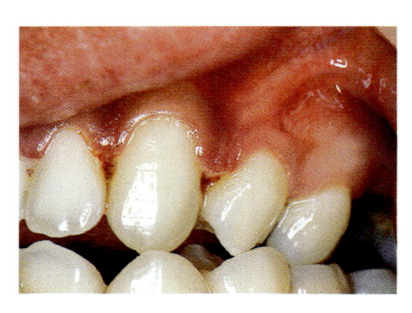

Figura 6.6 — GUN.

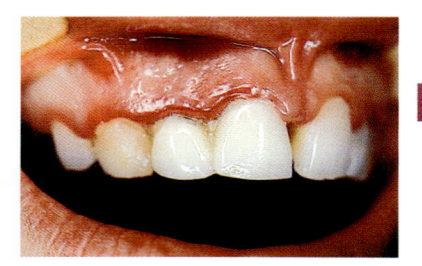

Figura 6.7 — Aspecto clássico de "papila gengival invertida" pela necrose do ápice da papila.

Por causa da necrose e da presença de restos alimentares e de células lisadas, a GUN produz um **odor fétido característico**. O paciente refere gosto metálico na boca, provavelmente proveniente do sangramento. A alimentação torna-se dificultada, principalmente pela dor, o que debilita ainda mais o paciente. Como aspectos clínicos gerais, é comum ocorrer aumento de temperatura (febre), mal-estar e linfadenopatia.

DIAGNÓSTICO: É eminentemente clínico, ou seja, os exames complementares não são específicos.

PROGNÓSTICO: É favorável. A remissão do quadro ocorre em poucos dias, sem sequelas, desde que as recomendações periodontais sejam seguidas.

TRATAMENTO: Deve-se higienizar o local com enxaguatórios compostos de agentes oxidantes, como 5 mL de água oxigenada a 10 vol. em 100 mL de água. Realiza-se tratamento periodontal para remover o biofilme dental e os restos alimentares, aguardando melhores condições locais para a realização de curetagem do tecido mole nessa situação inflamada. Recomenda-se rigor na realização da higienização por meio de escova.

Deve-se associar medicação antibiótica por via oral. Os antibióticos de escolha são a cefalotina, a cefalosporina e a ampicilina, em doses de 500 mg, de 6 em 6 horas, durante 1 semana. Nos casos mais graves, em que a sintomatologia é acompanhada de aumento de temperatura (estado febril), linfadenopatia satélite, astenia e inapetência, entre outros fatores, é importante o uso de medicação antibiótica injetável. Nesse caso, a escolha recai sobre a penicilina G benzatina, em dose de 1.200.000 UI, 1 frasco-ampola a cada 3 dias, 2 a 3 vezes ou mais, dependendo da evolução clínica.

SÍFILIS

A sífilis é uma doença infecciosa humana cuja transmissão se dá exclusivamente por contato.

ETIOLOGIA: É causada pelo *Treponema pallidum*, transmitido de humano para humano, na maioria das vezes, por relacionamento sexual. A infecção se manifesta no local de inoculação, atingindo rapidamente a circulação, comprometendo outros órgãos pelas vias linfática e sanguínea.

MANIFESTAÇÕES CLÍNICAS: Variam de acordo com a fase em que se encontra a doença. A sífilis primária ocorre 2 a 4 semanas após o contágio, no ponto de inoculação, na forma de úlcera ou erosão, que varia de aspecto dependendo da localização anatômica. A lesão da sífilis primária tem alta ocorrência na boca, em geral de modo indolor. Quando atinge a língua e os lábios, a úlcera é profunda, de base endurecida, com bordos elevados e crateriforme.

Quando a bactéria é inoculada no palato duro, gera lesão na forma de úlcera rasa de fundo esbranquiçado e halo eritematoso ao redor, de contorno irregular, sem bordos elevados, semelhante ao carcinoma.

DIAGNÓSTICO DIFERENCIAL: Uma diferenciação clínica básica entre o cancro sifilítico e o carcinoma epidermoide é que o primeiro desaparece de forma completa após aproximadamente 15 dias, ao passo que o segundo aumenta gradativamente nesse período (Fig. 6.8).

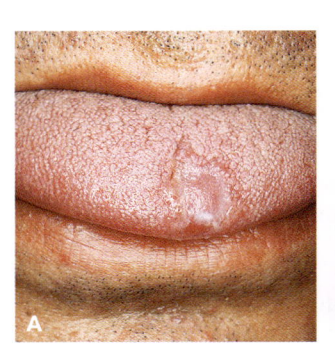

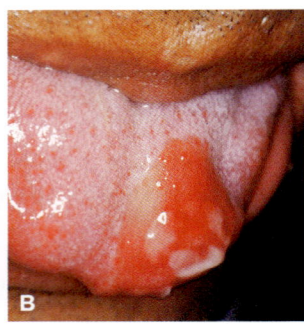

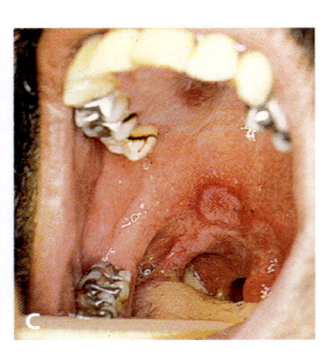

Figura 6.8 (A-C) — Síflis no início (cancro sifilítico ou sífilis primária). As úlceras surgem no local de inoculação do Treponema pallidum.

A duração da **fase primária** da sífilis é efêmera, e o paciente imagina já estar curado, pois a lesão desaparece cerca de 20 dias após seu aparecimento. No período de 2 a 4 semanas depois disso, inicia-se o aparecimento de lesões cutâneas, linfadenopatia difusa, mal-estar e febre, que correspondem à fase secundária.

Na **fase secundária**, ocorrem lesões cutâneas em todo o corpo, inclusive nas palmas das mãos e nas plantas dos pés, sob a forma de úlceras crostosas tênues com coloração avermelhada, conhecidas como **roséolas sifilíticas**. Nessa fase, o paciente refere com frequência dores musculares, cefaleia e acentuada perda de peso. Podem ocorrer úlceras na mucosa bucal recobertas agora com membranas que se destacam facilmente.

Na **fase terciária**, a sífilis está em sua forma clínica mais grave, pois podem desenvolver-se distúrbios sistêmicos graves. Nessa fase, ocorrem nódulos granulomatosos conhecidos como **goma sifilítica**, principalmente no palato, as quais se ulceram provocando intensa necrose dos tecidos moles e deixando os ossos descobertos, com consequente perda óssea. Uma manifestação clínica que ocorre como sequela é a perfuração do osso palatino, provocando comunicação bucosinusal (Fig. 6.9).

A **sífilis congênita** ocorre na contaminação do feto pela mãe infectada, ainda na vida intrauterina, provocando alterações de desenvolvimento. O feto apresenta dentes característicos, com incisivos centrais superiores em forma de barril, cuja medida mesiodistal da porção incisal é menor do que o terço médio. A porção incisal ainda pode apresentar uma reentrância em forma de meia lua. Os molares apresentam-se glomerulados em forma de amora, principalmente na superfície oclusal.

Os olhos podem apresentar queratite característica, aparecendo em geral a partir dos 5 anos, que progressivamente opacifica a superfície da córnea e resulta em perda da visão. Pode haver surdez devida ao comprometimento do nervo vestibulococlear. Outras características

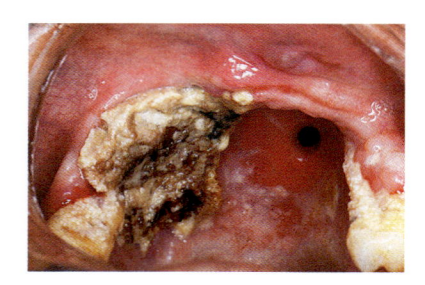

Figura 6.9 — Síflis terciária, goma sifilítica. Note o pertuito na região esquerda do palato duro.

de sífilis congênita também podem ser observadas, como bossa frontal (ou fronte olímpica), nariz em cela, pernas em sabre (arqueadas), entre outras.

Quanto aos **critérios para diagnóstico**, na fase primária, quando a lesão ainda está presente, indica-se citologia esfoliativa em campo escuro para pesquisar a presença do microrganismo no material removido da lesão. Não se deve colocar o *Treponema pallidum* em fixador, pois é necessário mantê-lo vivo para que, assim, seja possível identificá-lo por sua movimentação. Esse exame deve ser realizado com coleta de material no laboratório, onde será observado por meio de microscópio em campo escuro. Enfatiza-se que o material colhido deve ser examinado imediatamente com o microorganismo ainda vivo.

As reações sorológicas para sífilis (VDRL, TPI, FTA-ABS, Wassermann, entre outras) só devem ser realizadas no fim da fase primária ou no início da fase secundária, quando as espiroquetas ou os anticorpos para sífilis já estão presentes no sangue circulante, ou seja, cerca de 20 dias após o desaparecimento da lesão. Solicita-se o teste de reações sorológicas para sífilis (RSS), em que o laboratório realiza no mínimo três reações dessas citadas.

SAIBA MAIS

As principais características da sífilis congênita (incisivo em barril e molar em amora, queratite corneal e surdez) são conhecidas como tríade clássica de Hutchinson.

PROGNÓSTICO: Em princípio, é favorável nos casos iniciais, os quais não deixam sequelas. O prognóstico é reservado em casos adiantados que atingem outros órgãos.

TRATAMENTO: É necessária uma avaliação individual para estabelecer a dosagem, a posologia e a via de administração, de acordo com o estágio em que se encontra a doença, o envolvimento sistêmico e o estado imunológico.

Na fase primária com lesão bucal, administra-se penicilina G benzatina (1.200.000 UI). Deve-se aplicar 1 frasco-ampola a cada 2 dias, em um total de 6.000.000 UI (5 aplicações intramusculares), ou ainda penicilina G benzatina em dose única de 2.400.000 UI intramuscular. Em pacientes alérgicos à penicilina, pode-se utilizar como substituto a eritromicina por via oral (500 mg 4 vezes ao dia durante 15 dias) ou a tetraciclina, com a mesma dosagem e posologia. Em outras fases ou em caso de comprometimento sistêmico, o paciente deve ser medicado e acompanhado por um infectologista.

DOENÇAS VIRÓTICAS

HERPES

ETIOLOGIA: É causada pelo VHS-I, que pertence à família *Herpesviridae*; além do VHS, essa família tem outros três representantes que infectam o ser humano, dentre os quais destaca-se o vírus da varicela zóster.

SAIBA MAIS

Cerca de 90% da população adulta está infectada pelo vírus do herpes simples tipo I (VHS-I), mas o surto eclode aproximadamente em não mais de 30% das pessoas.

O homem é o reservatório do vírus do VHS-I, não tendo sido descrito qualquer outro vetor que possa estar associado à transmissão da doença. A transmissão ocorre por contato direto de pessoa a pessoa, pela saliva. O VHS-I é transmitido principalmente pelo contato com secreções bucais.

Após a infecção primária, o vírus penetra nas células epiteliais, onde permanece em estado latente, mantendo-se assim em equilíbrio com o hospedeiro, até que fatores estimulantes façam com que o vírus se exacerbe, provocando recidiva cíclica da lesão.

Certos indivíduos têm maior tendência a manifestar a doença, principalmente em razão de certas condições ambientais, como frio ou calor excessivo e radiação solar, e próprias do indivíduo, como baixa de resistência e estresse físico e/ou emocional.

MANIFESTAÇÕES CLÍNICAS: A primeira manifestação clínica da doença ocorre em crianças de 6 meses a 5 anos, em geral de forma severa, atingindo pele, mucosa e semimucosa labial, assim como mucosa bucal. Cerca de um dia ou horas antes da eclosão da doença, ocorrem sensações várias, como prurido, queimação ou formigamento, em geral acompanhadas de eritema. Em seguida, surgem vesículas múltiplas que em alguns pontos se coalescem, formando bolhas em locais isolados e grupos de vesículas e bolhas na mucosa e semimucosa labial e bucal.

As bolhas e as vesículas se rompem 2 a 3 dias após seu aparecimento, deixando úlceras próximas umas das outras. Na pele do lábio surge então uma crosta escura e endurecida, a qual se destaca 7 a 15 dias depois, indicando a regressão da lesão naquele local. As lesões provocadas pelo VHS-I regeneram-se em um período de 7 a 15 dias, quando então a mucosa volta a ter sua textura e coloração normais.

A sintomatologia das manifestações recidivantes é menos severa do que a da primeira eclosão. Ocorre edema e eritema do lábio, precedidos, de 12 a 24 horas antes, por sintomatologia prodrômica local, como ardor, queimação, prurido, desconforto, parestesia, hiperestesia, etc. Cerca de 12 horas depois, surgem as vesículas e bolhas subepiteliais, plenas de soro intersticial. Essas vesículas e bolhas são transparentes, com contorno ora regular, ora irregular, com paredes tênues e túrgidas cercadas de base eritematosa.

As vesículas e bolhas se rompem nas primeiras 24 horas, deixando transparecer o tecido conjuntivo, uma vez que são subepiteliais. Nessa fase, a dor é intensa. O vírus novamente se recolhe e fica em estado latente em um gânglio nervoso próximo, até outra exacerbação. A periodicidade de recorrência é bastante variável e está condicionada a fatores sazonais, climáticos, orgânicos e emocionais, podendo ocorrer em intervalos de dias, meses ou anos (Fig. 6.10).

DIAGNÓSTICO: A associação do aspecto clínico com a anamnese confere certeza de diagnóstico. Por isso, não se pode deixar de lado a semiogênese, que mostra a evolução da lesão a partir de vesículas e bolhas, e a clínica propedêutica, que avalia os achados tão característicos.

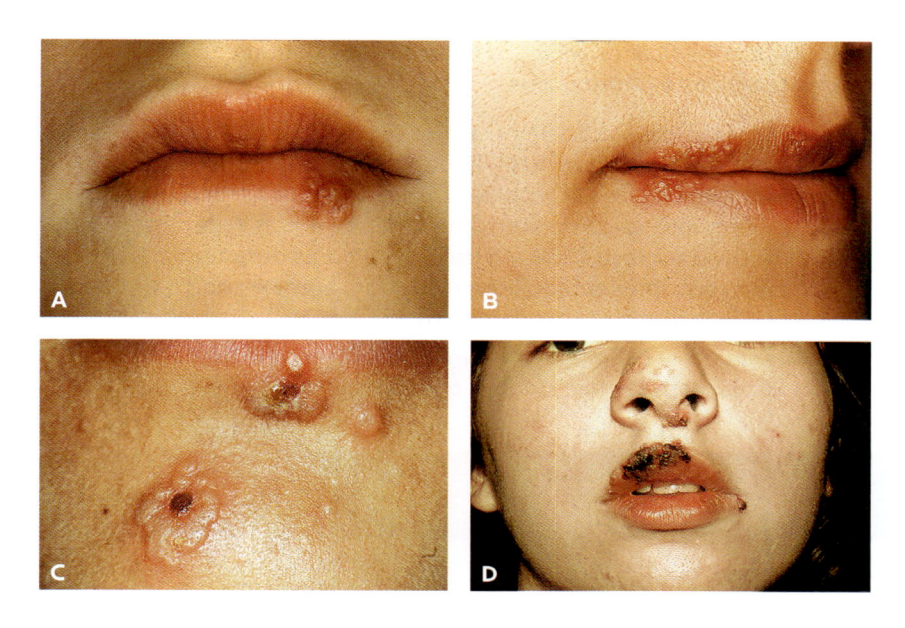

Figura 6.10 (A-D) — Herpes simples na semimucosa e na pele do lábio, em geral próximo à comissura labial. Note as vesículas, bolhas e crostas.

- Citodiagnóstico (citologia esfoliativa) – mostra células em degeneração em balão que indicam presença de infecção virótica, mas que não são específicas para o VHS-I. Também se veem inclusões intranucleares (corpúsculos de Lipschultz).
- Biópsia – ao remover um fragmento de tecido contendo lesão herpética, podem-se observar vesículas subepiteliais com intensa reação inflamatória submucosa e células gigantes.
- Imunofluorescência direta – são colhidas células da lesão e colocadas em contato com anticorpos monoclonais específicos que indicam a presença do VHS-I.
- Exame do líquido intravesicular ao microscópio eletrônico – identifica-se assim o VHS, indistinguível do vírus da varicela zóster.

LEMBRETE

Tanto a citologia esfoliativa como a biópsia são exames inconclusivos, o diagnóstico final deve ser dado pela avaliação clínica.

PROGNÓSTICO: É favorável. As lesões são reversíveis, mas, como o vírus permanece em latência, é esperado o aparecimento de novos surtos, em geral menos severos do que as primeiras manifestações clínicas. Pode haver, no entanto, certas complicações, como acometimento do nervo próximo, no qual o VHS-I se aloja provocando parestesia ou mesmo paralisia. Outro fato que pode ocorrer é a infecção secundária, principalmente quando o tratamento instituído incluir corticoides.

TRATAMENTO: Não existe tratamento específico. É comum os pacientes se automedicarem por descrença na terapia orientada. Como a lesão tende a involuir em curto período, esses pacientes atribuem a cura à automedicação.

De maneira geral, podem-se classificar os recursos terapêuticos, cujos resultados são mais favoráveis, em tópicos e sistêmicos. Em relação aos **recursos terapêuticos de uso tópico**, utiliza-se aciclovir na forma de creme, aplicando-se uma camada sobre as áreas afetadas ou em vias de eclosão 5 vezes ao dia, durante 5 dias. Com o uso tópico desse fármaco, nota-se que a eclosão é menos severa, as alterações clinicamente detectáveis são mais brandas, e seu tempo de permanência é menor. O efeito da aplicação tópica de uma solução do fitoterápico *Echinacea purpurea* nas lesões herpéticas se mostra altamente eficiente.

LEMBRETE

A utilização de tratamento tópico ou sistêmico, por via oral ou intravenosa, depende de fatores como a severidade do quadro clínico, quer pela patogenicidade do agente agressor (VHS), quer pela eventual queda de resistência orgânica ou imunológica. Dependendo do caso, pode-se associar antibioticoterapia para impedir ou combater infecções secundárias.

Podem-se classificar os **recursos terapêuticos sistêmicos** em quimioterápicos e fitoterápicos.

- Quimioterápicos – o aciclovir tem se mostrado o agente mais eficiente no combate ao VHS-I, retardando sua multiplicação. Os comprimidos de 200 mg devem ser administrados 5 vezes ao dia com intervalos de aproximadamente 4 horas, durante 5 dias. O valaciclovir (500 mg de 8 em 8 horas durante 5 dias) também tem apresentado bom resultado, aumentando o período interciclos e diminuindo o tempo de permanência da lesão.
- Fitoterápicos – *Echinacea purpurea* por via oral. Na grande maioria das vezes, esse fármaco inativa o VHS-I.

ZÓSTER

ETIOLOGIA: Causado pelo vírus da varicela zóster.

LEMBRETE

Em comparação com o herpes, a sintomatologia do zóster é mais intensa, e seu curso clínico é de maior duração.

MANIFESTAÇÕES CLÍNICAS: Vesículas e bolhas na pele e na mucosa, acompanhando terminações dos nervos facial e trigêmeo. Em geral, só um lado da face é comprometido, muitas vezes atingindo a pele da pálpebra, a região zigomática e o palato duro e mole do mesmo lado. As vesículas e bolhas se rompem dando lugar a úlceras crostosas na pele e na mucosa (Fig. 6.11). São múltiplas úlceras, umas próximas às outras, o que vulgarmente é conhecido como **cobreiro** ou **zona**. O período de incubação é de 7 a 14 dias.

Ocorrem manifestações sistêmicas associadas, como mal-estar, cefaleia e febre, sempre acompanhadas de dores intensas ainda na fase pré-vesicobolhosa. A ocorrência de zóster aumenta em pacientes mais idosos. Pode surgir em pacientes com más condições orgânicas ou baixa resposta imunológica.

PROGNÓSTICO: É favorável. No entanto, como atinge terminações nervosas, pode deixar sequelas.

TRATAMENTO: O tratamento é o mesmo tratamento indicado para herpes, acrescido muitas vezes de corticoides de uso tópico ou sistêmico.

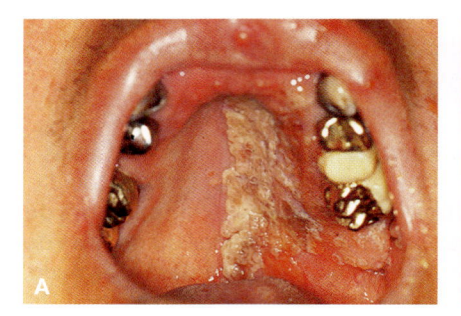

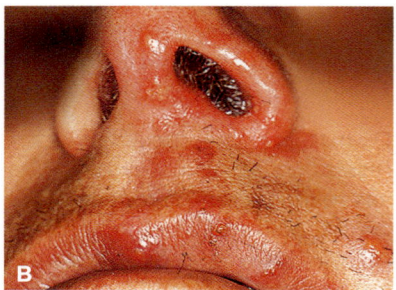

Figura 6.11 (A-B) — Zóster ou zona. Note que o acometimento ocorre acompanhando a inervação. Observe a hemiface esquerda, com lesões de pele e do palato duro.

SÍNDROME DA IMUNODEFICIÊNCIA ADQUIRIDA (AIDS)

A aids na realidade não é uma doença. Trata-se de um estado de deficiência imunológica que leva o indivíduo portador a desenvolver infecções e tumores.

A aids manifesta-se especialmente em uma população restrita, cujos componentes têm em comum um comportamento de risco para a exposição ao vírus. Essa exposição facilita a transmissão quando ocorre a possibilidade de o vírus, infectando uma célula, ser com ela inoculado em uma úlcera de outro indivíduo, por exemplo. O vírus sempre deve estar contido em uma célula, e esta deve ter a possibilidade de penetrar na corrente circulatória do outro indivíduo.

O cirurgião-dentista é um profissional que, por seu tipo de atividade, está constantemente exposto não só ao vírus da aids como também a vários outros, com graus diferentes de patogenicidade. Portanto, é fundamental que ele conheça bem os detalhes dessa infecção.

ETIOLOGIA: É causada pelo vírus da imunodeficiência humana (HIV), que penetra na corrente circulatória infectando o linfócito T4 e o espermatozoide, contidos respectivamente no sangue e no esperma. A transmissão por outros fluidos corpóreos é rara (suor, lágrima, leite materno e líquido cerebrospinal). A saliva, que nos diz respeito diretamente, parece não ser um bom veículo condutor do vírus, pois o inativa, assim como outras secreções corpóreas.

MANIFESTAÇÕES CLÍNICAS: As manifestações gerais incluem febre ou febrícula, linfadenopatia principalmente cervical, diarreia, sudorese noturna, fraqueza, emagrecimento rápido, inapetência, entre outros. Dentre as manifestações clínicas bucais, destacam-se herpes labial, candidíase, leucoplasia e sífilis. As manifestações clínicas específicas são infecções (pneumonia por *Pneumocystis carinii*) e tumores (sarcoma de Kaposi).

As manifestações bucais se iniciam em geral pelo aparecimento de **candidíase**, por causa da queda de resistência e do uso abusivo de antibioticoterapia automedicada para combater infecções crônicas e renitentes, como a sífilis. É interessante notar a candidíase na borda lateral da língua e no palato duro.

A **leucoplasia** é outra lesão que surge na mucosa bucal de pacientes portadores de aids, e também com frequência maior na borda lateral da língua. Em princípio, não tem um agente etiológico definido. Muitas vezes o paciente nega tabagismo ou alcoolismo. Parece que, nesses casos, a leucoplasia tem fundo virótico e está de alguma forma associada ao vírus Epstein-Barr (EBV). Podem ainda surgir herpes e sífilis bucal, entre tantas outras infecções.

Uma das lesões determinantes da fase letal dessa síndrome é o **sarcoma de Kaposi**, que se desenvolve em qualquer área da mucosa bucal. É representado clinicamente por manchas, quando ocorre no palato, e por nódulos avermelhados em outras regiões da boca.

> **ATENÇÃO**
>
> A frequência de transmissão de aids no consultório odontológico – seja do cirurgião-dentista para o paciente ou vice-versa – é mínima ou mesmo nula. Apesar disso, devem-se observar os cuidados de rotina contra as contaminações, como assepsia e esterilizações, pois o HIV é extremamente lábil e pouco resistente aos procedimentos antissépticos.

Esses nódulos são ricamente vascularizados, têm acometimento múltiplo de tamanhos variados e sangram fartamente ao toque ou mesmo de forma espontânea. Quando atingem grandes dimensões, é comum o desenvolvimento de necrose total ou parcial (Fig. 6.12).

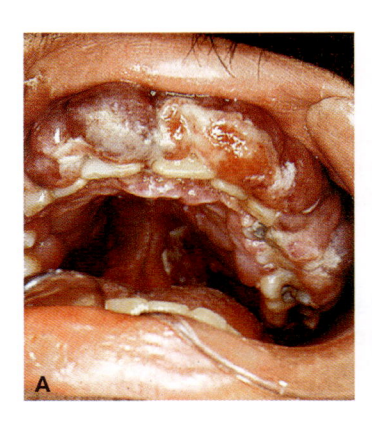

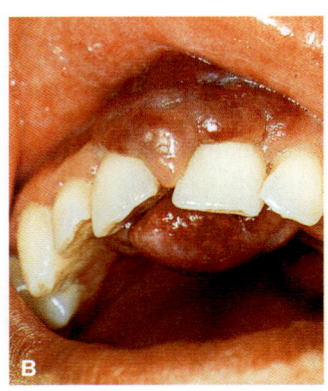

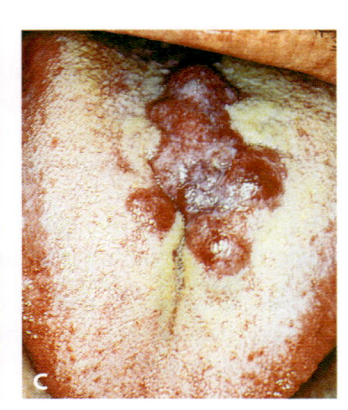

Figuras 6.12 (A-C) — Sarcoma de Kaposi em pacientes portadores de aids, sob a forma de nódulos eritematosos.

Critérios para o diagnóstico:

- Pesquisa de anticorpos
- Relação de linfócitos CD4/CD8
- Pesquisa por reação de polimerase em cadeia (PCR) quantitativa
- Verificação da carga viral

PROGNÓSTICO: É reservado. Hoje em dia, já se tem melhor controle da síndrome, e o índice de mortalidade diminuiu sensivelmente.

TRATAMENTO: É complexo, ainda em evolução. Devem-se controlar as lesões intercorrentes.

7

Doenças ósseas

OSTEOMIELITES

Osteomielites são infecções sediadas nos ossos maxilares. A presença de área radiolúcida nos ossos maxilares, correspondente ao ápice de um dente, não significa necessariamente infecção. Pode-se estar diante de uma reparação fibrosa, por exemplo, em que não houve possibilidade de reparação óssea, pelo fato de uma lesão antiga ter atingido a parede vestibular e o osso palatino, ou tábua lingual, correspondente à área.

Em decorrência da extensa perda, que pode não ter sido provocada por infecção, a cavidade óssea permanece preenchida por tecido fibrótico isento de contaminação por microrganismos, de forma que não representa um foco infeccioso (Fig. 7.1).

A origem da infecção pode estar em qualquer ponto da mucosa bucal, aparente ou não, produzindo sintomatologia ou não. Assim, o **exame minucioso dos tecidos moles e duros** da boca deve ser detalhado e exaustivo, no intuito de detectar qualquer alteração que possa ser infecção ou originar uma. As osteomielites podem ser agudas ou crônicas.

OBJETIVOS DE APRENDIZAGEM

- Identificar, diagnosticar e tratar os diversos tipos de doenças ósseas envolvidas na cavidade bucal

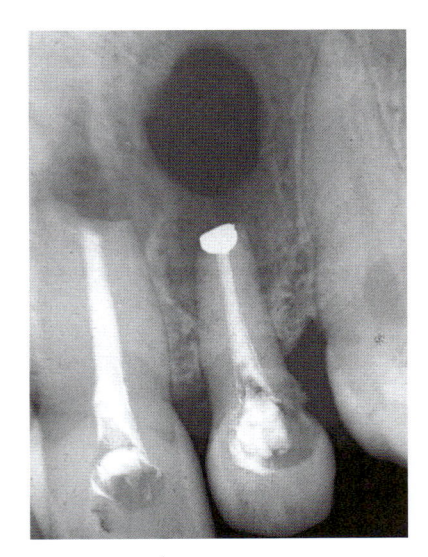

Figura 7.1 — Área radiolúcida acima da região apical do dente apicectomizado com remoção de cisto. Note que existe osso são entre o ápice e a área radiolúcida: trata-se de reparação fibrosa compatível com normalidade.

OSTEOMIELITE AGUDA

A osteomielite aguda ocorre toda vez que o microrganismo apresenta maior poder de patogenicidade do que o poder do organismo para combatê-lo. Em outras palavras: o microrganismo se mostra bastante agressivo, e as defesas orgânicas encontram-se debilitadas.

ETIOLOGIA: A condição está associada, em geral, a traumatismo mecânico, como exodontia de dentes que propiciaram infecção ou quando, após a exodontia, o alvéolo foi contaminado, ou ainda quando ocorre contaminação óssea externa, de causa local, devida a fraturas e exposições ósseas. Mais raramente pode ocorrer por anacorese, que é a contaminação por via sistêmica, ou seja, a contaminação óssea que ocorre através da circulação sanguínea.

Inicia-se por meio de abscesso dentoalveolar, sendo comum o seu desenvolvimento em estrutura óssea acometida de infecção odontogênica que foi submetida a traumatismo mecânico, como uma intervenção cirúrgica sem os cuidados prévios de antibioticoterapia e curetagem seguida de irrigação vigorosa com soro fisiológico.

> **LEMBRETE**
> A osteomielite aguda é causada pelo binômio trauma–infecção.

MANIFESTAÇÕES CLÍNICAS: Dor de alta intensidade, febre e mal-estar de acometimento repentino. A pele suprajacente apresenta-se com aumento pouco consistente à palpação, eritematosa, brilhante e com temperatura mais elevada do que os tecidos adjacentes. A secreção de exsudato purulento, muitas vezes acompanhado de laivos de sangue, é comumente observada e característica. Radiograficamente, pode-se encontrar reabsorção óssea tênue e difusa, geralmente difícil de ser observada.

PROGNÓSTICO: Favorável. Todavia, devem-se ter cuidados de controle após o tratamento, pois é comum essa infecção tornar-se crônica.

TRATAMENTO: Deve iniciar sempre com antibioticoterapia específica, após cultura, antibiograma e drenagem cirúrgica da coleção purulenta e/ou curetagem óssea da área atingida, dependendo de cada caso. Se a lesão não regredir em poucos dias com o uso de antibióticos, deve-se associar o uso de agentes anti-inflamatórios locais, fisioterapia com calor e sistêmicos por via oral ou intramuscular.

ALVEOLITE (OSTEÍTE ALVEOLAR AGUDA)

ETIOLOGIA: Em geral, é decorrente de exodontias em que houve contaminação do alvéolo.

MANIFESTAÇÕES CLÍNICAS: Restringem-se ao osso alveolar, apresentando sintomatologia dolorosa de grande intensidade, com picos de exacerbação, em geral resistente aos analgésicos comuns.

PROGNÓSTICO: Favorável. O desaparecimento da sintomatologia ocorre alguns dias após o tratamento.

TRATAMENTO: Sempre cirúrgico, por meio de curetagem e irrigação do alvéolo para remover o osso comprometido e preenchê-lo naturalmente com sangue. Dessa maneira, ocorre formação de coágulo, que dá início à reparação e à vedação do alvéolo para não mais ser receptáculo de restos alimentares nem funcionar como substrato para os microrganismos. Pode-se ainda preencher a cavidade com material próprio para esse fim.

OSTEOMIELITE CRÔNICA

A osteomielite crônica costuma surgir após a osteomielite aguda ter sua patogenicidade diminuída, em geral pelo organismo que conseguiu neutralizar ou minimizar a agressividade do microrganismo agressor.

Outro fator que auxilia o organismo na luta contra as bactérias agressoras é a **antibioticoterapia**. Se esta não for suficiente para controlar definitivamente o processo infeccioso que se estabeleceu no osso de forma aguda, esse processo se torna mais brando e modifica sensivelmente a sintomatologia, bem como o aspecto clínico da lesão.

O que caracteriza a fase crônica da osteomielite é a presença de **sequestro ósseo** – é o osso que perdeu a vitalidade. Osteoclastos reabsorvem o osso ao redor na tentativa de expulsar aquele fragmento necrótico. As esquírolas ósseas, ou seja, os pequenos fragmentos ósseos soltos, podem ser exteriorizados. Os fragmentos maiores devem ser removidos cirurgicamente.

Se a lesão progride sem tratamento, pode-se esperar o aparecimento de fratura patológica em meio à extensa reabsorção óssea.

LEMBRETE

Uma lesão aguda torna-se crônica nos casos não tratados ou com insucesso terapêutico dos processos agudos.

OSTEOMIELITE CRÔNICA SUPURATIVA

ETIOLOGIA: Pode ser consequente à osteomielite aguda supurativa, quando permanecem praticamente todos os sinais e sintomas, mas de forma menos característica, mais atenuada. Também pode desenvolver-se de maneira lenta, progressiva e sem sintomatologia a partir de distúrbios infecciosos, em geral odontogênicos, como uma infecção periapical crônica, não se observando, durante o curso, osteomielite aguda com manifestação evidente (ou seja, pode não passar por fase aguda).

MANIFESTAÇÕES CLÍNICAS: São semelhantes às da osteomielite aguda supurativa, mas muito mais brandas, ora exacerbando um, ora outro sinal ou sintoma. Permanece uma fístula produtiva, drenando exsudato purulento quase continuamente. Radiograficamente nota-se a reabsorção óssea irregular, mesclada de áreas radiolúcidas e radiopacas; podem-se observar áreas de sequestro ósseo em formação.

PROGNÓSTICO: É bom, desde que o distúrbio seja bem resolvido. Caso contrário, podem-se desenvolver extensas áreas necróticas e consequentes perdas ósseas em grandes dimensões.

TRATAMENTO: Nesta fase, consiste em localizar o agente causal, quer seja um dente infectado, quer seja um fragmento ósseo fraturado que permaneceu após uma exodontia, e retirá-lo com cobertura antibiótica prévia após terem sido solicitados cultura e antibiograma das secreções contínuas (Figs. 7.2 e 7.3).

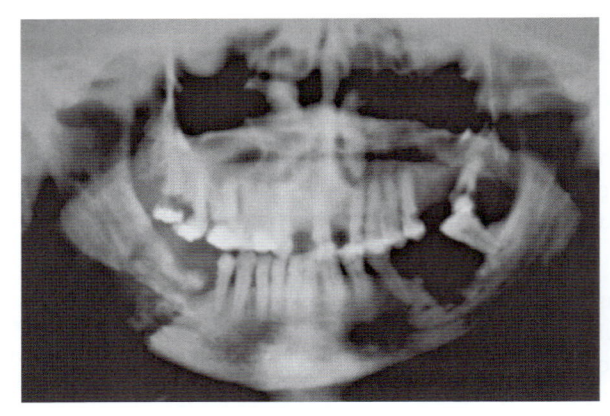

Figura 7.2 — Osteomielite crônica supurativa com fratura patológica no ramo horizontal direito.

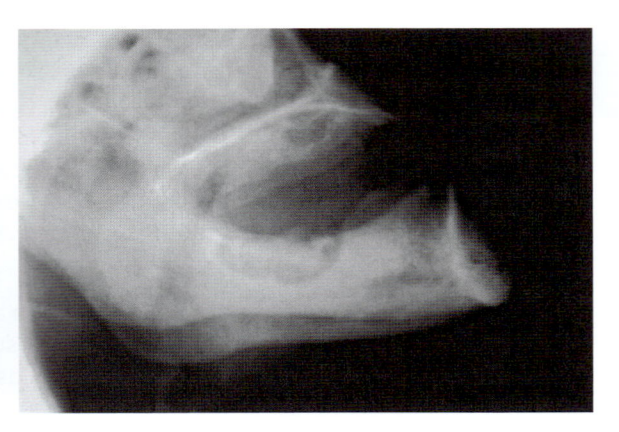

Figura 7.3 — Osteomielite crônica supurativa provocando reabsorção óssea ao redor de sequestro ósseo.

OSTEOMIELITE CRÔNICA ESCLEROSANTE DIFUSA (DISPLASIA CEMENTO-ÓSSEA FLORIDA)

ETIOLOGIA: Infecção óssea de baixa patogenicidade ou resultante da osteomielite aguda supurativa, em que desaparece a sintomatologia. Pode ser uma sequela da resposta hipermineralizada em áreas antes reabsorvidas pela infecção, mas que guarda em sua massa microrganismos equilibrados com o meio e que não provocam sintomatologia, pois permanecem latentes. Porém, quando algum fator externo modifica essa situação (como uma infecção periapical ou uma exodontia), este pode agudizar o processo, o qual novamente assume características de osteomielite aguda supurativa, em todos os seus aspectos clínicos.

MANIFESTAÇÕES CLÍNICAS: É comum desenvolver-se em indivíduos idosos, edêntulos e também na mandíbula de indivíduos melanodermas do sexo feminino. A condição permanece absolutamente assintomática, alojada no tecido ósseo. Radiograficamente, observam-se massas radiopacas distribuídas pela mandíbula, principalmente múltipla e bilateralmente. Não apresenta áreas osteolíticas. Assemelha-se muitas vezes a lesões ósseas radiopacas, como a doença de Paget do osso em flocos de algodão.

PROGNÓSTICO: Favorável, desde que não haja necessidade de intervenção cruenta na área.

TRATAMENTO: Não é necessário, pois as lesões permanecem assintomáticas. Todavia, é bom lembrar que, caso seja preciso fazer intervenção cruenta na área, é necessária antibioticoterapia prévia (Fig. 7.4).

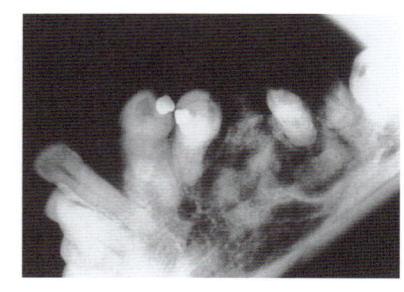

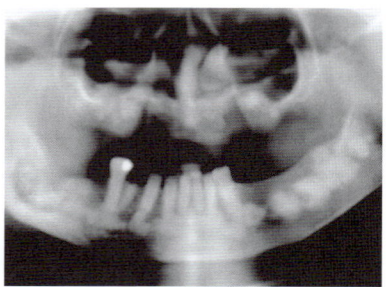

Figura 7.4 — Osteomielite crônica esclerosante difusa (displasia cemento-óssea florida).

OSTEOMIELITE CRÔNICA ESCLEROSANTE FOCAL

ETIOLOGIA: Surge, em geral, após infecção odontogênica quando há resistência local, formando osso como resposta.

MANIFESTAÇÕES CLÍNICAS: Não tem sintomatologia alguma. Ao exame de raio X, observa-se imagem radiopaca, em geral ao redor da região de molares inferiores e envolvendo suas raízes, que seguramente têm os condutores obturados resultantes de tratamento por infecção prévia. Na falta de dentes no local, pode restar solitária a condensação óssea, que não requer qualquer tratamento e cujo prognóstico é bom (Fig. 7.5).

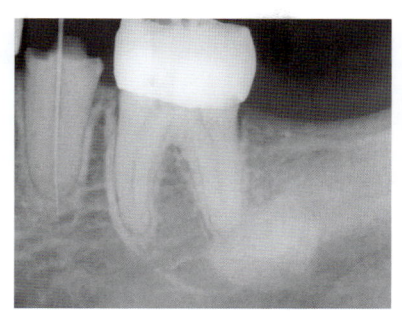

Figura 7.5 — Osteomielite crônica esclerosante focal. Note a condensação óssea na região apical da raiz distal do primeiro molar inferior esquerdo, sem sintomatologia, descoberta casualmente.

OSTEOMIELITE CRÔNICA COM PERIOSTITE PROLIFERATIVA (OSTEOMIELITE DE GARRÉ)

ETIOLOGIA: Esta reação do perióstero pode ser explicada pela progressão de infecção odontogênica que trespassa a tábua óssea vestibular, provocando a reação periosteal pela presença da infecção agora neste nível. Essa reação estimula a proliferação do perióstero e pode progredir, trespassando a mucosa e produzindo fístula com drenagem de coleção purulenta.

MANIFESTAÇÕES CLÍNICAS: Ocorre quase exclusivamente em crianças. Observa-se um aumento com história de longa duração, por vezes ligeiramente eritematoso, na pele suprajacente da mandíbula, na região de molares, consistente à palpação. Ao exame intrabucal, observa-se molar inferior com cárie extensa e comprometimento pulpar.

A condição tem períodos de exacerbação da sintomatologia como resposta à manifestação patogênica cíclica dos microrganismos envolvidos. Radiograficamente, em molar inferior com cárie profunda e comprometimento pulpar, observa-se reação periapical osteolítica difusa. Em uma tomada radiográfica oclusal ou de Miller-Winter, pode-se notar um aumento na tábua óssea vestibular, disposto em camadas finas de osso reacional, uma após a outra, intercalando linhas radiopacas e faixas radiolúcidas.

PROGNÓSTICO: É favorável. O aumento ósseo tende a involuir à medida que a infecção é debelada. Caso isso não ocorra, e apesar de não mais se observar qualquer aspecto clínico ou radiográfico de infecção ou inflamação e mesmo assim persistir o aumento ósseo, pode-se intervir cirurgicamente por meio de osteoplastia.

TRATAMENTO: É realizado no sentido de extinguir o foco infeccioso, por meio de tratamento endodôntico do dente envolvido ou exodontia (Fig. 7.6).

LEMBRETE

Osteomielite crônica esclerosante focal não é uma denominação apropriada, porque não mais há aspecto infeccioso. Na verdade, o que permanece é somente a resposta óssea na época da infecção, sem significado patológico algum. A condição ocorre em jovens, o que pode explicar a intensidade da resposta óssea.

Figura 7.6 — Osteomielite de Garré. Note as lamelas ósseas que se superpõem, com pequena distância entre elas, aspecto radiográfico conhecido como "cascas de cebola".

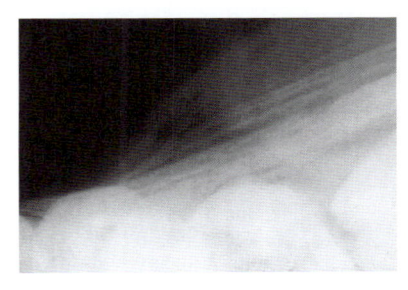

ALTERAÇÕES ÓSSEAS METABÓLICAS

O osso está permanentemente sujeito a um processo de transformação decorrente de requerimentos extremamente variáveis, classificados em três tipos:

- Mecânico – requerimento próprio do osso, que é solicitado por forças de naturezas diferentes, como tração (formando osso) e compressão (reabsorvendo osso). O tecido ósseo tem capacidade de adaptação e vai remodelando-se de acordo com essa força mecânica.
- Vascular – a irrigação sanguínea tem a função de fornecimento de oxigênio. De acordo com esse fornecimento, o osso apresenta diferentes características de comportamento.
- Metabólico – é um processo em que o organismo participa como um todo.

Para que haja remodelação do osso, são necessários, entre outros, os seguintes ingredientes:

- matriz orgânica proteica;
- cálcio;
- fosfatase alcalina.

Sobre a rede orgânica proteica fabricada pelas fibras colágenas, o cálcio se deposita sob a ação catalisadora da fosfatase alcalina. Nessa malha ficam englobados os **osteoblastos**, que, assim aprisionados, passam a se denominar **osteócitos**. Podem ocorrer alterações quantitativas desses elementos, propiciando o aparecimento de doenças ainda na fase de formação óssea. Por exemplo, a diminuição de íons cálcio pode causar raquitismo, ao passo que o aumento pode produzir alterações como osteopetrose, caracterizada pelo aumento na espessura da mandíbula, da maxila e do crânio.

A **hipofosfatemia** pode provocar, na infância, o falso-raquitismo, condição em que o indivíduo não tem quantidade suficiente de cálcio para precipitá-lo. Por sua vez, a **hiperfosfatemia** está presente na doença de Paget do osso, que causa aumento de calcificação, representada por aumento da caixa craniana e aumento dos ossos da face, principalmente maxila e mandíbula.

> **ATENÇÃO**
> As alterações ósseas ocorrem em função da maior ou menor calcificação óssea.

DOENÇA DAS CÉLULAS DE LANGHERANS

ETIOLOGIA: Distúrbio metabólico de origem desconhecida.

DIAGNÓSTICO: É elucidado pela biópsia.

MANIFESTAÇÕES CLÍNICAS: Reconhecem-se três fases distintas, as quais podem surgir de forma independente:

- doença de Letterer-Siwe;
- granuloma eosinófilo;
- doença de Hand-Schüller-Christian.

A **doença de Letterer-Siwe**, rápida e letal, ocorre em crianças de até 3 anos. As lesões ósseas apresentam-se generalizadas pelo organismo.

PROGNÓSTICO: Incerto.

TRATAMENTO: Endocrinológico.

O **granuloma eosinófilo** ocorre em crianças e adolescentes. O primeiro sinal geralmente é mobilidade dental localizada, sem causa aparente. Ao exame radiográfico, nota-se reabsorção óssea periodontal horizontal e vertical de grandes dimensões, restrita a 2 ou 3 dentes contíguos, em geral na mandíbula, além de uma ou duas lesões ósseas radiolúcidas uniformes e regulares. Uma tomada radiográfica da calota craniana pode mostrar igualmente uma lesão radiolúcida, regular e uniforme. As áreas de reabsorção óssea contêm tecido de granulação ricamente vascularizado composto de tecido conjuntivo frouxo, sem fibras colágenas e rico em histiócitos. Esse quadro histológico confere o nome à lesão.

PROGNÓSTICO: Reservado.

TRATAMENTO: Endocrinológico e cirúrgico.

A **doença de Hand-Schüller-Christian** também tem origem desconhecida. Assim como as duas anteriores, o diagnóstico é confirmado pelo exame anatomopatológico. Essa alteração ocorre em adultos jovens e não é necessariamente decorrente de outra fase da doença – cada fase surge de forma independente. Contudo, as manifestações clínicas se iniciam de forma semelhante ao granuloma eosinófilo, com reabsorção óssea periodontal extensa, com lesões radiolúcidas distribuídas pela mandíbula, maxila, calota craniana, ossos da bacia e membros inferiores. Acompanha o quadro uma manifestação sistêmica caracterizada por exoftalmia e diabetes insípido que, juntamente com as lesões ósseas, formam a tríade da doença de Hand-Schüller-Christian. Essa tríade, todavia, não é suficiente para firmar o diagnóstico, que sempre é histopatológico.

Como no caso do granuloma eosinófilo, às vezes a doença de Hand-Schüller-Christian manifesta-se somente com distúrbios nos ossos maxilares. Nos casos de reabsorção óssea vertical e horizontal de grande monta, localizada ou sem causa aparente, deve-se fazer exame anatomopatológico dos tecidos moles curetados junto aos dentes durante o tratamento periodontal ou a exodontia.

O prognóstico do granuloma eosinófilo é reservado. Quanto à doença de Hand-Schüller-Christian, o prognóstico é reservado por causa do comprometimento sistêmico (Figs. 7.7 a 7.9).

> **ATENÇÃO**
>
> A doença de Hand-Schüller-Christian pode assemelhar-se a uma doença periodontal avançada, pois envolve seriamente o periodonto de um ou dois dentes contíguos, mostrando um aspecto radiográfico que dá a impressão de **dentes flutuando em tecido mole**.

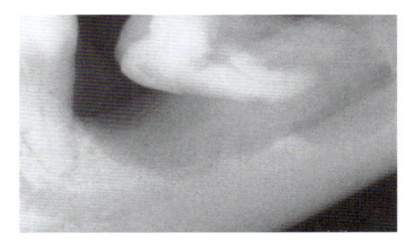

Figura 7.7 — Reabsorção óssea correspondente à doença das células de Langerhans — Hand-Schüller--Christian. Note a reabsorção periodontal extensa, deixando o dente com mobilidade, e a mesialização devida à reabsorção óssea.

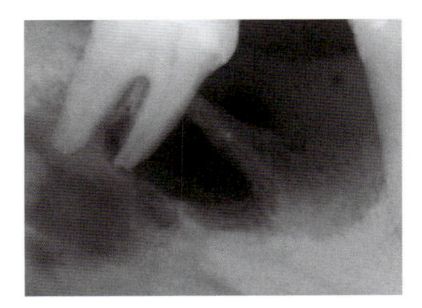

Figura 7.8 — Doença das células de Langerhans – granuloma eosinófilo, de início diagnosticada como lesão endodôntica. Mesmo após o tratamento endodôntico houve piora do quadro quando os dentes apresentaram mobilidade excessiva. Foram realizadas exodontias durante as quais foi confirmado o diagnóstico de granuloma eosinófilo por curetagem do alvéolo pós-exodontia.

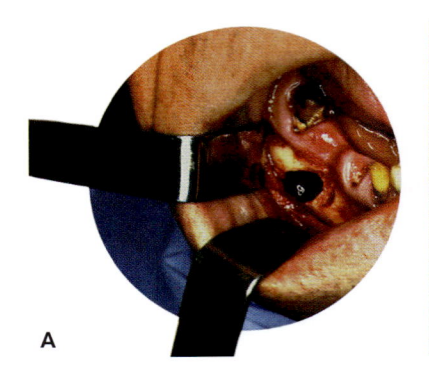

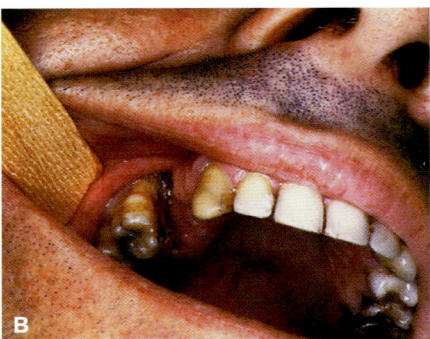

Figura 7.9 (A-B)— Doença das células de Langerhans.

DISPLASIA FIBROSA

Displasia fibrosa é um aumento da substância fibrótica no interior do osso por motivos desconhecidos. Os diferentes tipos serão descritos a seguir.

DISPLASIA FIBROSA MONOSTÓTICA

ETIOLOGIA: Alteração metabólica de origem desconhecida. Fibras colágenas da matriz orgânica do osso ocupam o lugar da estrutura mineralizada.

DIAGNÓSTICO: Radiograficamente nota-se uma perda do trabeculado normal, que assume ligeira radiopacidade permeada por pontos radiolúcidos e ligeiramente radiopacos em uma área limitada, difusa e de contorno irregular, difícil de distinguir do osso normal que a envolve. O diagnóstico definitivo é fornecido pela biópsia.

PROGNÓSTICO: Favorável.

TRATAMENTO: O tratamento desse tipo de lesão é complexo para os casos de maiores dimensões ou próximos a áreas nobres. Para lesões de pequenas dimensões, o tratamento é cirúrgico, com margem de segurança para prevenir recidivas.

> Estímulos como a biópsia podem provocar a exacerbação de lesão. Quando se trata de lesões de grandes dimensões, é preciso ter em mente que a margem de segurança pode comprometer áreas que serão fatalmente lesadas estética e funcionalmente.

Dessa forma, o tratamento da displasia fibrosa monostótica é **cirúrgico e radical**, principalmente em jovens e adultos jovens. Todavia, tem-se tentado com razoável sucesso a remodelação superficial da área por meio de escultura cirúrgica do local (Fig. 7.10).

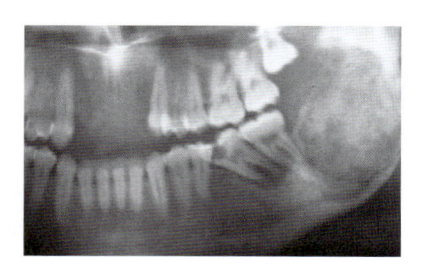

Figura 7.10 — Displasia fibrosa monostótica.

DISPLASIA CEMENTO-ÓSSEA FLORIDA

A displasia cemento-óssea florida pode ser desencadeada por um processo infeccioso/inflamatório. A condição, na verdade, representa uma **sequela**, pois o componente infeccioso já não mais está presente.

A infecção permanece latente, e pode se manifestar clinicamente durante a realização de exodontia no local. Por acometer a mandíbula e a maxila, na maioria das vezes ocorre de forma silenciosa e é descoberta casualmente em tomada radiográfica de rotina ou para outras finalidades.

FIBROMA CENTRAL

O fibroma central é uma **displasia fibrosa localizada**, com contornos nítidos e limites precisos e definidos. Tem crescimento lento, abaulando o osso que lhe deu origem, sem apresentar outra sintomatologia.

DIAGNÓSTICO: Após o exame radiográfico, que mostra imagem osteolítica regular com ligeira radiopacidade, lembrando muitas vezes um cisto, procede-se à punção para explorar o interior da lesão e saber se existe conteúdo líquido típico de cisto. Não se constatando líquido, no próprio ato, realiza-se a biópsia incisional, colhendo material representativo no interior da lesão.

PROGNÓSTICO: Favorável.

TRATAMENTO: Cirúrgico sem margem de segurança. Durante a cirurgia, encontra-se bom plano de clivagem, destacando-se com facilidade a lesão do osso integralmente (Fig. 7.11).

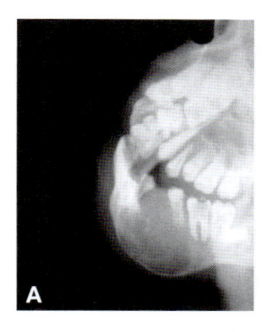

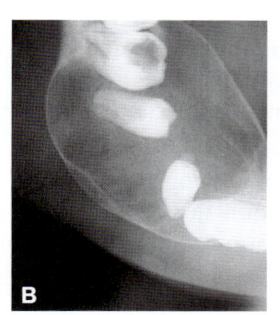

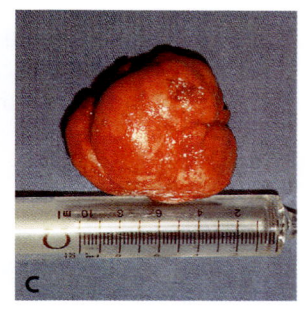

Figura 7.11 — Fibroma central. (A) Aspecto radiográfico. (B) O processo é circunscrito, parece que o osso foi "insuflado", sempre conservando a cortical. (C) A peça cirúrgica confirma o aspecto radiográfico. (D) Radiografia panorâmica 10 anos após o tratamento, sem recidiva.

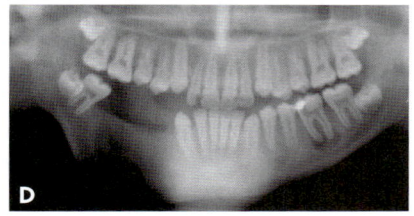

DISPLASIA FIBROSA POLIOSTÓTICA

A displasia fibrosa poliostótica é em tudo semelhante à displasia fibrosa monostótica, mas ocorre em outros ossos concomitantemente, com ou sem envolvimento de outras anormalidades sistêmicas. Esse acometimento sistêmico divide a displasia fibrosa poliostótica em dois grupos, que ainda têm em comum pigmentação da pele com manchas de coloração café com leite distribuídas pelo corpo (Fig. 7.12).

A **displasia fibrosa poliostótica de Jaffe** consiste no comprometimento de um ou mais ossos do organismo quando no mesmo osso há, eventualmente, mais de uma lesão de maneira difusa ou, mais raramente, tecido cartilaginoso ou mesmo cistos no interior da massa displásica. Além das lesões ósseas, podem-se observar também as referidas manhás de coloração marrom-clara (café com leite).

Na **displasia fibrosa poliostótica de Albright**, além do comprometimento ósseo esquelético e das pigmentações cor de café com leite, nota-se um acometimento sistêmico, como hipertireoidismo, puberdade precoce ou maturação prematura do esqueleto ósseo. Muito pouco se conhece sobre a etiologia dessa alteração. Parece estar relacionada a uma anomalia de desenvolvimento. O tratamento é endocrinológico, e o prognóstico varia muito conforme os distúrbios sistêmicos e os danos anatomofuncionais ocorridos.

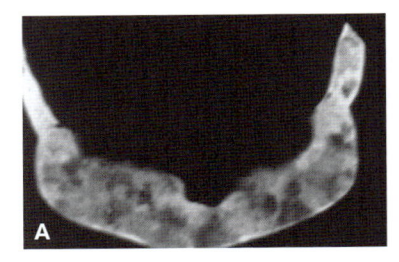

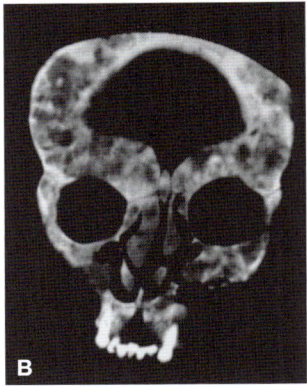

Figura 7.12 (A-B) — Displasia fibrosa poliostótica.

HIPERPARATIREOIDISMO

O hiperparatireoidismo é uma doença endócrina cujo principal distúrbio é a retirada de cálcio dos ossos. Tem importância em estomatologia porque atinge principalmente os **ossos maxilares**.

ETIOLOGIA: É causado pela superprodução de paratormônio (PTH) produzido pelas paratireoides, que pode ocorrer por hiperplasia ou por presença de maior número de glândulas paratireoides do que o normal.

O PTH que circula em excesso provoca a retirada de cálcio do osso, lançando-o na corrente circulatória. Em decorrência da perda óssea, pode-se observar a **tríade clássica**, que ocorre na seguinte ordem cronológica:

- Perda ou diminuição da lâmina dura – em radiografia periapical pode-se notar a primeira manifestação visível ao raio X. A perda ou diminuição da lâmina dura, por perda de cálcio, vai-se tornando menos radiopaca, até seu total desaparecimento radiográfico. Esse fato é notado em todos os dentes.

- Aspecto de vidro fosco do osso – à medida que diminui a quantidade de cálcio, o trabeculado vai desaparecendo, emprestando ao osso uma radiopacidade pergaminácea uniforme, sem apresentar áreas com graus diferentes de radiopacidade, como um vidro fosco.

- Osteíte fibrosa cística (tumor marrom) – é o nome que se dá à reabsorção óssea que ocorre na terceira fase da tríade clássica do hiperparatireoidismo. Trata-se de lesão osteolítica em que houve grande perda de mineralização. O raio X mostra lesão radiotransparente, circular, uniforme e regular, em geral única, variando em tamanho. Sua massa é composta por tecido idêntico ao da lesão central de células gigantes, descrita a seguir neste capítulo. O tratamento da lesão marrom do hiperparatireoidismo é cirúrgico, com remoção da lesão e controle do distúrbio endócrino medicamentosamente pelo endocrinologista (Fig. 7.13).

O termo "osteíte fibrosa cística" não é adequado, pois a lesão não tem características clínicas de inflamação, e sua massa contém poucas fibras, sem características de cisto. O termo "tumor" também não é o mais apropriado, pois é restrito à neoplasia benigna ou maligna. Como não se trata de neoplasia, o ideal seria optar por um termo que melhor representasse essa entidade, como **lesão marrom do hiperparatireoidismo**.

LESÃO CENTRAL DE CÉLULAS GIGANTES

As lesões de células gigantes estão aqui colocadas porque se assemelham em tudo às lesões do hiperparatireoidismo. Diferenciam-se destas apenas em relação ao fator etiológico, que no caso das lesões de células gigantes é traumático; logo, pode-se diferenciar uma lesão da outra pela quantidade de cálcio sérico, que é normal nas lesões de células gigantes.

ETIOLOGIA: É provocada por traumatismo de alta intensidade, instantâneo, causado por acidentes ou agressões por agentes contundentes que propiciam hemorragia intraóssea. A resposta do organismo para se recompor dos efeitos desse traumatismo às vezes é exagerada, produzindo um tecido de granulação altamente vascularizado. Nesse tecido, os osteoclastos são estimulados para reabsorver osso em um período relativamente curto. Em sua massa encontram-se também células gigantes multinucleadas do tipo corpo estranho, assim como pigmentos encontrados em áreas hemorrágicas, como hematoidina e hemossiderina, que dão a cor acastanhada à massa. O distúrbio pode ocorrer também em decorrência de exodontias traumáticas em excesso.

TUMOR DE CÉLULAS GIGANTES

O tumor de células gigantes é uma neoplasia mesenquimal maligna que se desenvolve na epífise de ossos longos. Para caracterizar e memorizar essa lesão, existe o clássico recurso da **mão no joelho**, que representa as áreas onde o tumor tem condições de se desenvolver: epífise do rádio, ulna, fêmur, tíbia e fíbula. Pode acometer os ossos maxilares.

DIAGNÓSTICO: Esse tumor é em tudo semelhante ao tumor marrom do hiperparatireoidismo. Por isso, na suspeita clínica, radiográfica ou mesmo após confirmação histopatológica, é indispensável a dosagem do cálcio sérico. Se este estiver aumentado, pode-se diagnosticar tumor marrom do hiperparatireoidismo; se estiver normal, podemos classificá-la como lesão central de células gigantes.

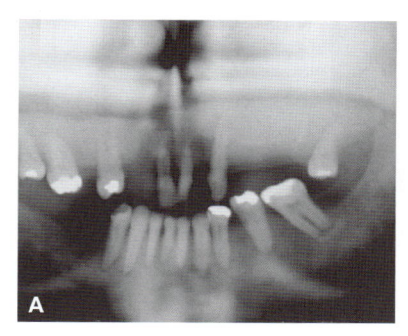

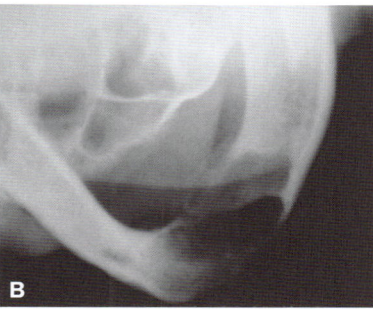

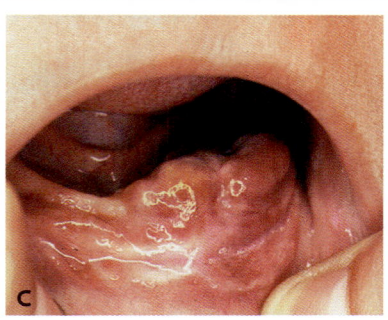

Figura 7.13 — Hiperparatireoidismo. (A) Note a ausência de lâmina dura e o aspecto de vidro fosco do osso. (B,C) Lesão central de células gigantes, cujo aspecto clínico, radiográfico e histológico é semelhante ao de tumor marrom do hiperparatireoidismo, diferindo deste quanto à etiologia, que é traumática.

ATENÇÃO

O comportamento clínico das lesões de células gigantes é bastante violento, tanto na evolução quanto na recidiva. Apesar de lembrar uma lesão tumoral, na verdade não pertence a esse grupo de lesões, mas muitas vezes é confundida com o verdadeiro **tumor** de células gigantes.

OSTEONECROSE MEDICAMENTOSA

Tem-se utilizado medicação à base de **bifosfonatos** para o tratamento de uma série de estados fisiopatológicos no intuito de controlar o metabolismo de neoformação e reabsorção óssea, como osteoporose, displasia fibrosa, osteogênese imperfeita, doença de Paget do ossos, entre outras. Pretende-se com isso estabilizar a osteólise decorrente de metástases que se instalam nos ossos, reduzindo a hipercalcemia que ocorre com frequência nos tumores malignos de maneira geral.

Se, por um lado, o efeito terapêutico é eficiente, os **efeitos colaterais** podem ser observados em muitos casos. Dentre estes, pode-se destacar a osteonecrose, que ocorre nos ossos maxilares, principalmente na mandíbula.

LEMBRETE

Os bifosfonatos têm sido utilizados para reduzir a perda óssea periodontal ou da crista alveolar no caso de pacientes edêntulos, principalmente nas mulheres pós-menopáusicas.

ETIOLOGIA: A osteonecrose medicamentosa é causada por fármacos que contêm compostos bifosfonatos nitrogenados em sua composição, cuja intenção terapêutica é limitar a perda óssea. Dentre os mais utilizados, podem-se citar os seguintes fármacos, administrados geralmente por via oral e endovenosa, muitas vezes por longos períodos:

- Alendronato (Fosamax®)
- Zolendronato (Zometa®)
- Risedronato (Actonal®)
- Pamidronato (Aredia®)
- Ibandronato (Bonviva®)

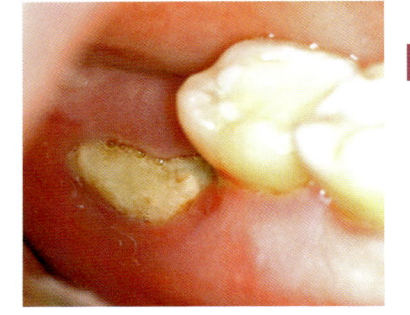

MANIFESTAÇÕES CLÍNICAS: Radiograficamente, como sinal precoce de osteonecrose medicamentosa, pode-se notar que a lâmina dura não se remodela, tornando-se hipermineralizada. Os ossos maxilares, principalmente a mandíbula, na tábua lingual, apresentam osso exposto ao mínimo traumatismo, notadamente em áreas onde o osso é mais proeminente, como na linha milo-hióidea externa, provocando o aparecimento de úlceras profundas com osso exposto. Com o passar do tempo, aparece alteração do trabeculado (Fig. 7.14).

PROGNÓSTICO: É desfavorável, sendo muito complicada e complexa a recuperação. Deve-se evitar a instalação de implantes e traumatismos mecânicos. É importante respeitar os cuidados com higienização.

TRATAMENTO: O tratamento medicamentoso envolve antibioticoterapia por via oral com os seguintes fármacos, por períodos variáveis, dependendo do caso:

- Doxiciclina 100 mg 1 vez ao dia
- Levofloxacino 500 mg 1 vez ao dia
- Penicilina V 500 mg 4 vezes ao dia
- Eritromicina 400 mg 3 vezes ao dia

O tratamento cirúrgico envolve curetagem, remoção de sequestros ósseos e cirurgia radical.

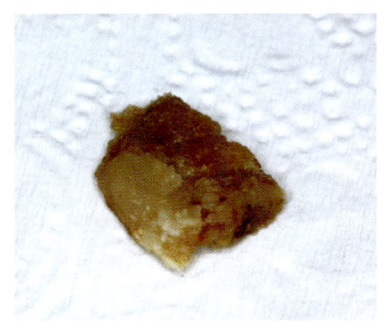

Figura 7.14 — (A) Osteonecrose medicamentosa. (B) Pode-se observar fragmento ósseo eliminado, sequestrado.

Doenças das glândulas salivares

As glândulas salivares fazem parte do grupo dos órgãos anexos ao tubo digestório. Elas exercem papel fundamental no mecanismo da digestão humana produzindo amilase salivar (ptialina), uma enzima que atua diretamente sobre o bolo alimentar como catalisador no processo de degradação de carboidratos provenientes da alimentação.

Uma das características da mucosa é precisar estar constantemente em contato com líquido, pois não suporta falta de umidade. A função principal das glândulas salivares é a produção de saliva, que umidifica a boca e mantém, assim, a higidez da mucosa bucal, dos dentes e do periodonto, por meio de suas propriedades físicas, químicas e biológicas.

A saliva apresenta uma complexa mistura de substâncias. Seus principais componentes inorgânicos são água e eletrólitos como sódio, potássio, cálcio, cloro, bicarbonato e fosfato. Como principais componentes orgânicos, encontram-se proteínas (como albumina), glicoproteínas, enzimas (como amilase e lisozima), imunoglobulinas e substâncias plasmáticas (como aminoácidos, amônia, glicose, lactose, citratos).

A saliva humana promove proteção aos tecidos bucais por meio das enzimas e imunoglobulinas (IgA). Além disso, mantém o pH neutro, tornando o meio bucal adequado para a troca de íons e moléculas.

A constância do fluxo salivar impede a contaminação retrógrada da glândula, pois os microrganismos não encontram possibilidade de percorrer o ducto principal em razão do volume contrário de sua correnteza. A quantidade de líquido secretada pode sofrer alterações provocadas por fatores externos e internos, os quais serão descritos a seguir.

OBJETIVOS DE APRENDIZAGEM

- Identificar, diagnosticar e tratar os diversos tipos de doenças das glândulas salivares

SAIBA MAIS

A produção diária de saliva no indivíduo normal varia de 600 mL a 1,5 litro, ou seja, 1 mL por minuto.

RECURSOS EXPLORATÓRIOS

ANAMNESE

Talvez não se conheça outro tipo de órgão tão rico em nuanças clínicas que demandem rigorosos recursos de exploração como este. A grande quantidade de fatores aumenta o grau de dificuldade de diagnóstico, como anatomia, distribuição, diferença de dimensões e relações de vizinhança, qualidade e quantidade do produto excretado e múltipla diversidade de patologias que incidem sobre as glândulas salivares (tumorais benignas ou malignas, inflamatórias, infecciosas, obstrutivas e imunológicas).

Muitas vezes, é o **diagnóstico clínico** que determina o prognóstico de uma patologia sediada nas glândulas salivares, assim como seu tratamento. O diagnóstico clínico tem o mesmo peso que exames complementares, ou talvez seja mais determinante do que estes, dadas as características descritas.

Durante a queixa principal, é importante pesquisar o que motivou a vinda do paciente. Deve-se verificar se a dor é espontânea ou provocada após aumento uni ou bilateral das glândulas salivares. O paciente ainda pode referir xerostomia, sialorreia, gosto salgado na boca, saliva viscosa, grossa, densa ou espumosa.

Faz parte da queixa do paciente a duração. Neste caso, têm importância fundamental os episódios de aumento ou diminuição com melhora instantânea da dor, se o problema é recente ou antigo; e de crescimento rápido ou prolongado, se houve episódios de diminuição e aumento cíclicos da tumefação. As situações podem ser as seguintes:

- Em casos de lesão com crescimento rápido e indolor, pode tratar-se de um tumor maligno.
- Se houver crescimento dolorido espontaneamente, ou ainda se a pele ou mucosa adjacente apresentar eritema, é possível que se esteja diante de um quadro infeccioso.
- Caso haja comportamento de remissão da tumefação e novamente inchaço e assim repetidamente, com certeza o quadro é de natureza inflamatória.
- Se o aumento diminui rapidamente, em horas, e a dor alivia instantaneamente, o fenômeno é sem dúvida obstrutivo, principalmente se o paciente referir jorro de salivação acompanhado de gosto salgado, mostrando que sentiu na boca a saliva retida sendo liberada.

SAIBA MAIS

O gosto salgado na saliva se deve ao acúmulo de sais minerais.

EXAME FÍSICO

EXTRABUCAL

A inspeção deve ser realizada à procura de aumentos uni ou bilaterais na região da glândula salivar que podem mostram sinais flogísticos, como eritema, calor e dor ao toque. Deve-se checar se esses aumentos são de consistência firme, indolores, fixos a planos profundos, característicos de neoplasia.

A inspeção da região parotídea é feita com o paciente sentado, com o espaldar da cadeira em ângulo de 90 graus, com a mandíbula paralela ao solo. O examinador pode observar eventuais assimetrias e sinais característicos, como o lóbulo do pavilhão auditivo elevado, podendo indicar aumento da parótida. Observa-se igualmente se não há indícios de paralisia facial, que pode se desenvolver em decorrência de comprometimento do nervo facial por tumor maligno na glândula parótida. A região das glândulas submandibulares pode ser observada com o paciente na mesma posição e também fletindo a cabeça para trás.

Após a palpação, procede-se à ordenha, palpação dinâmica em que se deslizam quatro dedos externamente, posicionando o polegar na mucosa jugal retrocomissural, afastado-a para facilitar a visualização da saída da saliva da emergência do ducto parotídeo.

Deve-se iniciar o exame físico pela ordenha externa da glândula e visualizar o líquido intrabucal assim obtido, observando atentamente o orifício de emergência do ducto parotídeo. Para a glândula submandibular, os quatro dedos deverão estar posicionados externamente à região submandibular e deslizar firmemente até encontrar a região anterior da mandíbula. O polegar deve ficar na mucosa do lábio inferior, afastando-o, para que se possa visualizar a emergência do ducto da glândula que se encontra no soalho da boca anterior, ao lado do freio lingual.

A ordenha externa com visualização do líquido é o primeiro movimento a ser realizado no exame de glândulas salivares maiores. Se estas forem palpadas previamente, sem a preocupação de observar o eventual conteúdo eliminado durante essas manobras, corre-se o risco de esvaziar a referida glândula e assim não mais ser possível tal observação. Isso também pode acontecer caso se dê oportunidade ao paciente de palpar as glândulas durante sua exposição, muitas vezes com força, para referir onde ocorre o incômodo.

As parótidas devem ser palpadas desde o ângulo da mandíbula até a região pré e pós-auricular delicada e suavemente, pois seu parênquima é pouco denso. As glândulas submandibulares devem ser ordenhadas a partir da glândula no sentido da mandíbula. Podem-se assim identificar nódulos em meio à massa.

> **LEMBRETE**
>
> A região das glândulas submandibulares é rica em linfonodos. Desse modo, é preciso estar atento, pois, quando inflamados, os linfonodos podem atingir proporções tais que simulem as glândulas submandibulares.

> **ATENÇÃO**
>
> A ordenha é a manobra mais importante e mais elucidativa para o diagnóstico clínico das doenças das glândulas salivares.

Pode não haver fluxo salivar evidente. Alterações metabólicas, como a desidratação, promovem o aumento da viscosidade salivar e dificultam sua secreção; a ordenha neste caso é negativa. Ainda os sialólitos podem obliterar a luz do ducto, impedindo a eliminação da saliva. A radioterapia também provoca hipossalivação ou mesmo aptialia total, dependendo da dose e do tempo de aplicação da radiação ionizante. Algumas vezes, tumores benignos comprimem o ducto, e mais uma vez a saliva fica impedida de ser eliminada.

INTRABUCAL

O exame intrabucal evidencia a ordenha das glândulas salivares maiores, cujos ductos secretórios emergem na mucosa bucal mostrando a qualidade e a quantidade de saliva ejetada. Pode-se assim avaliar:

- se a saliva está transparente ou turva, ou ainda com flocos esbranquiçados;
- se a quantidade expelida está normal;
- se flui normalmente, sem pressão excessiva;
- se a viscosidade é a esperada;
- se não contém sangue ou pus.

É possível notar eventuais sialólitos obliterando o orifício de saída do ducto excretor. Podem-se sondar esses ductos com instrumentos especiais de ponta romba, conhecidos como sondas de Bauman, e examinar a emergência dos ductos excretores e suas carúnculas para verificar a eventual presença de eritema e edema.

As glândulas sublinguais são difíceis de visualizar normalmente. Tornam-se mais visíveis por ausência de dentes e consequente projeção sobre o rebordo alveolar (Fig. 8.1). As glândulas salivares menores podem ser vistas no lábio inferior quando este é estirado, sob a forma de múltiplas pápulas submucosas. Além disso, quando o paciente permanece certo tempo com a boca aberta, tornam-se visíveis as gotículas que emergem dos ductos excretores das glândulas salivares menores intactas no lábio ou no palato duro e no mole (Fig. 8.2).

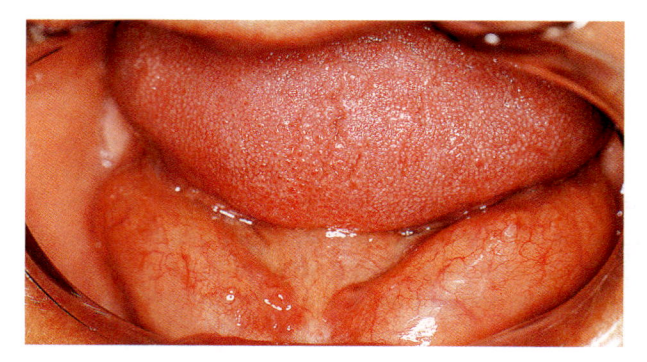

Figura 8.1 — Glândula sublingual aparentemente "aumentada". Está em destaque pela reabsorção óssea do rebordo alveolar inferior, sem conotação patológica, dificultando, todavia, a instalação de prótese.

PROGNÓSTICO: É favorável, com regressão da lesão após alguns ciclos de reincidência.

TRATAMENTO: Depende da fase evolutiva em que o processo se encontra. Os procedimentos são os mesmos da fase que for mais compatível com essa alteração, aguda ou crônica: antibiótico e/ou anti-inflamatório.

ALTERAÇÕES INFECCIOSAS

As glândulas salivares maiores são passíveis de acometimento infeccioso, principalmente através do ducto principal de forma retrógrada, ou seja, os microrganismos caminham no sentido contrário ao fluxo salivar até atingir a glândula. Algumas vezes, no entanto, essa contaminação por microrganismos, sejam vírus ou bactérias, pode ocorrer através da corrente circulatória sanguínea, de maneira sistêmica.

As doenças de origem microbiana são denominadas sialadenites infecciosas. Pode ocorrer parotidite pós-cirúrgica, principalmente, nas intervenções realizadas no tubo digestório, mais frequentemente em pacientes com má higiene bucal. A causa provavelmente é a infecção ascendente pelo ducto parotídeo, pois os microrganismos isolados das glândulas comprometidas são os mesmos encontrados no campo operatório.

SIALADENITE INFECCIOSA AGUDA

Esta alteração ocorre, na maioria dos casos, em pacientes idosos, debilitados, após cirurgias prolongadas com anestesia geral, e também em pacientes diabéticos, anêmicos ou que de maneira geral tenham resistência diminuída ou encontrem-se imunodeprimidos. Esses fatores ainda podem estar associados à má higiene bucal e à redução do fluxo salivar por uso de medicamentos como atropina, ou por desidratação, por exemplo.

Ocorre ainda em pacientes debilitados por tumores malignos, antibioticoterapia prolongada, uso constante de diuréticos, estresse e convalescença de certos estados patológicos. É uma doença infecciosa provocada por bactérias, sendo a mais frequente o *Staphylococcus aureus*, que penetra no ducto secretor de maneira retrógrada pela diminuição do fluxo salivar, provocado pelas alterações citadas.

MANIFESTAÇÕES CLÍNICAS: Geralmente se observa evolução rápida, com aumento unilateral da glândula salivar maior, especialmente nas parótidas. Na grande maioria das vezes, ocorre dor intensa, principalmente ao toque, e outros sinais flogísticos, como elevação local da temperatura, eritema e aumento do brilho na pele suprajacente, precedidos de sintomas gerais como mal-estar, anorexia, febre e miastenia.

À ordenha, nota-se secreção purulenta com flocos esbranquiçados emergindo do ducto, correspondente a material necrótico proveniente de células e bactérias lisadas (mortas). Muitas vezes essa secreção é espontânea. O paciente refere gosto ruim e ao mesmo tempo certo alívio da dor.

DIAGNÓSTICO: É clínico. Deve-se, no entanto, realizar cultura e antibiograma, principalmente para orientar o tratamento. É importante destacar que **não se deve realizar sialografia nesta fase**, pois é grande o risco de contaminação retrógrada em áreas que eventualmente ainda não estejam comprometidas.

PROGNÓSTICO: É favorável, com regressão da lesão após alguns ciclos de reincidência.

TRATAMENTO: Deve cuidar de debelar o processo infeccioso mediante o uso de antibióticos específicos pesquisados no antibiograma. Enquanto se aguarda o resultado do antibiograma, ministra-se antibiótico de largo espectro. Associam-se outros medicamentos, como analgésicos, antitérmicos e anti-inflamatórios. Deve-se estimular a drenagem livre pelo ducto excretor por meio de massagem suave e cautelosa, bem como o uso de goma de mascar.

SIALADENITE CRÔNICA

A sialadenite crônica é uma infecção bacteriana das glândulas salivares maiores, principalmente as parótidas. Pode acometer uma das glândulas ou, mais raramente, o par. É causada principalmente pelo *Streptococcus viridans*, que encontra pacientes com boa resistência e com melhor estado de saúde geral do que os pacientes acometidos de parotidite aguda.

MANIFESTAÇÕES CLÍNICAS: Nota-se evolução de curso lento com aumento progressivo de uma das glândulas salivares maiores, sobretudo nas parótidas, sem outra sintomatologia, com eventual obstrução do ducto por acúmulo de coleção purulenta com restos celulares e bacterianos.

DIAGNÓSTICO: É clínico, mas a tomografia computadorizada e/ou a ressonância magnética podem ser indicadas para descartar a hipótese de patologia tumoral benigna ou maligna associada.

TRATAMENTO: A fisioterapia pelo calor é em geral de grande ajuda e relativamente bem-sucedida, associada à antibioticoterapia específica indicada por meio de cultura e antibiograma.

PROGNÓSTICO: É favorável, com eventuais recidivas ou agudizações do processo.

PAROTIDITE EPIDÊMICA

A parotidite epidêmica, conhecida pelo nome popular de caxumba, é uma doença virótica causada por um paramixovírus que se aloja nos ductos das parótidas. É altamente contagiosa, mas de baixa patogenicidade. O contágio ocorre por meio de gotículas de saliva expelidas durante fala, espirro ou tosse, ou pelo contato direto boca a boca. Atinge primariamente a parótida, penetrando pela boca ou pelo nariz e atingindo a via circulatória. Pode ocorrer transmissão também pela urina.

O período de incubação é de cerca de 20 dias, e o primeiro contato com o vírus confere imunidade. Há casos de recorrência não só nos pacientes vacinados, mas também após contágio natural. O portador da doença é contagioso a partir de um dia antes da eclosão da sintomatologia e até cerca de 15 dias após o desaparecimento total dos sinais e sintomas. Pode ocorrer apenas sintomatologia prodrômica inespecífica, como febrícula, cefaleia e inapetência.

MANIFESTAÇÕES CLÍNICAS: A primeira é o aumento de volume das parótidas, acompanhado de desconforto e levantamento do lóbulo do pavilhão auditivo, que é o sinal típico. O pico do aumento da parótida ocorre em 2 ou 3 dias, quando a dor é mais intensa. A mastigação ou qualquer outro fator que estimule a salivação, como alimentos cítricos, tendem a aumentar a dor.

À palpação, a glândula parótida aumentada mostra aspecto firme, e, apesar de se apresentar mais aquecida, em geral não se observa eritema. Como aspectos intrabucais, podem-se observar eritema e edema da região adjacente à emergência do ducto parotídeo. À ordenha, observam-se diminuição do fluxo salivar e saliva mais viscosa.

DIAGNÓSTICO: O aspecto clínico em geral é suficiente para estabelecer o diagnóstico. Entretanto, podem-se confirmar as suspeitas clínicas por meio de pesquisa de anticorpos específicos para a parotidite epidêmica na saliva e na urina, entre outros fluidos orgânicos, assim como a pesquisa de amilase salivar, que se encontra elevada nessa doença.

O exame peremptório para o diagnóstico da caxumba é a pesquisa de IgM específico para caxumba. O IgG aumentado encontrado no exame sorológico refere-se à presença de anticorpos adquiridos por infecção natural ou vacina, significando que o indivíduo apresenta imunidade. Todavia, quando a taxa excede em 3 ou 4 vezes os valores esperados, é possível tratar-se de indivíduo em fase aguda de caxumba. A detecção, neste caso, só é encontrada no soro após os primeiros dias de infecção.

PROGNÓSTICO: Em geral é favorável, sem deixar sequelas.

TRATAMENTO: É de suporte e sintomático. Assim como em outras doenças viróticas, não existe uma terapia específica e eficiente. Repouso, alimentação adequada, anti-inflamatórios, analgésicos e antipiréticos são úteis, bem como antibioticoterapia para prevenir infecções oportunistas, principalmente pela diminuição do fluxo salivar e pela consequente penetração retrógrada de microrganismos no ducto parotídeo.

SAIBA MAIS

Antes da descoberta da vacina para caxumba, a imunidade ocorria após a exposição natural ao vírus. A vacina confere um índice de sucesso de mais de 80%.

LEMBRETE

A parótida é a glândula com prevalência de localização do vírus. No entanto, a caxumba pode acometer a glândula submandibular e a sublingual, o que também confere imunidade. Pode ainda atingir outros órgãos, e os mais comuns são os testículos, provocando orquite temporária.

ALTERAÇÕES OBSTRUTIVAS

MUCOCELE

Trata-se de uma lesão com aparência cística. Todavia, como não existe epitélio cístico formando cápsula e delimitando a lesão, não cabe a denominação de cisto mucoso. De fato, como não se identifica uma patologia característica para nomear essa lesão, ela costuma ser classificada como **fenômeno de retenção de muco**, que parece mais adequado.

ETIOLOGIA: Forma-se a partir de traumatismo mecânico, instantâneo, como mordida ou machucado por aparelho ortodôntico. O traumatismo provoca o rompimento do ducto ou mesmo da glândula menor, no interior da mucosa, provocando acúmulo de saliva e consequente reação, surgindo assim uma bolha na qual a saliva fica retida. Por causa da constante liberação de saliva, a lesão torna-se cada vez maior, até atingir o limite de elasticidade da superfície da mucosa. Então, rompe-se e extravasa para o exterior da mucosa, cicatriza, acumula novamente saliva, e assim ocorrem novos episódios, ciclicamente.

MANIFESTAÇÕES CLÍNICAS: Pode ser observada principalmente em crianças, na maioria das vezes no lábio inferior, assim como na mucosa jugal retrocomissural e no ventre de língua. Tem a forma de bolha e varia bastante em tamanho, desde milímetros até cerca de um centímetro de diâmetro, contendo saliva no seu interior (Fig. 8.6).

Por causa da transparência da mucosa tênue que recobre a lesão, seu conteúdo líquido pode ser observado. Muitas vezes essa transparência confere coloração azulada por conta de um fenômeno óptico, podendo assim confundir-se com hemangioma. Essa confusão pode ser esclarecida por meio de uma manobra de semiotécnica sempre útil nesses casos: a **vitropressão**.

Quando o traumatismo apresentar forma prolongada e incidir no local várias vezes, pode ocorrer fibrose. Assim, a mucocele pode tornar-se esclerosada e não mais desaparecer. A evolução é rápida e indolor.

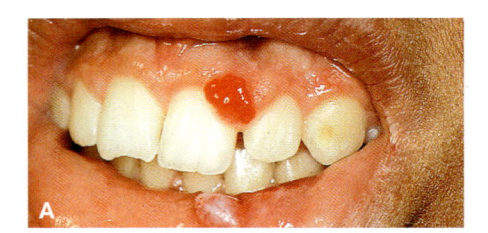

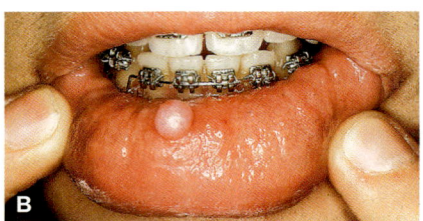

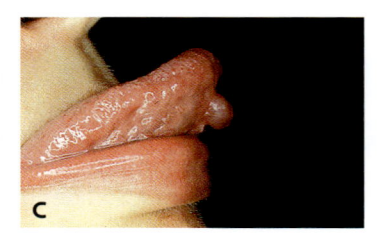

Figura 8.6 — Vários aspectos de mucocele. (A) Granuloma gengival traumático na mesma direção da mucocele, mostrando o agente traumático produzindo dois tipos diferentes de resposta. (B) O aparelho ortodôntico, traumatizando o lábio, provocou mucocele.

Semiotécnica, Diagnóstico e Tratamento das Doenças da Boca | 113

DIAGNÓSTICO: É feito por exame anatomopatológico ou punção. Para estabelecer o diagnóstico definitivo, realiza-se a punção, que mostra líquido viscoso claro e transparente, como clara de ovo correspondente a saliva ectásica (parada) (Fig. 8.7).

PROGNÓSTICO: Favorável. Pode recidivar, principalmente se não for afastado o agente traumático.

TRATAMENTO: Cirúrgico, com remoção total da lesão (Fig. 8.8).

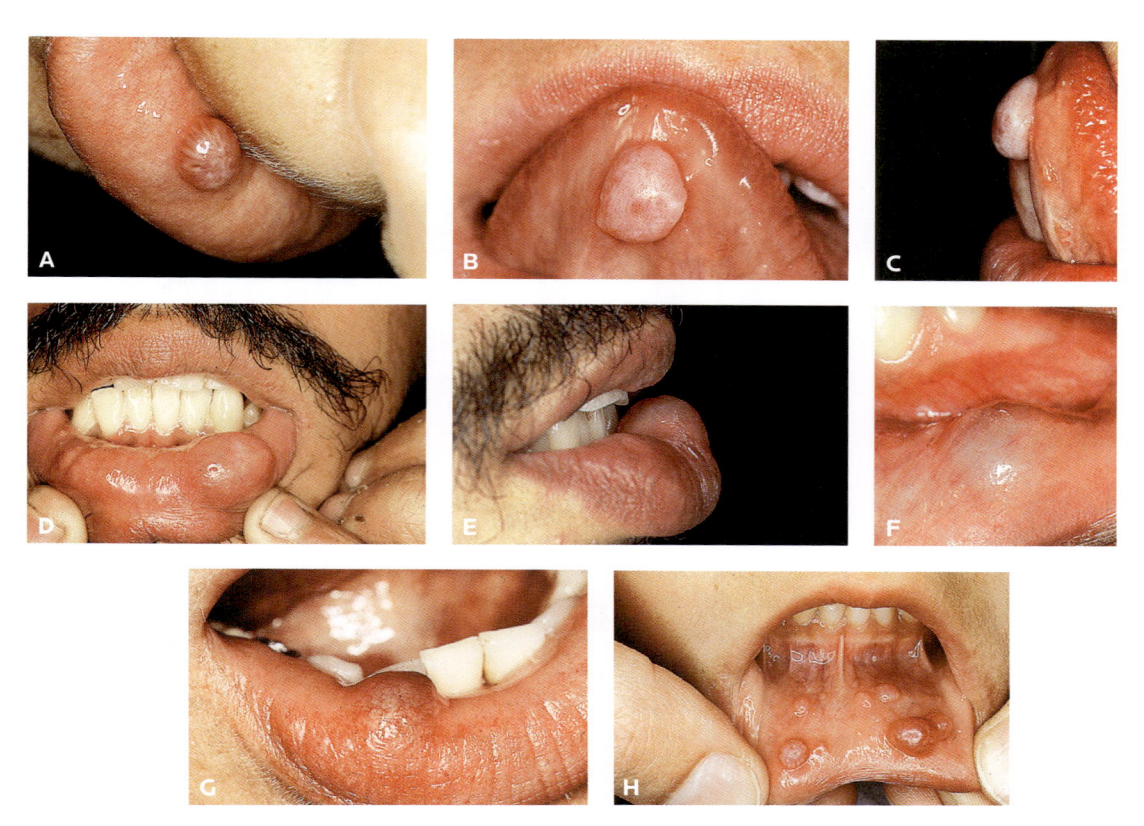

Figura 8.7 (A-H) — Vários aspectos de mucocele. Na imagem H, observam-se múltiplas mucoceles provocadas por traumatismos repetitivos no lábio inferior.

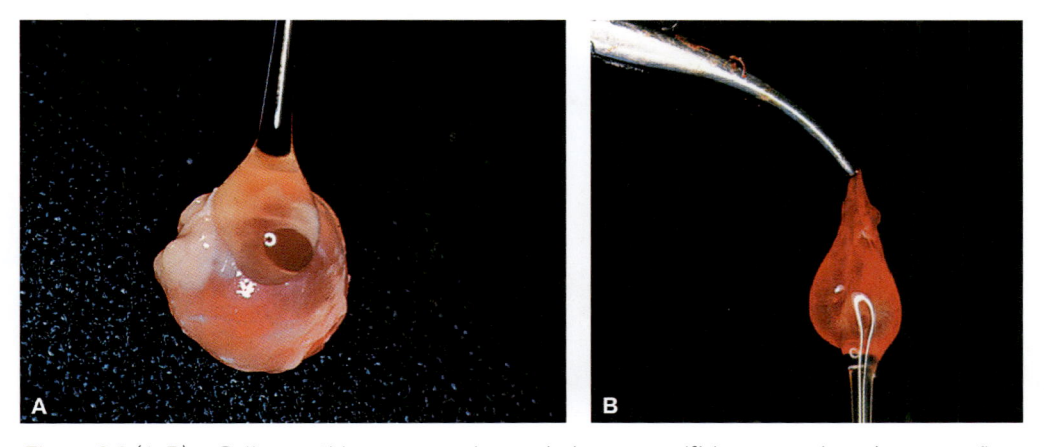

Figura 8.8 (A-B) — Saliva contida na mucocele, esvaindo-se por orifício provocado após a remoção da lesão.

RÂNULA

LEMBRETE

Assim como a mucocele, a rânula também é provocada por traumatismo mecânico (Figs. 8.9 e 8.10).

A rânula é uma bolha contendo saliva, semelhante em tudo à mucocele, mas com algumas características clínicas díspares:

- localização – soalho da boca;
- tamanho – maior que o da mucocele;
- tipo de glândula acometida – glândulas menores ou o ducto das glândulas sublingual ou submandibular.

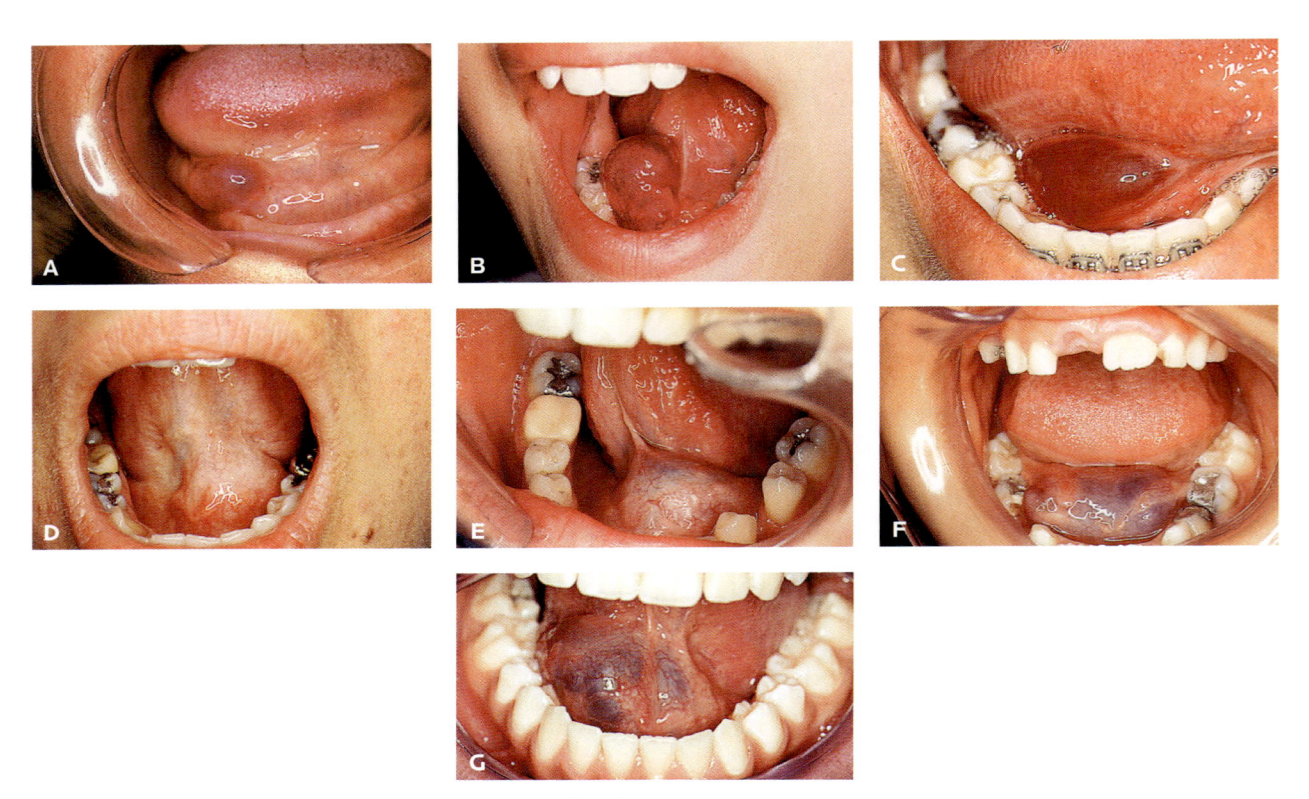

Figura 8.9 (A-G) — Aspecto clínico de rânulas.

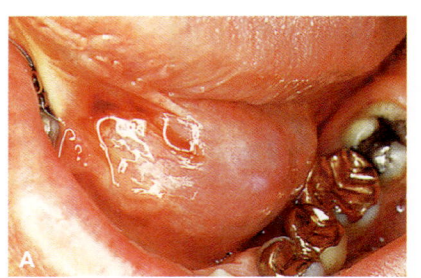

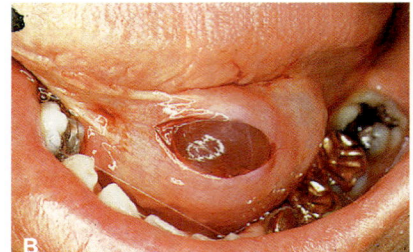

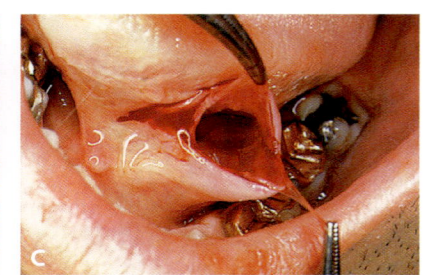

Figura 8.10 — (A) Rânula. (B) Observe a película que envolve a saliva. (C) Observe a película correspondente à lesão sendo tracionada.

SIALOLITÍASE (CÁLCULO SALIVAR)

Sialólitos são estruturas calcificadas que se desenvolvem no sistema de ductos nas glândulas salivares maiores. Não se deve, todavia, desprezar o seu acometimento em glândulas salivares menores, nas quais a observação é difícil em virtude da luz de pequeno diâmetro que esses ductos apresentam.

Os sialólitos são resultantes da deposição de sais de cálcio nas paredes dos ductos, geralmente em áreas que favorecem essa deposição, como defeitos nas paredes da luz dos ductos ou acidentes anatômicos (p. ex., a curvatura que o ducto da glândula submandibular apresenta quando trespassa o músculo milóideo). De fato, esta é a região onde mais se encontram cálculos salivares, também porque a saliva ali produzida é mais espessa. O segundo local onde pode ser encontrada grande prevalência de sialólitos é o ducto parotídeo.

É comum o cálculo ser expelido espontaneamente pela pressão que a saliva retida exerce, muitas vezes deslocando-o, o que permite o esvaziamento da glândula, diminuindo a dor e o aumento dessas estruturas. Como o cálculo permanece e a pressão que a saliva exerce diminui novamente, o episódio de dor e aumento retorna.

Ao exame imagenológico, a grande maioria dos cálculos é visível de forma radiopaca. Existem, todavia, cálculos radiotransparentes que só podem ser localizados pela ultrassonografia ou pela ressonância magnética. A radiografia oclusal pode detectar sialólitos com um filme periapical introduzido no vestíbulo; pode-se examinar o lábio inferior, cuja mucosa apresenta-se avermelhada e edemaciada, talvez escondendo um sialólito minúsculo. O prognóstico é favorável, e o tratamento é cirúrgico (Figs. 8.11 a 8.17).

LEMBRETE

A severidade da sintomatologia está diretamente ligada ao grau de obstrução do ducto e à consequente retenção de saliva.

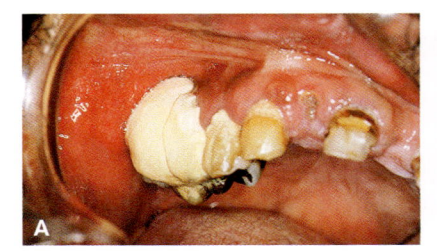

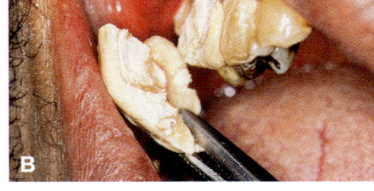

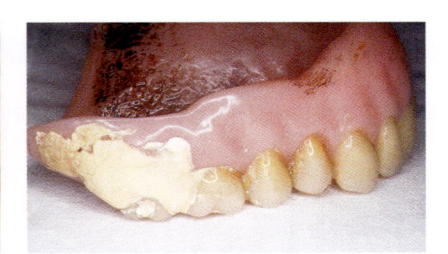

Figura 8.11 (A-B) — Cálculo salivar depositado na superfície vestibular de molares superiores.

Figura 8.12 — Cálculo depositado na mesma região, porém em prótese total.

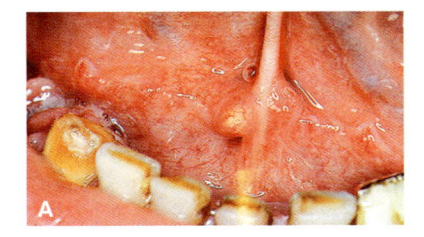

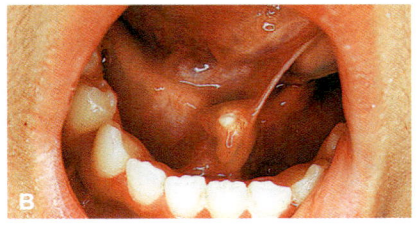

Figura 8.13 (A-B) – Sialólito localizado na emergência do ducto de Warton.

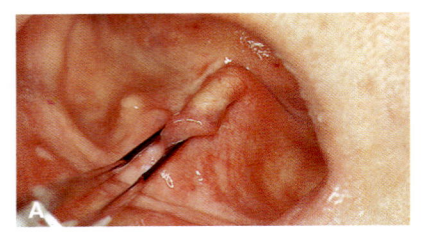

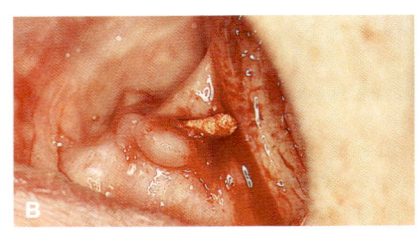

Figura 8.14 (A-B) — Sialólito localizado no ducto de Warton. Para removê-lo, é interessante pinçá-lo previamente com delicadeza, para não fragmentá-lo.

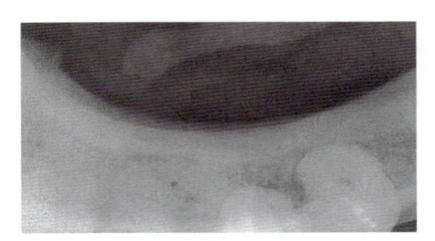

Figura 8.15 — Radiografia periapical exibindo um sialólito no ducto de Warton.

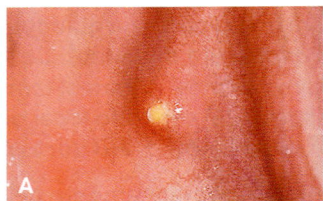

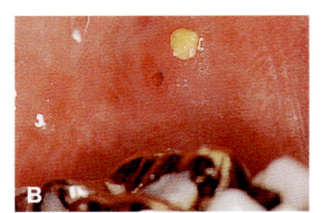

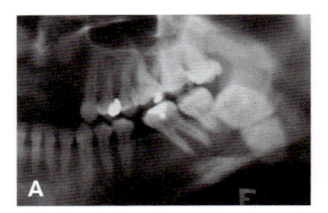

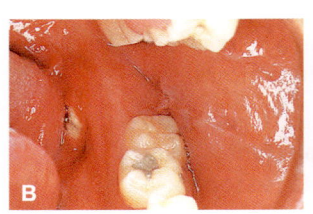

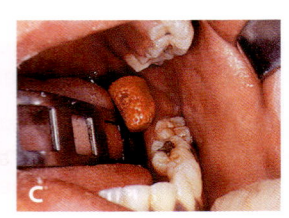

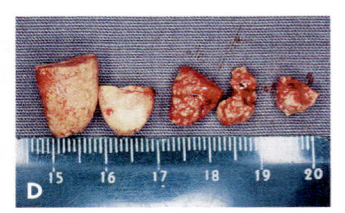

Figura 8.16 — (A) Pequeno sialólito na emergência da parótida. (B) Sialólito expelido e orifício de emergência ainda dilatado.

Figura 8.17 (A-D) — Sialólito exuberante na glândula submandibular. A paciente referia como queixa um dente erupcionando por lingual.

ALTERAÇÕES IMUNOLÓGICAS

SÍNDROME DE SJÖGREN

Trata-se de uma disfunção imunológica crônica caracterizada por aumento de glândulas salivares e sintomas de secura persistente nos olhos e na boca.

ETIOLOGIA: O distúrbio imunológico resulta em uma inflamação crônica que pode estar associada a fatores endócrino-metabólicos e/ou microbiológicos.

Quanto à associação com microrganismos, estes podem agir de forma retrógrada pelo ducto excretor principal. A diminuição do fluxo salivar devida à inflamação propicia a entrada de microrganismos no sentido contrário ao fluxo, na direção da glândula, que até então era livre de microrganismos.

Observações clínicas mostram tendência à influência genética, muito embora essa hereditariedade não esteja propriamente comprovada.

MANIFESTAÇÕES CLÍNICAS: Clinicamente, podem-se reconhecer duas formas dessa síndrome:

- Primária – envolve exclusivamente as glândulas salivares e lacrimais, provocando hipossalivação e consequente sensação de boca seca (xerostomia) e secura conjuntival (xeroftalmia), além de aumento uni ou bilateral das parótidas, sem sinais flogísticos.
- Secundária – ocorre em glândulas salivares e lacrimais, acompanhada de comprometimento sistêmico com desenvolvimento de artrite reumatoide, lúpus eritematoso ou outra manifestação clínica sistêmica de outras colagenoses.

Essa síndrome acomete pacientes do sexo feminino na proporção de 9:1, ocorrendo, na grande maioria dos casos, em adultos na faixa da quarta até a sexta década de vida.

Podem-se palpar as glândulas salivares menores na mucosa labial inferior, as quais podem, algumas vezes, apresentar-se intumescidas e mais consistentes. As mucosas conjuntivais tornam-se secas e avermelhadas por causa do comprometimento das glândulas lacrimais. A mucosa bucal apresenta-se ressecada, quebradiça e eritematosa. A saliva, quando presente, é densa e espumosa.

A hipossalivação ou mesmo aptialia (falta total de saliva) constante e cíclica, e por períodos prolongados, pode ao longo do tempo provocar ardência, queimação e distúrbios na alimentação e na fala. Também pode condicionar a mucosa bucal a ficar vulnerável e sujeita a traumatismos mecânicos, químicos e bacterianos, aumentando a possibilidade de desenvolvimento de cárie, distúrbios periodontais e candidíase.

A diminuição do fluxo salivar pode também provocar **infecções** por causa da migração de microrganismos pelo ducto no sentido da glândula. A redução do fluxo salivar não estimulado aumenta sobremaneira o risco de suscetibilidade a cárie, perda precoce d e dentes, úlceras nas mucosas da cavidade bucal e conjuntival, candidíase (piorada pela necessidade do uso de corticoides), disgeusia (alteração do paladar) e dificuldade de manutenção de estabilidade de próteses, principalmente as mucossuportadas, em virtude da diminuição ou da falta da membrana de saliva que as mantém por tensão superficial.

Artralgia com dores articulares generalizadas acompanha o quadro. Como sintomas secundários, os quais nem sempre estão presentes, destacam-se mialgia e miastenia, provocando nos pacientes queixas de dores generalizadas. Eventualmente, ocorrem ainda sensação de queimação no rosto e fadiga em vários graus.

Em relação aos **exames complementares** para o diagnóstico da síndrome de Sjögren, destacam-se os seguintes:

Exames de imagem – a sialografia, exame radiográfico com contraste de iodo em meio oleoso, é um exame bastante elucidativo. O contraste injetado a partir do orifício de emergência da glândula salivar maior preenche a árvore ductal e se acumula nas extremidades na forma de pequenos círculos. Estes preenchem os locais que seriam ocupados pelos ácinos das glândulas, agora com sialectasia, emprestando ao quadro radiográfico o aspecto de árvore de primavera (árvore com frutos). A glândula normal, preenchida pelo contraste, mostra imagem de árvore de inverno, sem folhas nem frutos, com galhos

---

LEMBRETE

Pode-se definir uma tríade clássica para a síndrome de Sjögren, que consiste em hipossalivação, queratoconjuntivite seca e artrite reumatoide, ou outra colagenose. É uma tríade de fácil identificação clínica, e exames complementares também são elucidativos.

secos. O esvaziamento da glândula torna-se demorado, o que pode ser observado também na cintilografia, que complementa o exame imagenológico. Outros exames de imagem, como ressonância magnética e tomografia computadorizada, complementam o diagnóstico dessa síndrome.

Exames laboratoriais – a prova de fatores reumatoides positiva é um dado de grande valia no auxílio do diagnóstico da síndrome de Sjögren.

Biópsia – como já foi visto anteriormente, não é recomendado realizar biópsia em glândulas salivares maiores, principalmente a parótida, pois corre-se o risco de atingir o nervo facial que se encontra em íntimo contato com a glândula. No caso especial da parótida e nas glândulas salivares maiores, existe a possibilidade de infecção e de aparecimento de fístulas salivares como sequela.

As glândulas salivares menores também estão comprometidas e podem servir de material adequado para o diagnóstico histológico dessa síndrome. Nas glândulas maiores, na parótida principalmente, essa degeneração é que propicia a sialectasia nas extremidades dos ramos compostos pelos ductos, evidenciando na radiografia áreas circulares radiopacas correspondentes ao preenchimento desses espaços pela injeção de contraste.

PROGNÓSTICO: É importante alertar o paciente portador da síndrome de Sjögren de que essa doença complexa não tem cura e o portador deve aprender a conviver com os surtos. Deve-se intervir sempre que houver manifestações clínicas.

TRATAMENTO: O tratamento é sintomático, realizado à base de corticoides por via oral e estimulação do fluxo salivar por meio da manobra de ordenha.

TUMORES DAS GLÂNDULAS SALIVARES

Os tumores das glândulas salivares podem originar-se de glândulas salivares menores, maiores ou ainda de glândulas acessórias, que estão distribuídas por toda a mucosa de revestimento da cavidade bucal. Os tumores das glândulas salivares menores representam cerca de 15% de todos os outros tumores das glândulas salivares. Destes, cerca de 55% ocorrem no palato e 20% acometem o lábio superior. Nas glândulas maiores, a predileção por localização é a parótida.

Algumas glândulas salivares envolvidas em tumores continuam produzindo saliva, principalmente em tumores benignos e malignos bem diferenciados. Por isso, não é incomum o paciente referir que o tumor aumenta em volume e por vezes diminui. Sabe-se, no entanto, que o que determina esse fato é a quantidade de saliva que fica retida e que é eliminada do tumor.

LEMBRETE

Raramente os tumores de glândulas salivares provocam dor, principalmente porque se desenvolvem de forma lenta.

Um sinal relativamente comum nos casos de tumores malignos das glândulas salivares é a **paralisia facial unilateral**, que pode ser total ou parcial, dependendo do ramo do nervo facial que foi comprometido pela neoplasia.

DIAGNÓSTICO: É estabelecido pela história da doença, por exame físico e por exames de imagem, que se complementam (biópsia e punção-biópsia são escolhidos de acordo com a particularidade de cada caso). Em tumores que se desenvolvem em glândulas maiores, principalmente na parótida, não se deve realizar na biópsia, mas sim a punção-biópsia.

ADENOMA (TUMORES BENIGNOS)

Adenoma é o tumor de maior ocorrência entre os tumores de glândulas salivares.

MANIFESTAÇÕES CLÍNICAS: A localização mais comum são as glândulas salivares do palato duro, próximo ao palato mole, e a glândula parótida. Pode ocorrer ocasionalmente na mucosa do lábio superior. Tem evolução lenta e se apresenta clinicamente como nódulo firme à palpação, de dimensões variadas, mas raramente maior do que 3 cm. É indolor e em geral autolimitado. Na parótida, nota-se, à palpação, um nódulo com mobilidade, muito bem delimitado e unilateral, elevando o lobo do pavilhão auditivo. A mucosa que o recobre no palato mostra coloração e textura normais, podendo se ulcerar por traumatismo durante a alimentação ou mesmo espontaneamente.

EXAMES COMPLEMENTARES: Para auxiliar o diagnóstico, são muito úteis a tomografia computadorizada, a ultrassonografia e, eventualmente, a ressonância magnética. A sialografia é um auxiliar de grande valor, pois mostra uma imagem característica de "bola na mão", ou seja, a imagem de compressão do tumor na árvore ductal. A biópsia de nódulo na parótida é contraindicada pela possibilidade de provocar fístula salivar, assim como lesar o nervo facial, que passa em meio à massa glandular. Nesses casos, deve-se realizar a punção-biópsia.

PROGNÓSTICO: Favorável, sendo rara a recidiva.

TRATAMENTO: Cirúrgico. Em geral, durante a cirurgia destaca-se com facilidade, o que facilita sua remoção total (Figs. 8.18 e 8.19).

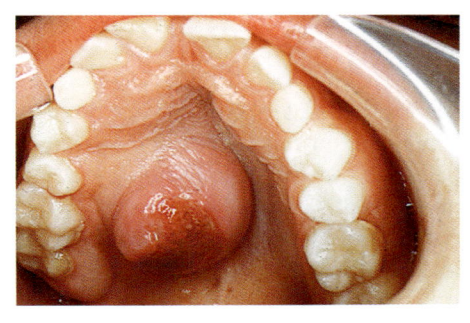

Figura 8.18 — Tumor benigno de glândulas salivares menores no palato: adenoma.

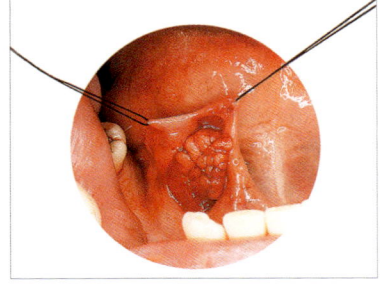

Figura 8.19 — Remoção de adenoma de glândula sublingual.

TUMORES MALIGNOS DAS GLÂNDULAS SALIVARES

Em geral são de desenvolvimento lento, com baixa potencialidade de invasão e metastatização, pois costumam ser bem diferenciados. Podem ocorrer tanto em glândulas salivares menores como maiores. Os tumores malignos desenvolvidos na parótida com certa frequência provocam paralisia do nervo facial, o qual se posiciona anatomicamente na estrutura glandular, que fica comprimida.

CARCINOMA MUCOEPIDERMOIDE

O carcinoma mucoepidermoide desenvolve-se por meio de duas formas, que se distinguem pela diferença de comportamento clínico e histológico:

- carcinoma mucoepidermoide de baixo grau de malignidade – tem melhor prognóstico, com história e apresentação clínica semelhantes às dos tumores benignos;
- carcinoma mucoepidermoide de alto grau de malignidade – mais agressivo.

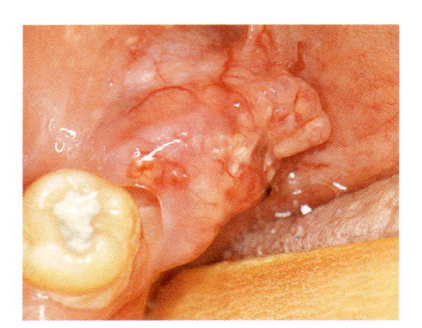

Figura 8.20 — Adenocarcinoma de mucosa gengival.

MANIFESTAÇÕES CLÍNICAS: Costuma acometer as glândulas salivares menores do palato e se apresenta clinicamente como um nódulo séssil, em geral ulcerado. Ocorre com mais frequência em mulheres idosas.

EXAMES COMPLEMENTARES: Biópsia.

PROGNÓSTICO: Duvidoso para os casos iniciais e desfavorável para os casos mais avançados.

TRATAMENTO: Cirúrgico com margem de segurança. Em casos mais avançados, a quimioterapia pode auxiliar paliativamente o tratamento deste e de outros tumores malignos de glândulas salivares, os quais respondem muito mal à radioterapia (Figs. 8.20 e 8.21).

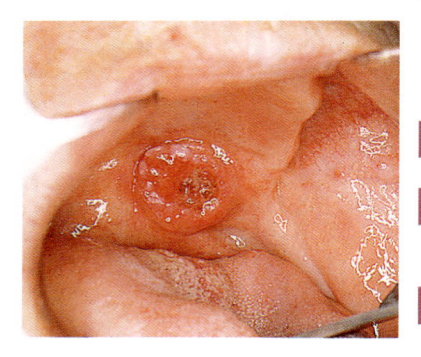

Figura 8.21 — Carcinoma mucoepidermoide ulcerado de palato.

ADENOCARCINOMA (CARCINOMA DE CÉLULAS ACINARES)

A maioria dos tumores de glândulas salivares parece surgir do epitélio do sistema de ductos. Porém, algumas lesões se desenvolvem a partir das células acinares ou serosas que pertencem a um grupo que foi denominado **tumores das células acinares**, também conhecido como adenoma de células acinares, carcinoma de células serosas, adenoma de células claras e epitelioma glandular, na intenção de indicar seu baixo grau de malignidade. Ocorre principalmente na parótida, mas pode ocorrer, com menor frequência, nas glândulas salivares menores do palato.

MANIFESTAÇÕES CLÍNICAS: O adenocarcinoma de células acinares das glândulas salivares tem baixa malignidade, e seu comportamento clínico é pouco agressivo. Todavia, pode manifestar-se mais agressivamente, ser invasivo e eventualmente propiciar metástases (Fig. 8.22). Pode ser primário das glândulas salivares, mas pode ser metastático de adenocarcinoma originário de outros órgãos.

Exames complementares – no palato, as lesões devem ser biopsiadas. Na parótida, faz-se punção.

PROGNÓSTICO: Duvidoso.

TRATAMENTO: Remoção cirúrgica com margem de segurança.

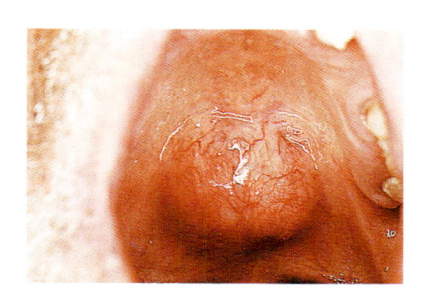

Figura 8.22 — Carcinoma mucoepidermoide de palato com aspectos clínicos semelhantes aos do adenoma.

ADENOCARCINOMA POLIMÓRFICO DE BAIXO GRAU (EX-ADENOMA PLEOMÓRFICO)

Trata-se de um tumor maligno de glândulas salivares menores, de desenvolvimento muito lento, pouco invasivo e que não costuma provocar metástase.

MANIFESTAÇÕES CLÍNICAS: Ocorre com maior frequência no palato, sob a forma nodular, ulcerado, mas também é observado no lábio superior.

PROGNÓSTICO: Reservado, pois, apesar das metástases que eventualmente podem ocorrer, os tumores são locorregionais, restritos às cadeias ganglionares locais e à invasão perineural e muscular, o que pode comprometer o prognóstico.

TRATAMENTO: Cirúrgico radical.

CARCINOMA ADENOIDE CÍSTICO – CILINDROMA

Esta é uma forma de adenocarcinoma suficientemente diferenciada de modo a permitir um destaque em separado na classificação dos tumores malignos das glândulas salivares. Lesões histologicamente semelhantes se desenvolvem nas glândulas lacrimais e nas glândulas da faringe, da traqueia, dos brônquios e das mamas.

CARACTERÍSTICAS CLÍNICAS: As glândulas salivares comumente envolvidas são as glândulas menores do palato duro, seguidas das parótidas e das submandibulares. Sua ocorrência é mais frequente entre a quinta e sexta década da vida.

MANIFESTAÇÕES CLÍNICAS: Os primeiros sinais correspondem a nódulos que se desenvolvem de forma lenta, ou seja, segue a característica da maioria dos tumores das glândulas salivares. Tem a característica tumoral maligna de se fixar a estruturas laterais e profundas mostrando invasibilidade.

LEMBRETE

O carcinoma adenoide cístico não induz metástases com frequência. Quando estas ocorrem, não costumam atingir linfonodos regionais, mas se localizam a distância, principalmente no pulmão, onde podem manifestar-se muitos anos após a instalação e identificação do tumor.

A principal característica desse tipo de tumor é a invasão de nervos periféricos contíguos e que progridem através da bainha da mielina. Quando se localiza nas parótidas, muitas vezes atinge o nervo facial, provocando paralisia.

Características histológicas – é composto de pequenas células de coloração uniforme que estão dispostas em cordões anastomosantes, cuja porção central pode conter material mucoide. A principal característica do quadro histológico desse tumor, e o fato de que o tecido conjuntivo se hializa e se dispõe ao redor das células tumorais, formando uma disposição estrutural em cilindros, obtendo, assim, a denominação de cilindroma.

PROGNÓSTICO: Reservado, com possibilidade de recidiva e metástase, principalmente pulmonar, óssea e cerebral. A sobrevida em 5 anos é de cerca de 65% dos casos, dependendo da extensão do tumor e dos danos anatômicos.

TRATAMENTO: Cirúrgico com margem de segurança. Como é um tumor que pouco compromete os linfonodos locorregionais, o esvaziamento cervical oportuno para esse tipo de lesão é estudado pelo cirurgião de cabeça e pescoço em cada caso.

Por ser uma neoplasia relativamente diferenciada sob o ponto de vista histológico, não responde satisfatoriamente ao tratamento radioterápico. É recomendada, todavia, a associação das radiações ionizantes após o tratamento cirúrgico de lesões extensas e profundas, com melhor resultado do que isoladamente.

CARCINOMA EPIDERMOIDE

É um tumor maligno de origem epitelial que se desenvolve a partir do epitélio da mucosa contíguo às glândulas salivares. Seu comportamento será descrito no Capítulo 10.

Tumores benignos

Entende-se por tumor benigno um crescimento tecidual que se desenvolve na mucosa bucal por causa desconhecida, inútil ao organismo, contínuo, de progressão lenta e autolimitado.

ETIOLOGIA: Na maioria dos casos, não tem origem definida. Porém, pode ocorrer o aparecimento de lesões tumorais benignas estimuladas por fator traumático mecânico ou virótico. As células que compõem os tumores benignos são semelhantes às do tecido que lhes deu origem, estando aumentadas em quantidade.

MANIFESTAÇÕES CLÍNICAS: Apresentam-se como nódulos globosos, por vezes pápulas com contorno nítido e bem definido, em geral sem ulceração. Não invadem estruturas vizinhas, mas podem comprometê-las por compressão. Sempre apresentam superfície regular, uniforme e bem definida. A coloração pode alterar-se de acordo com cada tipo de lesão. Em geral, a mucosa que recobre a lesão é integra, sem alteração de coloração. Não mostra tendência a sangramento e, em geral, não tem sintomatologia dolorosa.

DIAGNÓSTICO: A biópsia é fundamental para estabelecer o diagnóstico.

PROGNÓSTICO: É favorável. Os danos anatômicos e funcionais são mínimos.

TRATAMENTO: Cirúrgico com remoção total da lesão e com ligeira margem de segurança.

Os tumores benignos podem ser classificados conforme o tecido que lhes deu origem, como descrito a seguir.

OBJETIVOS DE APRENDIZAGEM

- Identificar, diagnosticar e propor tratamento para os diversos tipos de tumores benignos envolvidos na cavidade bucal

LEMBRETE

Este tipo de lesão é classificada como tumor benigno, e não como hiperplasia, diferenciando-a dos crescimentos teciduais de origem traumática. Isso se justifica porque as células inflamatórias, neste caso, estão em número reduzido ou mesmo ausentes.

FIBROMA

Fibroma é uma lesão nodular globosa, submucosa, em geral pediculada. Apresenta a coloração normal da mucosa ou é ligeiramente mais clara, em virtude do conteúdo de sua massa. Esta é composta de tecido conjuntivo denso fibroso com pouca vascularização, o que determina consistência firme e elástica. A superfície é brilhante, e a textura, lisa. O tamanho é variável, a partir de 3 mm de diâmetro, sendo comum apresentar-se com maiores dimensões, cerca de 1 a 2 cm.

O fibroma é encontrado em qualquer região da mucosa bucal, eventualmente na gengiva. Em alguns casos, pode originar-se de hiperplasia fibrótica provocada por trauma. Quando o agente desaparece, o componente inflamatório fica restrito a fibroblastos que se desenvolvem agora como tumor benigno (Fig. 9.1).

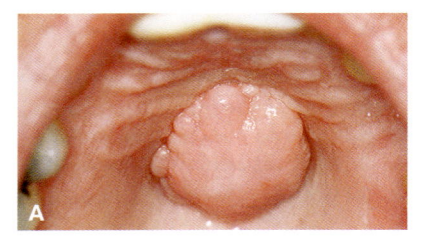

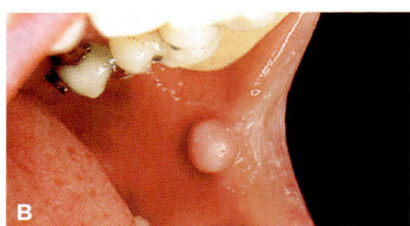

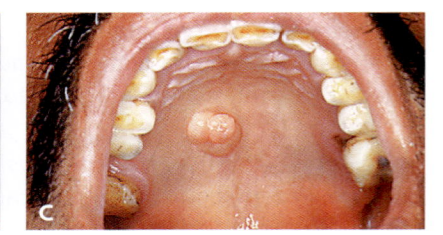

Figura 9.1 — (A) Fibroma no palato duro. (B) Fibroma na mucosa jugal retrocomissural. (C) Fibroma no palato duro.

FIBROMA OSSIFICANTE PERIFÉRICO

LEMBRETE

O fibroma ossificante periférico é um crescimento tecidual de origem traumática antiga em que o componente hemangiomatoso é substituído em grande parte por fibras colágenas, o que lembra em alguns aspectos o fibroma.

Este tipo de fibroma desenvolve-se a partir de um granuloma gengival. Sua origem odontogênica não é descartada.

Apresenta-se na forma de lesão nodular, globosa, pediculada na maioria dos casos, podendo também se apresentar de forma séssil, com coloração avermelhada entremeada de áreas esbranquiçadas. Às vezes sangra ao toque ou mesmo de forma espontânea, principalmente quando é constantemente traumatizado. Tem superfície brilhante e opaca em alguns pontos, às vezes ulcerada, com textura e contorno irregulares.

Pode atingir grandes dimensões, em geral cerca de 2 cm, podendo chegar a 3 cm ou mais. Não é raro encontrar fibromas ossificantes periféricos com dimensões que tendem a obliterar a cavidade bucal (Fig. 9.2). Apresenta-se exclusivamente na gengiva inserida ou excepcionalmente na gengiva marginal livre.

Um dado que corrobora a classificação dessa lesão como fibroma ossificante é o fato de ser comum encontrar tecido ósseo em meio à massa fibrótica. Isso quer dizer que o tecido conjuntivo inflamatório que compõe o fibroma ossificante periférico prolifera de tal forma como reparação inflamatória que se torna diferente dos tumores benignos de maneira geral. A classificação dessa lesão como tumor benigno tem caráter didático (Figs. 9.3 e 9.4).

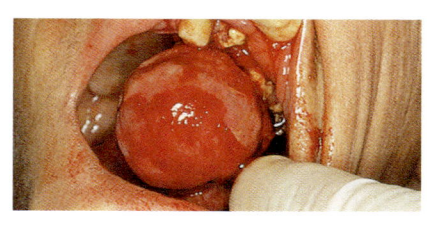

Figura 9.2 — Fibroma ossificante periférico de grandes dimensões, traumatizado pela mastigação, com oito anos de evolução.

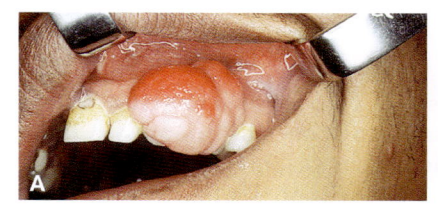

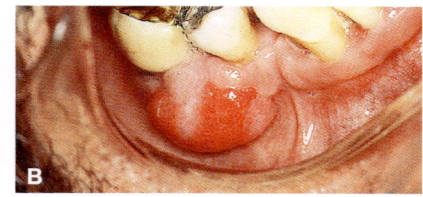

Figura 9.3 (A-B) — Fibroma ossificante periférico. Quando emerge da gengiva, tem coloração um pouco mais pálida que a da gengiva normal, mas sempre há eritema, como se pode observar.

Figura 9.4 — Aspecto radiográfico de uma peça operatória de fibroma ossificante periférico, no qual se pode notar calcificação em meio à massa.

PAPILOMA

O papiloma é uma lesão nodular globosa, pediculada, verrucosa, filiforme ou papilífera, de coloração esbranquiçada, superfície opaca e textura áspera. Apresenta pequenas dimensões, cerca de 1 a 5 mm de diâmetro. Pode ocorrer em qualquer área da mucosa bucal, sendo prevalente na semimucosa labial, no dorso da língua e no palato duro, ou seja, em áreas com intensa queratinização. Pode estar associado a traumatismo mecânico crônico de baixa intensidade. Em alguns casos, pode estar associado ao HPV (Figs. 9.5 a 9.8).

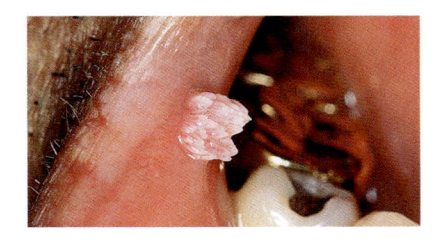

Figura 9.5 — Papiloma de lábio. Em geral, esses papilomas têm pequenas dimensões, são esbranquiçados, verrucosos, pediculados, em forma de pápula, de couve-for ou filiforme.

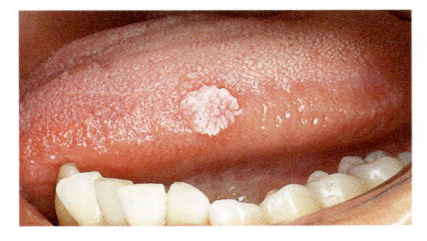

Figura 9.6 — Papiloma de borda lateral de língua.

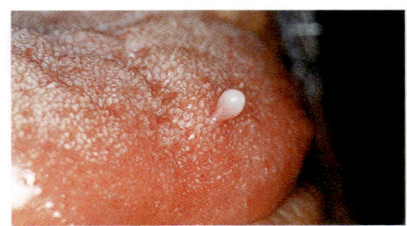

Figura 9.7 — Papiloma de dorso lingual.

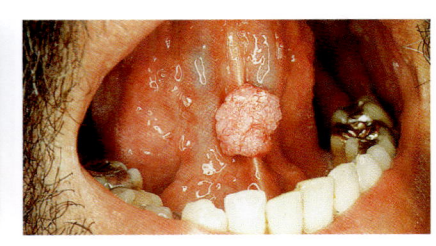

Figura 9.8 — Papiloma emergindo do freio lingual.

Sua massa tecidual apresenta aumento do número de células epiteliais e intensa hiperqueratose. Por isso, é o único de todos os tumores benignos com **certa tendência à malignização**, principalmente pelo aumento da camada de queratina (hiperparaqueratose) e pelo constante traumatismo sobre a superfície da mucosa, que coincide com a superfície do próprio tumor.

DIAGNÓSTICO DIFERENCIAL: É comum confundir clinicamente um papiloma de maior dimensão com o carcinoma verrucoso, pois muitas vezes se notam aspectos clínicos semelhantes.

TRATAMENTO: É cirúrgico, com margem de segurança. Recidivas são esperadas.

Neste item, vale discorrer também sobre a **hiperplasia epitelial focal (doença de Heck)**, pois, apesar de ser uma doença de origem infecciosa, os aspectos clínicos estão mais relacionados ao papiloma. A hiperplasia epitelial focal é causada pelos subtipos 13 e 32 do HPV. Ocorre no Brasil, na Amazônia, em tribos indígenas. Clinicamente, as lesões se apresentam sob a forma de múltiplas pápulas esbranquiçadas, verrucosas, pediculadas, que medem entre 1 e 3 mm, localizadas principalmente na mucosa labial inferior. O prognóstico é favorável, e o tratamento é cirúrgico.

LIPOMA

Lipoma é uma lesão oriunda de tecido gorduroso. É representado por lesão nodular, submucosa, em geral séssil, pouco consistente à palpação, globosa ou muitas vezes amorfa, por sua tenra consistência. Sua massa se espraia à compressão. Ocorre principalmente na mucosa jugal.

A mucosa que o reveste é normal. É comum observar coloração amarelada, propiciada pelo tecido gorduroso que ocupa sua massa, principalmente se a mucosa que o reveste for pouco espessa e pouco vascularizada. Tem dimensões inconstantes, variando de 10 mm de diâmetro a massas gordurosas de grande volume (Fig. 9.9).

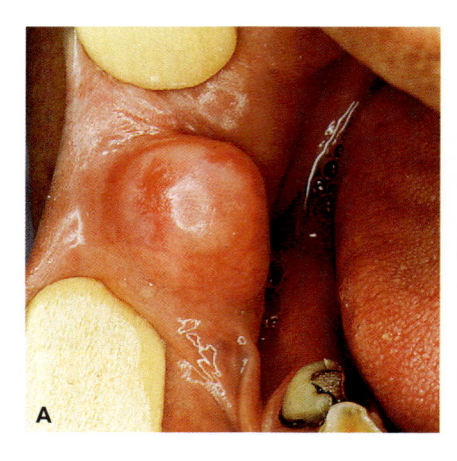

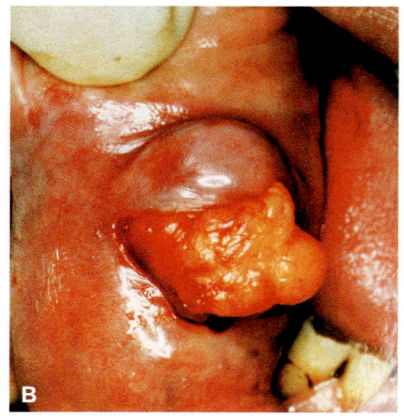

Figura 9.9 — Lipomas na mucosa jugal. (A) Pela proximidade com a bola gordurosa de Bichat, é mais frequente nessa região, assim como os grânulos de Fordyce. (B) Aspecto transoperatório.

NEUROMA

O neuroma é um tumor benigno, originário de tecido nervoso, que pode se desenvolver com maior frequência em decorrência de traumatismo mecânico. Quando se intervém cirurgicamente em área próxima a terminações nervosas, não é incomum traumatizar essas estruturas, principalmente pela ação de afastadores, que as comprimem.

O trauma pode ocorrer também quando se atinge a terminação nervosa diretamente com bisturi, tesouras ou outro instrumento qualquer. Por causa do traumatismo, pode ocorrer estímulo para desenvolver o chamado **neuroma de amputação**, que ocorre com maior prevalência no plexo mentual.

A lesão é nodular, séssil e submucosa. A mucosa que a reveste é normal quanto à cor, à superfície e à textura. Seu conteúdo é de tecido nervoso, sensível ao toque na forma de "choque" e eventualmente dor. Muitas vezes é imperceptível à inspeção, sendo a **palpação** o único recurso de semiotécnica para o diagnóstico. Em geral é um problema autolimitado, não necessitando de tratamento, pois habitualmente não atinge maiores proporções.

Há que se destacar o **shwanoma**, um tumor que se desenvolve na bainha de Shwan e pode se desenvolver em qualquer área da mucosa bucal (Fig. 9.10).

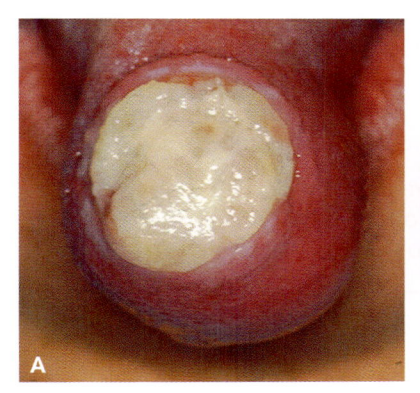

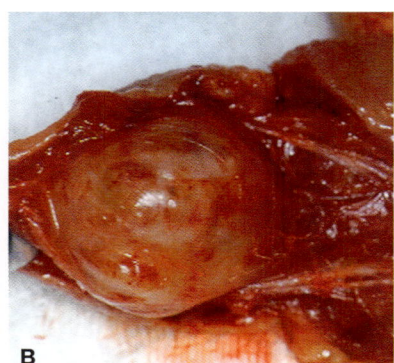

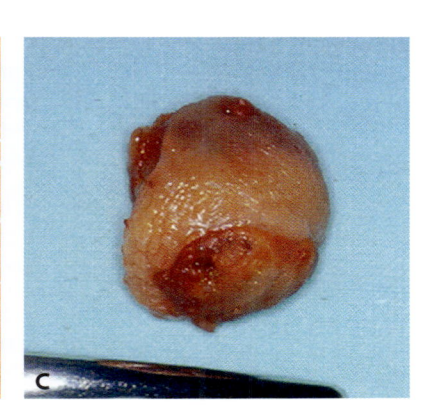

Figura 9.10 (A-C) — Caso de shwanoma no ápice lingual.

HEMANGIOMA

Certas alterações dos vasos sanguíneos são conhecidas de maneira geral como hemangiomas. Apesar do sufixo "-oma", não se trata de uma neoplasia. Essas alterações estão incluídas neste item de tumores benignos por motivos didáticos.

> **ATENÇÃO**
>
> É muito comum ocorrerem erros e acidentes lidando com hemangioma. Devem-se observar cuidados especiais nos procedimentos com suspeita desse tipo de lesão, pois pode ocorrer sangramento abundante e muitas vezes difícil de resolver com os procedimentos hemostáticos habituais.

> **LEMBRETE**
>
> Os hemangiomas tendem a sangrar excessivamente quando traumatizados, principalmente em pacientes hipertensos ou em situações de esforço físico.

Os hemangiomas têm características próprias e estão enquadrados entre as anomalias de desenvolvimento. São entidades diagnósticas cujo esclarecimento diagnóstico e clínico é fundamental, pois a biópsia incisional, neste caso, está contraindicada. Na verdade, pode-se dispensar a biópsia, pois as manobras de semiotécnica utilizadas para o diagnóstico do hemangioma são conclusivas na maioria dos casos.

ETIOLOGIA: Tem origem congênita. Pode aparecer nos primeiros anos de vida ou ser detectado posteriormente. Parece haver uma relação entre a evolução dessas alterações e o desenvolvimento hormonal. A grande maioria dos casos é detectada durante o primeiro ano de vida, e alguns ao nascimento. Talvez outros não sejam detectados por serem de pequenas dimensões.

Histologicamente, reconhece-se o **hemangioma cavernoso**, que apresenta grandes espaços vasculares delimitados por células endoteliais, e o **hemangioma capilar**, que apresenta proliferação de grande número de pequenos vasos sanguíneos (capilares).

MANIFESTAÇÕES CLÍNICAS: É representado clinicamente por bolhas de conteúdo sanguíneo ou mesmo manchas de coloração avermelhada ou arroxeada.

O tamanho é extremamente variável, desde poucos milímetros até vários centímetros, podendo comprometer totalmente uma hemiface. Em geral, as lesões são pulsáteis e têm temperatura mais elevada do que a do tecido adjacente. Tendem a aumentar por decúbito ou em certas ocasiões, como choro, tosse, vômitos, ou mesmo em casos de hipertensão arterial.

DIAGNÓSTICO: O hemangioma desaparece momentaneamente à compressão e retorna ao volume primitivo quando descomprimido, como mostra a Figura 9.11. Essa manobra clínica, que pode ser realizada por compressão digital ou vitropressão (compressão com uma lâmina de vidro) (Figs. 9.12 e 9.13), identifica o hemangioma, de forma que se pode estabelecer o diagnóstico sem necessidade de biópsia.

⚡ É importante lembrar que não se deve fazer biópsia incisional nos casos de hemangioma de grandes proporções ou naqueles em que se optou por tratamento não cirúrgico.

Por isso, o diagnóstico é clínico, por meio de compressão digital ou vitropressão ou até por punção, que via de regra é muito útil e bastante elucidativa.

Não se deve temer realizar a manobra de punção, pois o pequeno sangramento que eventualmente ocorre após este procedimento é facilmente controlável com manobras compressivas. Existem casos em que, por algum motivo, as manobras de compressão ou vitropressão e mesmo a visualização estão prejudicadas (casos de hemangioma profundo ou intraósseo). Também nesses casos a punção é um recurso que deve ser utilizado.

PROGNÓSTICO: Para os casos que se consegue tratar (de pequeno e médio porte), o prognóstico é favorável.

TRATAMENTO: Pode ser feito por meio de cirurgia, de esclerose química ou física ou de aplicação de *laser*.

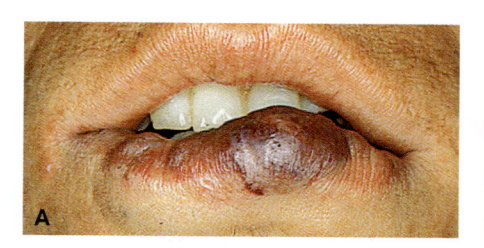

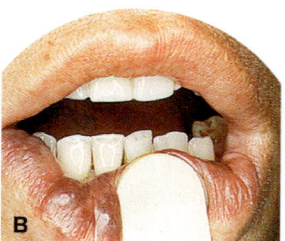

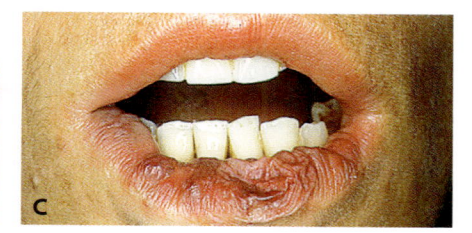

Figura 9.11 — (A, B) Hemangioma de lábio inferior. (C) Após compressão, o sangue retorna aos vasos de origem. O hemangioma fica "murcho" por segundos, mas volta em seguida a ficar repleto de sangue.

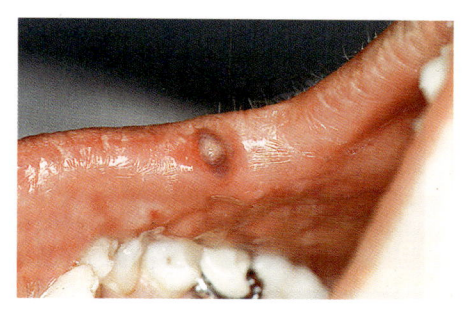

Figura 9.12 — Hemangioma de lábio inferior de pequenas dimensões.

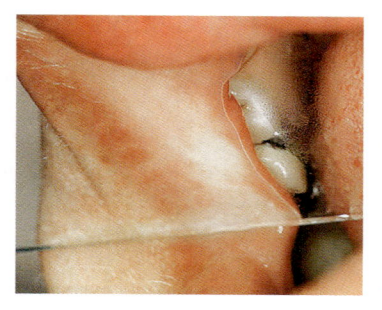

Figura 9.13 — Manobra de vitropressão, indicando, pela isquemia, que se trata de um hemangioma. A manobra, associada à compressão, é por si elucidativa.

- Cirurgia – em lesões de pequenas dimensões, é possível o tratamento cirúrgico. Deve-se tomar cuidado para realizar a incisão em tecido são, circundante ao hemangioma, evitando a penetração na massa do hemangioma.
- Esclerose química – introduzem-se agentes esclerosantes no interior da lesão, os quais agem irritando a parede vascular, reduzindo a luz do vaso e diminuindo também a circulação sanguínea local. O agente utilizado é o oleato de monoetanolamina. Usa-se agulha para insulina, com o cuidado de injetar a solução em meio à área que contém sangue, pois, do contrário, pode-se provocar necrose sem esclerosar o hemangioma. Injeta-se de 0,5 a 2 cc, de acordo com as dimensões da lesão, em aplicação única ou múltipla, dependendo do resultado. Deve-se aguardar sempre uma semana ou 15 dias para a injeção seguinte, quando se faz o acompanhamento (Fig. 9.14).
- Esclerose física (crioterapia) – é realizada por meio de agentes físicos que provocam congelamento da área. Utiliza-se para isso o nitrogênio líquido.

O gás utilizado é o óxido nitroso (N_2O) no estado líquido, que, ao passar para o estado gasoso em forma de vapor, está à temperatura de -70°C, tocando a mucosa com temperatura em torno de -30°C. A crionecrose ocorre em geral em 1 semana, podendo-se realizar tantas aplicações em intervalos semanais quantas necessárias (Figs. 9.15 e 9.16).

- *Laser* – pode ser utilizada, em alguns casos, a aplicação de luz *laser*. Os aparelhos mais indicados são os que também promovem hemostasia.

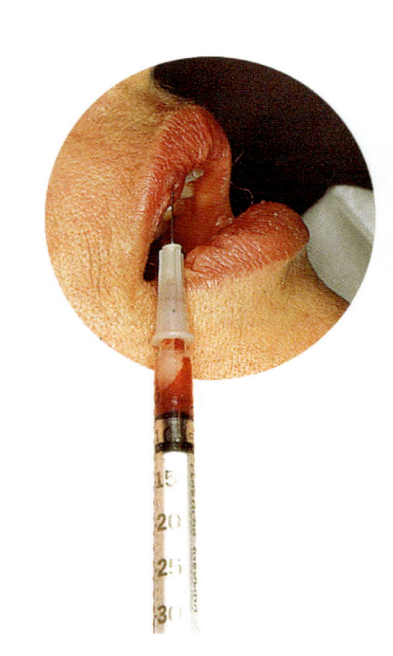

Figura 9.14 — Tratamento esclerosante com o agente químico oleato de etanolamina. Deve-se aspirar (tracionar o êmbolo) para garantir que se está injetando no interior do vaso.

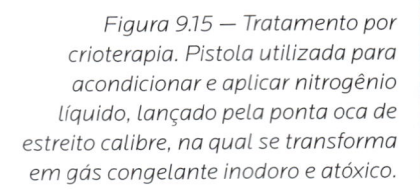

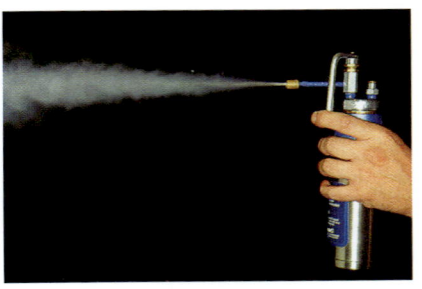

Figura 9.15 — Tratamento por crioterapia. Pistola utilizada para acondicionar e aplicar nitrogênio líquido, lançado pela ponta oca de estreito calibre, na qual se transforma em gás congelante inodoro e atóxico.

Figura 9.16 — (A-C) Crioterapia em hemangioma de língua. O gelo formado demora cerca de um e meio a dois minutos para descongelar. Repete-se a congelação, em geral, três vezes. Com o resfriamento e a diminuição da vascularização, a bola de gelo demora mais tempo para descongelar. (D) Hemangioma imediatamente após o descongelamento, ocasião em que é comum surgir um laivo de sangue.

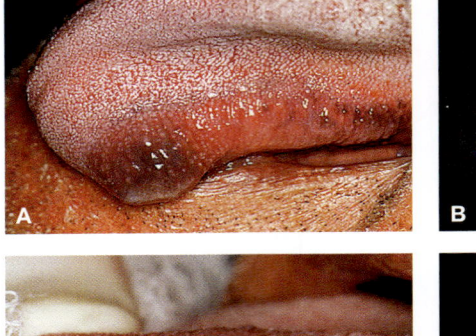

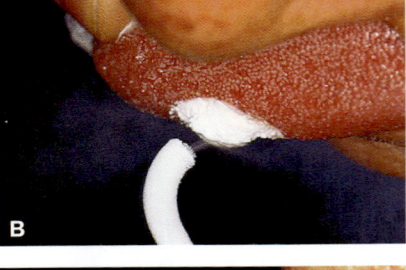

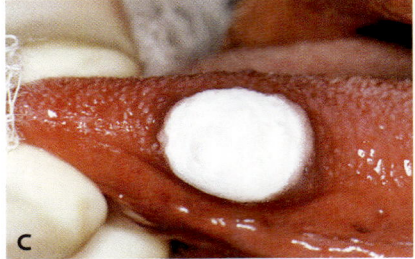

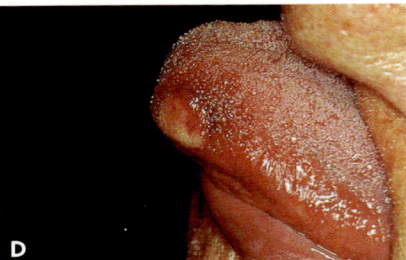

ANGIOMATOSE ENCÉFALO-TRIGEMINAL (SÍNDROME DE STURGE-WEBER)

Este tipo de angiomatose caracteriza-se por comprometimento hemangiomatoso dos tecidos da boca, da face e do cérebro, provocando manchas avermelhadas de grandes proporções, na grande maioria das vezes unilateral, na pele e mucosa dessa hemiface, bem como acometimento das artérias meníngeas. Algumas vezes ocorre retardo mental. Costuma acompanhar a área de inervação do nervo trigêmeo, normalmente atingindo os três ramos.

Quando um paciente com essa angiomatose está em tratamento odontológico, é importante observar certos cuidados preventivos à hemorragia e estar preparado para coibi-la (Fig. 9.17).

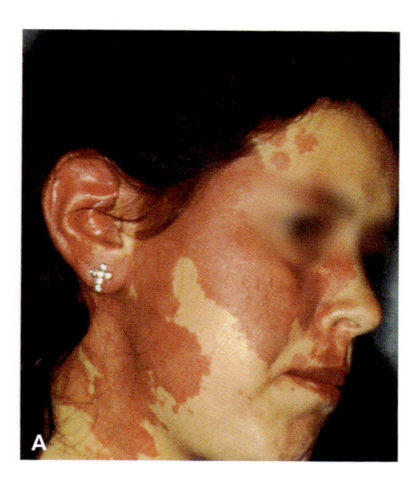

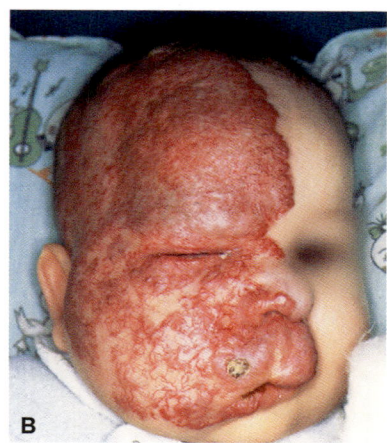

Figura 9.17 - (A) Síndrome de Sturge-Weber (angiomatose encefalotrigeminal), atingindo toda a hemiface, pavilhão auditivo e região cervical. (B) Síndrome de Sturge--Weber em um recém-nascido.

ANGIOMATOSE BUCOFACIAL

Este tipo de angiomatose apresenta características semelhantes às descritas anteriormente, mas sem o comprometimento cerebral. O acometimento hemangiomatoso na forma de manchas acompanha a área de inervação de um ramo do nervo trigêmeo, em geral o ramo maxilar, acometendo a mucosa bucal com manchas ou bolhas únicas ou múltiplas de grandes dimensões, mas sempre restritas a uma hemiface (Figs. 9.18 e 9.19).

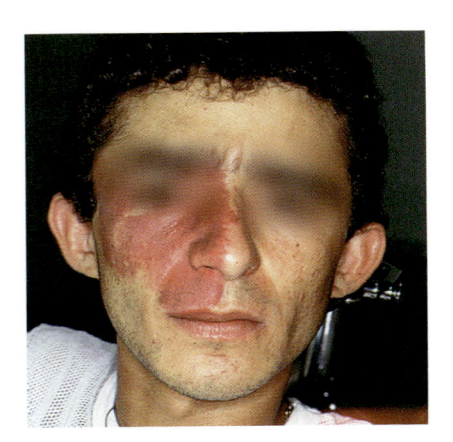

Figura 9.18 — Angiomatose bucofacial com comprometimento da face e da mucosa bucal.

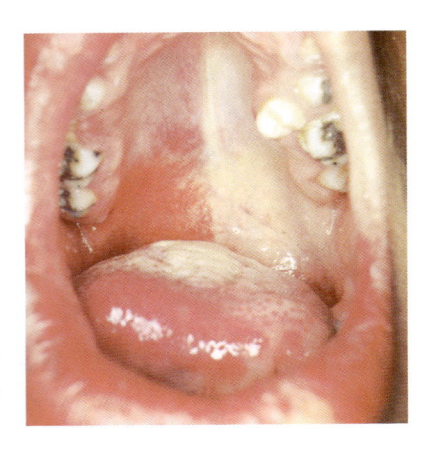

Figura 9.19 — Angiomatose bucofacial com comprometimento da face e da mucosa bucal. Note o comprometimento do hemipalato direito.

A Figura 9.20 mostra uma paciente portadora de angiomatose bucofacial submetida a tratamento periodontal, quando houve hemorragia violenta. Essa paciente foi acompanhada e tratada por cerca de 11 anos.

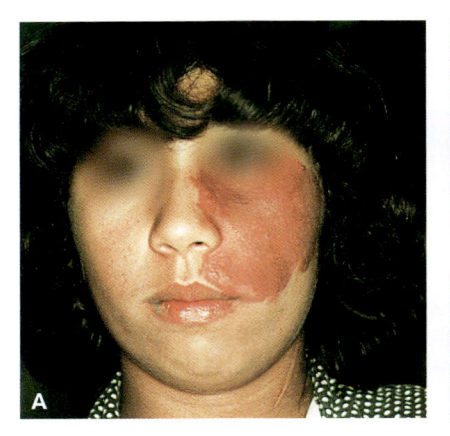

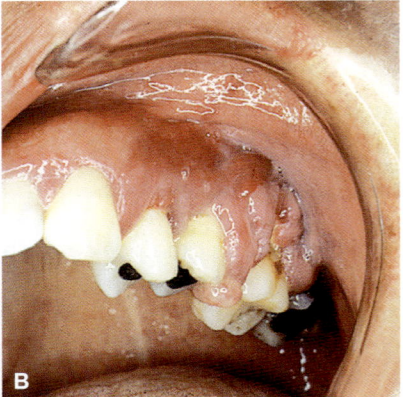

Figura 9.20 — (A) Caso de angiomatose bucofacial. (B) Cicatriz proveniente da dissecção da região cervical para a ligadura de carótida, a fim de coibir hemorragia violenta após tratamento periodontal em área comprometida pelo hemangioma.

10

Tumores malignos

Em brasileiros, cerca de 10% dos tumores malignos do corpo humano estão localizados na boca. Esses tumores se iniciam, na grande maioria das vezes, a partir de lesões de aparência banal, assemelhando-se a uma simples afta, por exemplo.

O cirurgião-dentista precisa estar preparado para prevenir, diagnosticar e minimizar os distúrbios decorrentes do tratamento do câncer bucal; controlar o pós-tratamento na procura de eventuais recidivas; e, principalmente, atuar, junto com o cirurgião de cabeça e pescoço, o radioterapeuta e o quimioterapeuta na programação do tratamento com vistas à reconstrução e ao tratamento das sequelas do câncer bucal.

DIAGNÓSTICO DIFERENCIAL: Afta e câncer se iniciam de forma semelhante: úlcera. No caso da afta, esta regride em poucos dias.

A **prevenção dos tumores malignos bucais** não requer aparatologia complexa ou arsenal sofisticado, pois envolve um procedimento simples e pouco oneroso.

O cirurgião-dentista, na sua luta diária pela prevenção e pelo tratamento da cárie dentária, que é a doença de maior incidência no mundo, atende seus pacientes pelo menos duas vezes por ano, e cada vez permanece por várias sessões, com intervalos de no mínimo um mês a cada nova visita. Assim, esse profissional tem a possibilidade de realizar um exame bucal minucioso de forma rotineira, podendo então detectar alterações antes mesmo que qualquer sintoma se manifeste.

OBJETIVOS DE APRENDIZAGEM

- Identificar, diagnosticar e propor tratamento para os diversos tipos de tumores malignos associados à cavidade bucal

ATENÇÃO

O câncer bucal tem grande chance de cura caso seja diagnosticado no início de sua evolução e tratado precocemente. Todavia, nos casos avançados, extensos ou já disseminados, essa possibilidade é praticamente nula.

LEMBRETE

O câncer que se desenvolve em direção ao hospedeiro é mais difícil de ser diagnosticado e mais difícil de ser tratado.

CONDIÇÕES CANCERIZÁVEIS

O desenvolvimento de um câncer está condicionado à interação de dois fatores: predisposição e fatores desencadeantes.

A **predisposição** se caracteriza pelos fatores intrínsecos que o indivíduo traz consigo geneticamente por meio de células herdadas com potencial de malignização ou ainda por células que a princípio eram normais, mas que, com o passar do tempo, foram se modificando e adquirindo características de células com potencialidade maligna.

Essa alteração celular que municia a célula com potencial oncogênico também é produzida por fatores extrínsecos provenientes dos mais variados agentes externos. A modificação celular que esses fatores podem acarretar é de natureza predisponente, de modo que a célula passa a ter possibilidade de vir a ser uma célula tumoral quando diante de um fator desencadeante, podendo permanecer em fase latente durante anos.

Os **fatores gerais desencadeantes** são representados por radiação solar (propiciando o aparecimento de queilite actínica), radiações ionizantes e agentes químicos e físicos presentes no ar atmosférico, como o monóxido de carbono. Os principais fatores locais que atingem diretamente a boca são o tabagismo e o etilismo.

Na oncogênese da boca, deve-se levar em conta o agente traumático mecânico. Todavia, temos de lembrar que o traumatismo mecânico apenas estimula o desenvolvimento de úlcera traumática ou hiperplasia inflamatória. Esse fato nos leva a crer que deve existir outro fator que determina a evolução da resposta do organismo (Fig. 10.1).

> **ATENÇÃO**
>
> O uso de fumo e do álcool, principalmente em sinergismo, determina altíssima probabilidade de desenvolvimento de câncer na mucosa bucal.

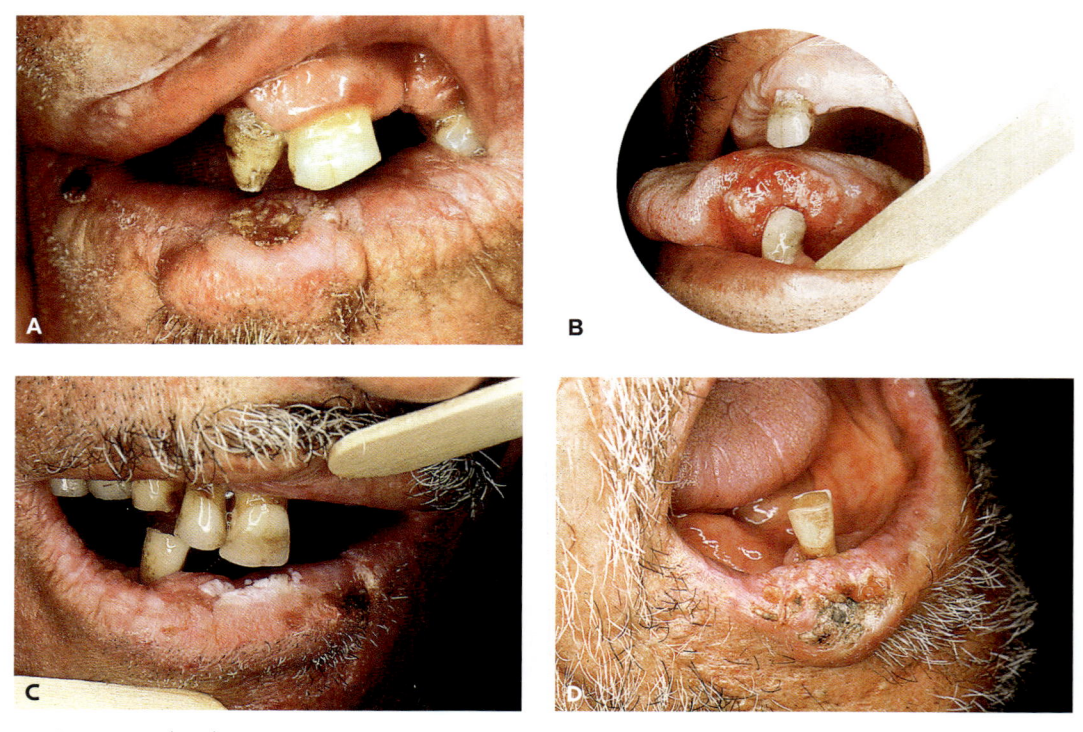

Figura 10.1 (A-D) — Trauma mecânico provocado pelos dentes. A ação mecânica dos dentes nos tecidos moles pode resultar, de início, em úlcera traumática e hiperqueratose, mas a persistência do trauma pode estar relacionada com o desenvolvimento de carcinoma epidermoide..

LESÕES CANCERIZÁVEIS (PRÉ-CANCEROSAS)

LESÕES BRANCAS

O aspecto clínico é de fundamental importância. As placas elevadas com coloração branca muito intensa, verrucosas, acompanhadas de úlceras devem ser removidas e analisadas ao microscópio. As lesões brancas mais tênues devem ser cuidadas quanto ao afastamento do agente traumático, como fumo e álcool. Além disso, devem ser controladas por exame clínico, citologia esfoliativa e teste do azul de toluidina, que cora de azul as células em maior atividade, sendo esses locais escolhidos para eventual biópsia.

> **ATENÇÃO**
>
> As placas brancas que não se destacam quando raspadas devem ser alvo de atenção especial e controle rigoroso.

Diante de um traumatismo crônico, a camada mais superficial da mucosa bucal aumenta em espessura para se defender do agente traumático. A mucosa tem essa função normalmente, tanto que nessa fase (conhecida como **hiperqueratose**), quando é removido o agente causal, a mucosa retorna às suas condições de normalidade, principalmente pela esfoliação de camadas mortas de queratina. A condição não requer outro tratamento. A camada de queratina pode perdurar após a remoção do agente traumático (**leucoplasia**). Nesses casos, deve-se intervir para a remoção da lesão.

O tratamento depende das dimensões da lesão. Se possível, a escolha é sempre a cirurgia de remoção. Caso não seja possível, pela extensão, deve-se controlar com mais cuidado, pois a lesão não desaparece espontaneamente. A tendência é cada vez mais aumentar a camada queratótica, podendo haver alteração no quadro histológico, aparecendo indícios de transformação maligna com queratinização intraepitelial sob a forma de pérolas córneas. Essa fase é denominada **disqueratose**, em que o risco de transformação maligna é iminente. Clinicamente o aspecto é o mesmo, ou seja, placa branca que não cede à raspagem e que não desaparece com a retirada do fator irritante.

Uma sequência indesejável, mas infelizmente muito prevalente, é a transformação em **carcinoma *in situ***, em que o tumor maligno formado se restringe ao epitélio. O aspecto clínico é semelhante, embora nesta fase possa ocorrer úlcera em meio à placa branca. Por fim, a transformação em **carcinoma invasivo** é quase obrigatória, uma vez que a placa persiste. O aspecto clínico muda: nota-se úlcera indolor em meio à placa branca.

LESÕES NEGRAS

O tumor maligno que se desenvolve a partir de lesões enegrecidas representa cerca de 1% dos tumores malignos bucais. Todavia, quando este surge, é o mais agressivo de todos os tumores malignos: o **melanoma**.

A boca tem uma situação que não estimula a proliferação de melanócitos, como ocorre na pele, nas áreas expostas aos raios solares. De qualquer forma, se observarmos uma lesão negra de pequenas dimensões, devemos realizar tratamento cirúrgico radical com margem de segurança pequena, mas segura para o aspecto clínico de lesão (Fig. 10.2).

O **nevo juncional** é a lesão com maior potencial de transformação maligna das lesões névicas. Quando se confirma tal diagnóstico na biópsia excisional, é sempre de boa conduta verificar se as margens foram suficientes e acompanhar o paciente de forma rigorosa ao longo do tempo.

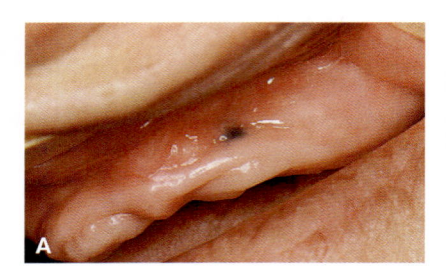

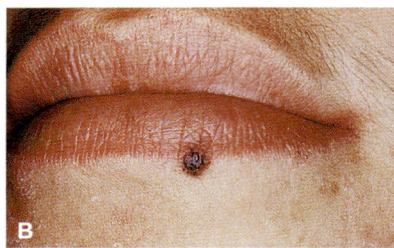

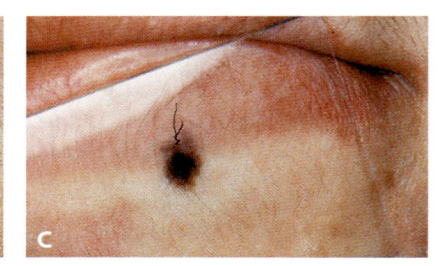

Figura 10.2 — (A, B) Lesões pigmentadas. Nevo que tem potencialidade de se transformar em melanoma. (C) Vitropressão, manobra obrigatória para esse tipo de lesão, que não desaparece à compressão, o que a diferencia de um hemangioma.

LESÕES VERMELHAS

Figura 10.3 — Eritroplasia de Queirat, que é lesão cancerizável, mas na maioria das vezes exibe o quadro histológico de carcinoma in situ. A coloração avermelhada não lembra infamação. Existe um contorno nítido, bem definido, e as áreas limítrofes têm aspecto de normalidade.

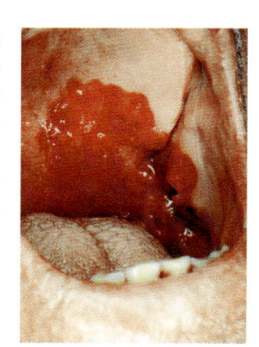

A **eritroplasia** é representada clinicamente por mancha ou placa eritematosa escura, localizada preferencialmente no palato mole e no duro, mas que ocorre com menor frequência em qualquer outra área da mucosa bucal. Um dado clínico interessante e não menos importante é que a lesão não desaparece à compressão.

A eritroplasia muitas vezes apresenta um **carcinoma in situ**, e está aqui colocada para lembrar que tem grande potencial de transformação maligna (Figs. 10.3).

ÚLCERAS TRAUMÁTICAS

As úlceras traumáticas que não cicatrizam em um período de tempo esperado têm possibilidade, ainda que remota, de evoluir para carcinoma epidermoide. A experiência no convívio diário com pacientes portadores de tumores malignos bucais nos mostra que a origem dos carcinomas na mucosa bucal, cuja etiologia é bem estabelecida como genética, pode de alguma forma estar relacionada a um fator de traumatismo mecânico.

Alguns detalhes importantes podem diferenciar essa úlcera de outras conhecidas e que não têm maior grau de patogenicidade. Por exemplo, o esperado é verificar uma auréola avermelhada contornando a úlcera. É preocupante o aparecimento de área esbranquiçada, indicativa de que o grau de inflamação é mínimo e o traumatismo que se mostra crônico já provocou uma reação queratótica. A úlcera em meio a uma área branca é um sinal de perigo em relação à oncogênese, pois pode sugerir uma transformação maligna dessa placa.

> **ATENÇÃO**
>
> Úlcera que não cicatriza, que continua a ser traumatizada ou que tenha associação com placa branca demanda controle rigoroso e constante (Fig. 10.4).

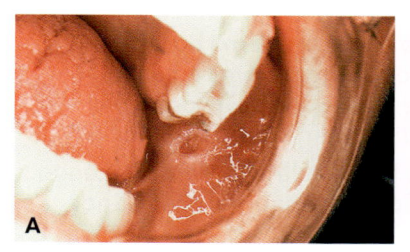

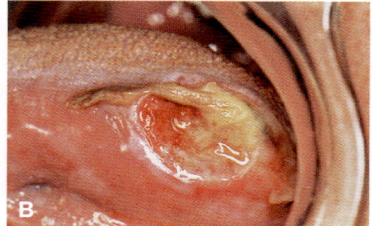

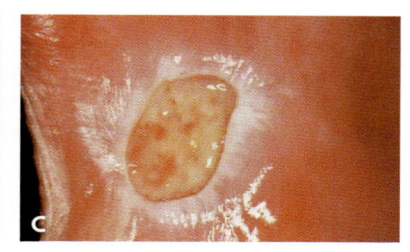

Figura 10.4 (A, B) — Úlcera traumática provocada por traumatismo mecânico crônico. (C) Observe, ao redor da úlcera, halo esbranquiçado, hiperqueratótico.

AUTOEXAME PARA PREVENÇÃO DO CÂNCER BUCAL

O autoexame da boca é uma técnica simples que não requer instrumentos especiais. Para que a própria pessoa o realize, basta estar munida de um espelho, em um local bem iluminado. A finalidade principal é observar se existe algo de anormal e assim detectar alterações iniciais, ainda sem sintomatologia. Para tanto, o cirurgião-dentista deve orientar o paciente, para que este saiba o que procurar, onde procurar, como procurar e o que fazer com o que encontrar.

O indivíduo que realiza o autoexame deve procurar mudanças de coloração, placas brancas que não cedem à raspagem, áreas avermelhadas ou enegrecidas, feridas, inchaços, regiões dormentes, dentes com mobilidade e reabsorções ósseas sem causa aparente.

Se ele encontrar alguma alteração, deve afastar-se de agentes carcinogênicos e em seguida procurar seu cirurgião-dentista, que está apto para o diagnóstico e para a resolução de muitos dos casos ou para fazer o encaminhamento a um especialista.

O autoexame inicia-se pela observação do rosto e do pescoço. Deve-se orientar o paciente a procurar um local bem iluminado e permanecer em frente a um espelho. Olhando atentamente para a pele da face e do pescoço, ele deve procurar alterações no formato, na textura e na coloração, assim como na disposição das estruturas e na simetria.

> **LEMBRETE**
>
> O autoexame deve ser realizado rotineiramente em pessoas a partir dos 40 anos.

> **ATENÇÃO**
>
> O autoexame deve constar de inspeção e palpação. Deve ser ordenado, metódico e completo, de fora para dentro da boca, do vermelhão dos lábios até a porção visível da orofaringe.

Orienta-se o indivíduo a tocar as estruturas com a ponta dos dedos, com certo vigor, procurando aumentos e depressões, assim como avaliar consistência, mobilidade e sensibilidade. Deve também palpar o pescoço à procura de caroços. Em seguida, o indivíduo deve retirar próteses irritantes e adornos.

As instruções de **procedimentos a serem realizados pelo paciente** são descritas a seguir.

- Faça um enxaguatório vigoroso e eficiente para a remoção de eventuais detritos alimentares, membranas ou ainda exsudatos.
- Tracione o lábio inferior para a frente e para baixo com os dedos em posição simétrica de cada lado, para que não haja distorções, expondo a porção úmida (parte interna do lábio). Com o dedo indicador, percorra toda a extensão da parte interna do lábio, palpando-o com os dedos indicador e polegar. Em seguida, deslize o dedo indicador por sobre o lábio à procura de eventuais caroços. Repita o procedimento no lábio superior.
- Com o lábio estirado para a frente, tracione lateralmente, fazendo movimentos ora para a direita, ora para a esquerda, observando o freio labial durante a manobra.
- Ainda de frente para o espelho e com a boca aberta, afaste, com os dedos indicador e polegar, os lábios superior e inferior ao mesmo tempo. Visualize e palpe a mucosa jugal próxima à comissura labial, apoiando com a palma da mão externamente e deslizando o dedo indicador, para observar e palpar a mucosa jugal posterior.
- Atenção especial deve ser dada à língua, que, além de ser a sede de um grande número de patologias, é também palco de variadas formas de alterações dentro dos padrões de normalidade. Observe alterações de forma, cor, textura e mobilidade durante as manobras de movimentação. Segure a língua com uma gaze e tracione-a para baixo e para os lados direito e esquerdo. Coloque a língua no céu da boca e a examine o ventre da língua. Coloque novamente a ponta da língua no céu da boca e examine o soalho da boca. A palpação deve ser realizada deslizando o dedo indicador por todo o soalho. Coloque agora a língua para fora e examine o ápice e o dorso lingual. Tracione a língua com uma gaze para fora, para um lado e depois para o outro, observando as bordas laterais.
- Ainda com a boca bem aberta, observe o palato mole e a porção visível da orofaringe, loja tonsilar e úvula. Para facilitar a visualização, pronuncie as vogais A e I de forma prolongada, para elevar por certo tempo a musculatura do véu palatino. Com a cabeça para trás, observe o palato duro e deslize o polegar por toda a região.

ASPECTOS CLÍNICOS DO CÂNCER BUCAL

Para que uma lesão seja considerada um tumor maligno, é necessário que cumpra dois quesitos fundamentais: ser invasiva e ter possibilidade de produzir metástases.

CARCINOMA VERRUCOSO

O carcinoma verrucoso é um tumor maligno de origem epitelial que tem características menos agressivas. Apesar de não propiciar o aparecimento de metástase, é localmente invasivo. O aspecto clínico é semelhante a um papiloma. É branco, verrucoso, poucas vezes ulcerado (Fig. 10.5).

LEMBRETE

O carcinoma verrucoso tem a possibilidade de evoluir para carcinoma epidermoide invasivo.

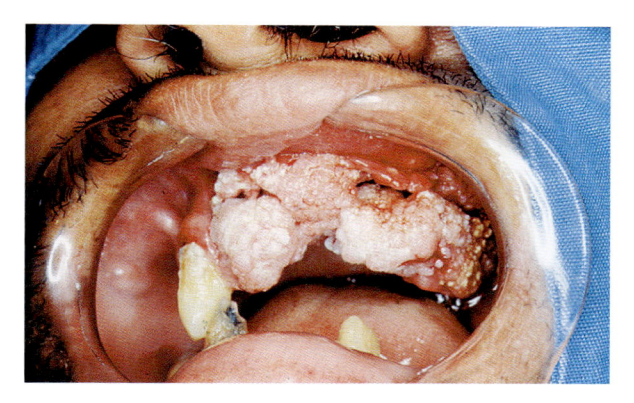

Figura 10.5 - Carcinoma verrucoso de Ackerman.

CARCINOMA EPIDERMOIDE

O carcinoma epidermoide é a lesão mais comum de câncer na boca, que se apresenta sob a forma ulcerovegetante infiltrativa, com bordas elevadas, contorno irregular, superfície rugosa, base firme à palpação, fixa a estruturas adjacentes, movendo-se com estas como um todo. Quando está em seu estágio inicial, observa-se simplesmente uma pequena úlcera, acompanhada às vezes de áreas brancas.

LÁBIO

Pela própria localização anatômica, o câncer de lábio é o mais fácil de ser diagnosticado ainda nos seus estágios mais iniciais, inclusive sendo alertado pelo próprio paciente (Figs. 10.6 a 10.8).

Os alertas para esse tipo de lesão são a úlcera que se forma, a área branca que se intensifica ou ainda as tênues crostas que se destacam. O lábio inferior, por estar mais sujeito à radiação solar, apresenta uma incidência maior de carcinoma.

O diagnóstico pode ser realizado precocemente, e o tratamento apresenta os melhores resultados comparativamente a outras regiões.

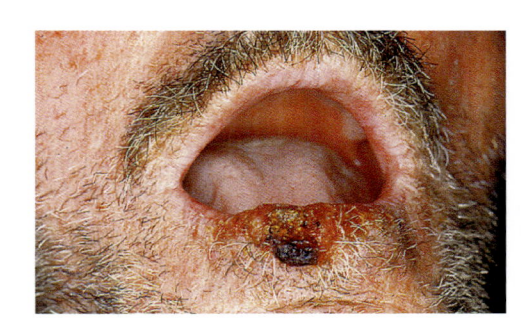

Figura 10.6 — Lesão ulcerovegetante de lábio inferior crateriforme, de base endurecida. As lesões de carcinoma no lábio inferior, como esta, têm prognóstico mais favorável, em virtude de localização.

LEMBRETE

Assim como a visualização, a palpação também é facilitada no lábio, recurso que pode muitas vezes delimitar perfeitamente a lesão e sua infiltração.

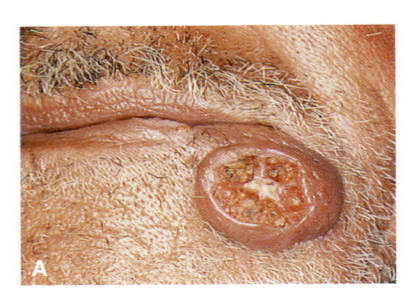

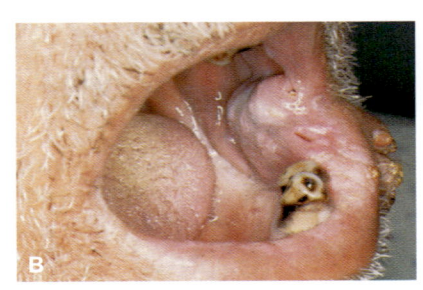

Figura 10.7 (A-B) – Lesão ulcerovegetante de lábio inferior. Note que a úlcera está se infiltrando na mucosa, abaulando-a lenta e progressivamente, sem rompê-la ainda.

Figura 10.8 (A-B) — Casos mais desenvolvidos, que requerem tratamento cirúrgico composto com retalhos, mas que ainda assim têm prognóstico favorável.

GENGIVA E REBORDO ALVEOLAR

Por causa de sua localização, os tumores malignos de gengiva podem, no seu início, mascarar distúrbios periodontais, atingindo muitas vezes o osso de suporte, o que provoca mobilidade dental. Muitas vezes esses dentes são removidos, deixando uma porta de entrada para o tumor através do alvéolo. Uma vez atingido o osso, o tratamento torna-se mais complexo e menos satisfatório.

Às vezes, a invasão óssea é difícil de ser detectada mesmo radiograficamente. O carcinoma na gengiva acomete principalmente a área de molares por lingual (Figs. 10.9 e 10.10).

A gengiva e o rebordo alveolar não são as regiões preferenciais do carcinoma, principalmente quando há dentes presentes. Nota-se maior incidência no rebordo alveolar edêntulo.

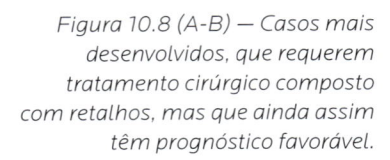

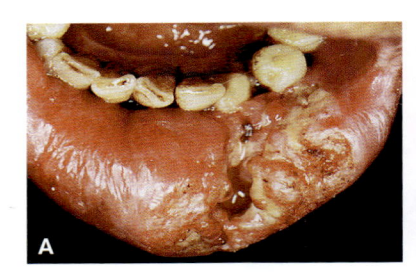

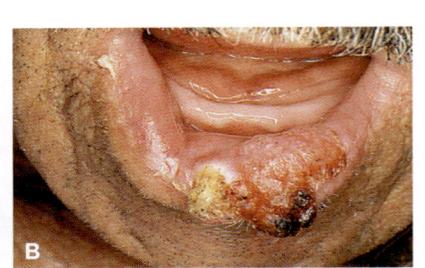

Figura 10.9 — Lesão típica do carcinoma epidermoide: ulcerovegetante, crateriforme, de bordas elevadas e de base endurecida por infiltração.

PALATO

É comum notar, na porção posterior do palato duro e no palato mole, **tumores malignos de glândulas salivares**, os quais se apresentam sob a forma de nódulo submucoso séssil consistente à palpação, de crescimento lento e indolor.

Poucas vezes se instala uma úlcera nesse tipo de neoplasia. O carcinoma epidermoide se inicia sob a forma de úlcera rasa com bordos ligeiramente elevados e halo esbranquiçado ao redor. À medida que o tumor evolui, vai se espraiando pelo palato duro, principalmente pelo fato de a mucosa nesta área ser pouco espessa e encontrar logo abaixo o osso palatino, o qual também é invadido com a evolução da lesão (Figs. 10.11 e 10.12).

Figura 10.10 — Metástase de adenocarcinoma de mama na gengiva e no rebordo, com comprometimento ósseo.

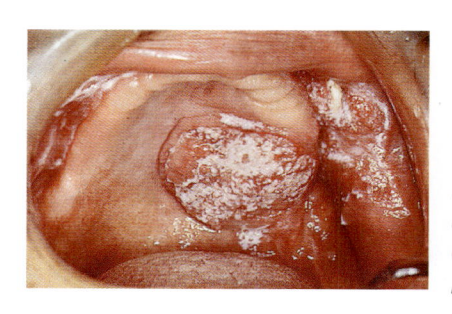

Semiotécnica, Diagnóstico e Tratamento das Doenças da Boca

Figura 10.11 — Caráter em geral exofítico das lesões de carcinoma epidermoide no palato duro.

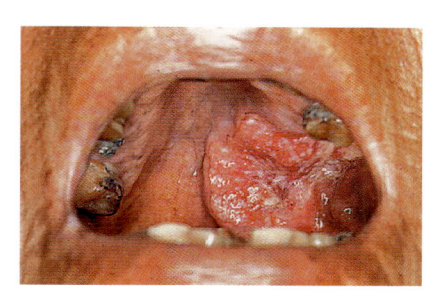

Figura 10.12 — Carcinoma epidermoide diferenciado no palato mole.

MUCOSA JUGAL

Para o estudo dos tumores malignos que acometem esta região, há que se considerar duas áreas distintas. Na área **retrocomissural**, onde o carcinoma epidermoide tem comportamento menos agressivo, é de evolução mais lenta quanto mais se aproxima dos lábios. À medida que atinge regiões mais próximas à **retromolar**, torna-se mais invasivo, mais agressivo e rápido, provocando em maior número de casos o comprometimento tumoral ganglionar submandibular. O tumor nessa região é de fácil visualização e oferece condições ótimas de palpação (Figs. 10.13 e 10.14).

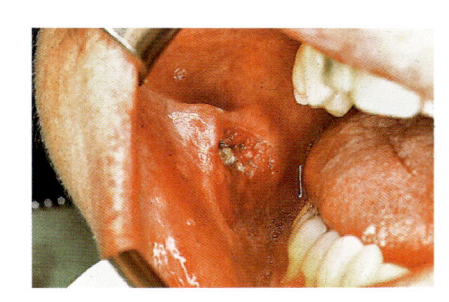

Figura 10.13 – Carcinoma espinocelular de pequenas dimensões na mucosa jugal.

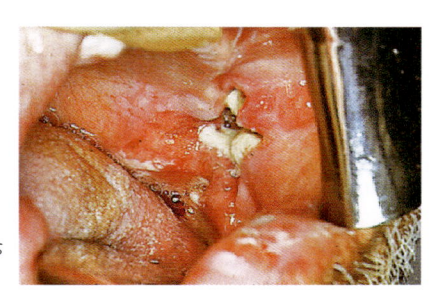

Figura 10.14 – Carcinoma epidermoide de mucosa jugal.

LÍNGUA

Cada porção da língua possui características particulares. Devem-se considerar as seguintes regiões:

- Ventre – uma das áreas mais complexas em relação à infiltração local e à metástase. Junto com o soalho da boca, é a região de acometimento tumoral mais grave, cujo prognóstico piora quanto mais próximo da base estiver a lesão (região posterior).
- Dorso – de visualização e palpação mais facilitadas, principalmente na porção anterior, é de prognóstico mais favorável. À medida que se considera a região posterior, o prognóstico se torna mais sombrio.
- Borda lateral – área de grande incidência, principalmente na porção lateroventral, onde ocluem os dentes superiores e inferiores.

Para o exame correto e completo, é necessário manter a língua entre o dedo polegar e o dedo indicador com gaze, tracionando-a e movimentando-a para ambos os lados. É importantíssimo verificar a mobilidade da língua, eventual sangramento e dificuldade de fala, mastigação ou deglutição, a fim de detectar infiltração de eventuais lesões malignas (Figs. 10.15 e 10.16).

Figuras 10.15 — Carcinoma epidermoide na língua exibindo lesão ulcerovegetante de pequenas dimensões, que simula patologia benigna.

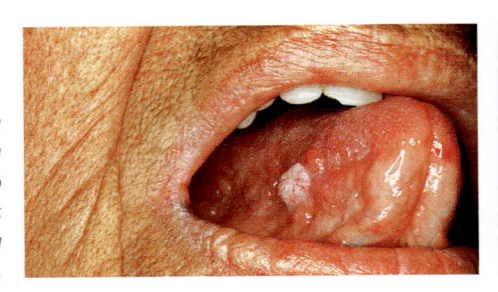

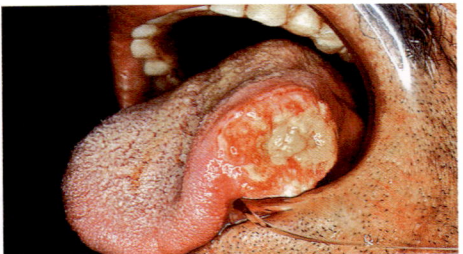

Figura 10.16 — Caso de carcinoma espinocelular de borda lateral de língua.

SOALHO DA BOCA

O carcinoma que se instala nesta região é o de prognóstico mais desfavorável em relação aos outros tumores bucais. Invade rapidamente o ventre da língua e o rebordo alveolar, deixando muitas vezes dentes com mobilidade. Sua delimitação é feita por meio de palpação bidigital ou digitopalmar, percorrendo todo o soalho da boca (Fig. 10.17).

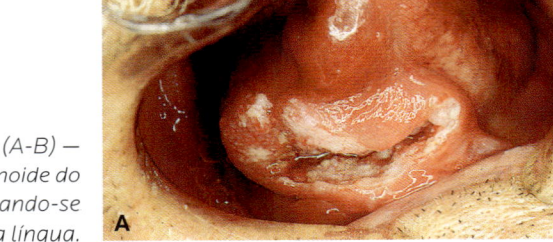

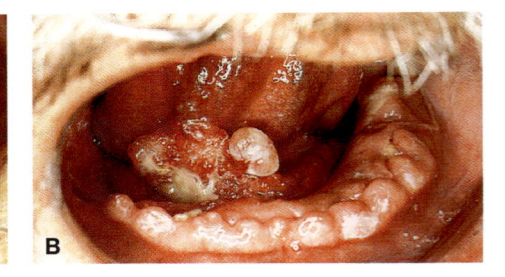

Figura 10.17 (A-B) — Carcinoma epidermoide do soalho da boca infltrando-se na língua.

MELANOMA

Melanoma é um tumor maligno altamente agressivo que pode se desenvolver a partir de nevo na mucosa bucal. Inicialmente aparece como mancha enegrecida, evoluindo para nódulo ou úlcera, que toma forma de lesão ulcerovegetante com pigmentação melânica localizada principalmente no palato e no rebordo alveolar superior.

Pode permanecer sob a forma de mancha durante vários anos. Quando se maligniza, o crescimento é rápido, invadindo tecidos vizinhos e podendo atingir todo o sistema circulatório em questão de horas (Figs. 10.18 e 10.19).

Figura 10.18 — Melanoma de palato, sob a forma de lesão nodular enegrecida, não ulcerada.

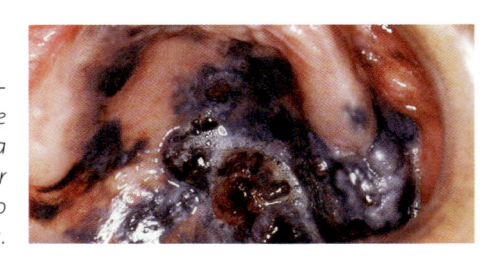

Figura 10.19 — Melanoma de rebordo alveolar superior.

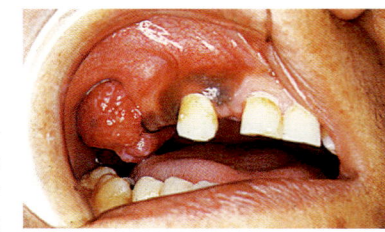

RECURSOS TERAPÊUTICOS

Nenhum recurso envolvido no tratamento do câncer bucal é mais eficiente do que o **diagnóstico precoce**. É importantíssimo encurtar o máximo possível o tempo decorrente entre o diagnóstico e o tratamento.

É conveniente lembrar que cada tipo de tumor responde melhor a um determinado tipo de terapia antineoplásica. A escolha está fundamentada no prognóstico, ou seja, há que se levar em conta o dano anatomofuncional, o estado geral do paciente e o tipo histológico do tumor para avaliar seu grau de agressividade, saber o grau de maturidade da maioria das células tumorais, sua localização, entre outros fatores.

O tratamento dos tumores malignos da boca deve ser realizado por uma equipe multidisciplinar, em que o cirurgião-dentista tem papel preponderante nos períodos pré, trans e pós-operatório. Os agentes terapêuticos são utilizados isoladamente ou em conjunto.

CIRURGIA

A cirurgia é o tratamento de escolha. Sempre que possível, deve ser realizada tendo como meta a remoção total da lesão e de suas áreas adjacentes, para evitar que o tecido comprometido possa permanecer e novamente desencadear um tumor recidivante.

O câncer bucal, na maioria dos casos, produz metástase locorregional na cadeia de linfonodos cervicais. Por isso, muitas vezes é necessária a remoção dos linfonodos tributários da área tumoral.

RADIOTERAPIA

Dependendo da absorção pelos tecidos, da intensidade e do tempo de exposição, as radiações ionizantes podem retardar ou paralisar o metabolismo celular ou mesmo destruir células vivas. A radiação ionizante provoca alterações bioquímicas nos tecidos, produzindo água oxigenada, que intoxica a célula tumoral e a inativa.

Muitos tumores de boca são tratados com radioterapia, pois grande parte dos pacientes portadores de câncer bucal comparecem para um primeiro atendimento sem possibilidade de realizar cirurgia, que seria o tratamento de escolha.

Os radioterapeutas utilizam aparelhos de emissão de cobalto ou de implantes radioativos, diretamente na área tumoral.

LEMBRETE

A radioterapia atualmente é um recurso importante para os tumores de cabeça e pescoço, em geral, e da boca, em particular.

ATENÇÃO

Todas as formas de irradiação se transformam em energia, e é essa energia que age sobre os tecidos orgânicos. Quanto mais denso for o tecido, mais energia ele irá absorver.

QUIMIOTERAPIA

LEMBRETE

Os quimioterápicos agem, de maneira geral, bloqueando o mecanismo de reprodução celular.

A quimioterapia é muito utilizada para tumores que não respondem a outros tipos de tratamento, ou em associação com esses tratamentos. Tem especificidade de ação em populações tumorais de elevada proliferação. Essa especificidade diz respeito à procura de células indiferenciadas, que são as tumorais, tentando preservar as células normais, as quais têm maior grau de diferenciação. É fácil intuir que as células normais acabam sendo atingidas, principalmente aquelas que têm maior *turn-over*, como as células sanguíneas e epiteliais.

DISTÚRBIOS DECORRENTES DA RADIOTERAPIA ANTINEOPLÁSICA

TECIDOS MOLES

Há que se considerar, em primeiro lugar, as alterações nas glândulas salivares maiores e principalmente menores, as quais contribuem com a maior parte da produção de saliva. Tais alterações têm como desfecho a diminuição, muitas vezes drástica, da presença de saliva que banha a mucosa bucal.

A **radiomucosite** se manifesta inicialmente como eritema, ainda durante a radioterapia, até progredir para necroses extensas e superficiais da mucosa bucal associadas à candidíase. Após alguns meses, a mucosa vai-se tornando esbranquiçada, hiperqueratótica.

Perda de paladar é outro efeito colateral da radioterapia nos tecidos bucais, em razão da diminuição ou mesmo paralisação da multiplicação das células gustativas da língua. Na pele, ocorre a princípio radioepitelite, representada por eritema que, ao longo dos meses, vai dando lugar a um bronzeamento e uma posterior epilação. Esses distúrbios são reversíveis até 2 ou 3 anos após o término da radioterapia, ou às vezes após período mais longo.

ATENÇÃO

Por causa de seus efeitos colaterais, a radiomucosite é frequentemente um fator limitador, às vezes impeditivo, da continuidade do tratamento oncológico.

A mucosite provocada pelas radiações ionizantes é um processo inflamatório reativo da mucosa bucal normal decorrente da radioterapia aplicada a pacientes portadores de câncer de cabeça e pescoço, em geral, e da boca, em particular, cujo feixe central atingiu a mucosa bucal. A radiomucosite ocorre em intensidade variada, iniciando por simples eritema e progredindo para ulcerações e necrose com sintomatologia dolorosa, a qual muitas vezes dificulta atividades como alimentação e fala.

A radiomucosite é uma complicação inevitável, porém **reversível**, da radioterapia. A origem da radiomucosite parece ocorrer a partir de alterações vasculares caracterizadas por diminuição do aporte sanguíneo na área irradiada. Ocorre que o tecido normal que circunda o tumor é também vascularizado da mesma forma e sofre mais acentuadamente os efeitos da radioterapia. Isso explica, em parte, por que os tecidos normais respondem de maneira diferente à radiação ionizante.

Ocorre **xerostomia** e **hipossalivação** em todos os pacientes. A amilase salivar diminui à medida que a dose da radioterapia aumenta. Por vezes, albumina, lactoferrina, lisozima, peroxidase salivar e proteínas totais estão em alta concentração na saliva durante a radioterapia, retornando aos níveis pré-irradiação após o término das aplicações.

O uso de próteses pode ser de alguma forma traumático, pois a falta ou diminuição da saliva, principalmente no caso de prótese total, dificulta a adaptação por causa da perda ou do afinamento da película de saliva, colocando a prótese em contato direto com a mucosa.

O exame minucioso pré-radioterapia indica as condições da mucosa em relação às lesões presentes, permitindo eliminar essas condições, diminuir a quantidade e patogenicidade dos microrganismos presentes e dificultar a instalação de novos, além de observar a adaptação e a eventual lesão de próteses presentes, as quais não deverão ser usadas durante o tratamento.

> **LEMBRETE**
>
> A saliva contém enzimas e anticorpos essenciais à manutenção da microbiota bucal, de forma que a xerostomia contribui para o desequilíbrio microbiano do ecossistema bucal.

> **LEMBRETE**
>
> O papel do cirurgião-dentista é fundamental na prevenção e no tratamento dos efeitos colaterais indesejáveis da radioterapia. Ele deve atuar antes, durante e depois das aplicações, protegendo a mucosa contra a radiomucosite.

TECIDOS DUROS

Dois efeitos colaterais podem ocorrer nos tecidos duros. O primeiro é a **cárie de irradiação**, decorrente da desorganização da dentina e do consequente desprendimento dos prismas de esmalte, o qual é comprometido em menor grau. Inicia-se na região cervical e incisal dos dentes, onde o esmalte é menos espesso (Fig. 10.20).

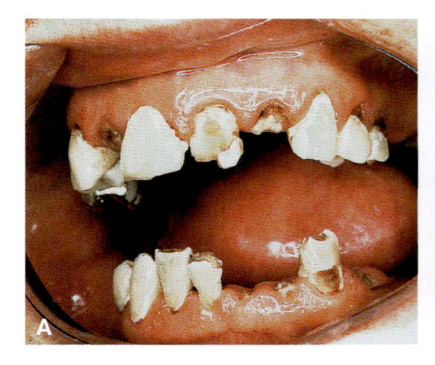

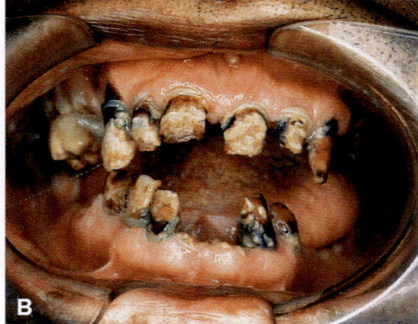

Figura 10.20 — Cárie de irradiação. Note o aspecto atípico de cárie. Acomete principalmente a região cervical do dente e a incisal. (A) O incisivo central superior esquerdo mantém uma porção de esmalte intacta no ângulo incisal distal. (B) Note a completa perda de esmalte.

Em segundo lugar, ocorre a **osteorradionecrose**, que é uma osteomielite provocada por traumatismo e infecção em um osso irradiado. Esse traumatismo em geral é provocado por exodontia em área submetida à radiação, onde a reparação óssea está dificultada. Ocorre em geral na mandíbula, e seu tratamento é difícil, complexo e ineficiente (Fig. 10.21).

A osteorradionecrose é um tipo especial de osteomielite provocada por traumatismo mecânico associado à infecção, em geral decorrente de extração dental em área atingida por radioterapia.

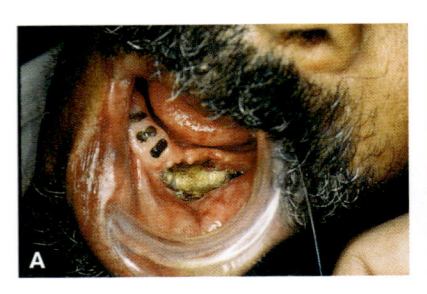

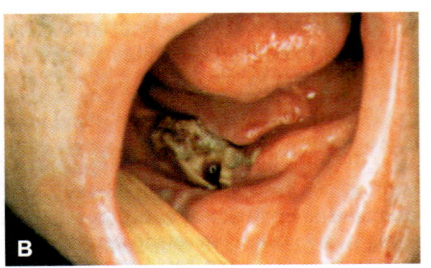

Figura 10.21 (A-B) — Osso exposto por ORN no rebordo alveolar inferior pós-exodontia em área irradiada.

O alvéolo decorrente da exodontia tem sua reparação retardada, ou mesmo impedida, pelas alterações ósseas provocadas pela radioterapia. Resta o osso exposto, que se contamina. Na progressão da infecção, ocorrem extensas áreas de osso necrótico, provocando o aparecimento de fístulas extrabucais com produção de pus, fraturas patológicas e sequestros ósseos.

A sintomatologia dolorosa está sempre presente, acompanhada de parestesia em muitos casos. A dor em geral é intensa, contínua, com picos de exacerbação que não costumam ceder com o uso de analgésicos convencionais. Esse fato condiciona o comportamento negativo, refratário a qualquer procedimento terapêutico, o qual desenvolve no paciente o desejo de desistir de quaisquer ações que permitam a manutenção da sua vida.

Essa alteração ocorre quase exclusivamente na mandíbula, provavelmente porque o componente vascular dessa região é menos rico do que o da maxila e porque a maior incidência de carcinoma epidermoide ocorre no terço inferior da face.

Após a irradiação, o osso torna-se hipóxico, a vascularização diminui sensivelmente e a celularidade sofre decréscimo, o que condiciona falta de capacidade de regeneração diante de um agente traumático, principalmente em associação com outros fatores, como higiene precária, distúrbios sistêmicos e quimioterapia coadjuvante. Ocorre também redução do número de osteoblastos e osteócitos com áreas de degeneração gordurosa medular e lise do colágeno. O periósteo sofre fibrose.

Não existe um tratamento definitivo para a osteorradionecrose. De maneira geral, utiliza-se antibioticoterapia após cultura e antibiograma do material colhido do alvéolo. Eventualmente indicam-se curetagem e remoção de sequestros ósseos presentes.

A administração de **oxigênio hiperbárico**, por meio da câmara hiperbárica, onde o paciente é colocado, traz bons resultados. O oxigênio hiperbárico é administrado em doses controladas sob pressão e atmosfera reguladas. O oxigênio puro é, assim, liberado sob pressão e inalado pelo paciente por 90 minutos, 5 vezes por semana.

PROCEDIMENTOS PARA A PREVENÇÃO DE CÁRIE DE IRRADIAÇÃO E OSTEORRADIONECROSE

No caso de pacientes que irão submeter-se ao tratamento radioterápico que atinge direta ou indiretamente o complexo

---

ATENÇÃO

Nos casos de superdosagem, pode-se observar desenvolvimento de osteorradionecrose espontânea, ou seja, sem traumatismo local, como exodontias ou acidentes.

SAIBA MAIS

Com o emprego da megavoltagem por meio de aparelhos de radioterapia providos de cápsulas de cobalto, esperava-se a diminuição da casuística da osteorradionecrose. Todavia, ainda hoje observamos que, em razão da falta de cuidados prévios ao tratamento radioterápico, a porcentagem de pacientes com osteorradionecrose continua alta.

SAIBA MAIS

O oxigênio é importante para o processo de cicatrização e essencial para que haja síntese de colágeno e proliferação de fibroblastos, contribuindo para a formação de novos vasos sanguíneos e desenvolvendo os preexistentes.

maxilomandibular, devem-se observar certas medidas profiláticas, dependendo de suas condições orgânicas e das características da lesão, assim como da disponibilidade econômica, do nível intelectual e da colaboração do paciente. Certos cuidados básicos devem ser observados o mais rapidamente possível, para não atrasar o início do tratamento radioterápico.

Os dentes com destruição extensa de esmalte e dentina por cárie, acidente ou abrasão devem ser extraídos. Casos em que a destruição coronária for profunda, mas sem atingir a cavidade pulpar, estando o dente em questão com vitalidade, devem ser submetidos a tratamento endodôntico. Se a destruição coronária atingir a cavidade pulpar, deve-se extrair o dente.

As restaurações e as próteses metálicas devem ser retiradas para evitar a potencialização e o "efeito espelho" das radiações ionizantes que incidirão sobre elas. Durante o período de aplicação da radioterapia (cerca de 1 mês, aproximadamente), essas estruturas podem e devem ser substituídas por material acrílico ou, no caso de restaurações, por resina composta fotoativada.

Deve-se proceder a um minucioso tratamento periodontal por meio da remoção total de tártaro, indutos e placa bacteriana. Esse "esquema" deve ser aplicado como um plano ideal de tratamento dentário prévio no mais curto espaço de tempo possível. O ideal seria uma única sessão. Existem, porém, certas condições que dificultam esse procedimento, como pacientes com estado geral de saúde comprometido, baixa resistência orgânica, doenças crônicas, trismo, lesão tumoral invadindo as arcadas dentárias ou muito próxima a elas, sialorreia, bem como condições econômicas, sociais e culturais comprometidas.

Outro aspecto importante é a disposição para uma ótima higienização bucal, uma vez que o paciente está deprimido e muitas vezes sem motivação para a profilaxia ideal das estruturas da cavidade bucal. Por isso, deve-se abordar a viabilidade da realização desse tratamento prévio ideal em pacientes que não apresentam as condições descritas. Estes devem optar por um tratamento ao mesmo tempo rápido, seguro e que seja permanente, pois dificilmente poderão cuidar convenientemente dos dentes que vierem a se alterar pelos efeitos deletérios da radioterapia. Recomenda-se, então, a avulsão de todos os elementos dentais que serão direta ou indiretamente atingidos pela radiação, da maneira menos traumática possível, entrosada com o radioterapeuta, para que o tratamento radioterápico possa ser iniciado o mais rápido possível.

Há quem preconize a proteção prévia dos dentes por meio de goteiras de chumbo. Esse procedimento, todavia, não tem o sucesso esperado, principalmente pelo fato de a pequena espessura da peça não proteger o dente do feixe de radiação a que está exposto. A utilização de fluoretação tópica dos dentes é aconselhável.

O tratamento prévio é feito em uma única sessão ou em espaço de tempo curto, obrigando o clínico a despender horários extensos e com os requintes descritos. Esses fatores aumentam consideravelmente o custo operacional do tratamento, de forma que limitam o atendimento de todos os pacientes que irão submeter-se à radioterapia para cabeça e pescoço.

CUIDADOS COM O PACIENTE IRRADIADO

Aos pacientes cujo tratamento radioterápico tenha atingindo direta ou indiretamente os dentes, recomenda-se tratamento odontológico rotineiro, mas com certas restrições. As exodontias que eventualmente forem indicadas, por exemplo, somente poderão ser realizadas decorrido certo período após o tratamento radioterápico, que é bastante variável dependendo de cada caso.

Há que se avaliar, em primeiro lugar, a inserção do dente em questão. No caso de o dente estar suportado por pequena quantidade de osso, a reparação do alvéolo se faz em melhores condições do que quando essa inserção óssea é profunda. Outro dado de importância capital para a regeneração alveolar é o diâmetro do dente a ser extraído. Quanto menor o diâmetro, mais fácil será a reparação óssea.

Como foi visto, é fundamental considerar o tamanho do alvéolo que restou, tanto em circunferência como em profundidade, e não exclusivamente o tempo decorrido. Todavia, é possível notar que existe um **período crítico** entre o primeiro e o sexto mês pós-radioterapia em que **se desaconselha por completo qualquer procedimento cruento**. Dessa forma, a biopulpectomia está contraindicada durante esse período, assim como procedimentos periodontais, desde curetagem gengival até cirurgias. Não devem ser negligenciados, contudo, os procedimentos como retirada de indutos por meio de raspagem e polimento coronário e radicular, com todos os cuidados possíveis para evitar ou minimizar traumatismos na mucosa ou mesmo no osso alveolar.

Os preparos cavitários devem ser realizados tendo-se a precaução de não causar lesão aos tecidos moles e duros por meio da instalação, por exemplo, de porta-matriz para amálgama. Os preparos na região cervical muito próximos à gengiva e ao osso periodontal devem ser realizados de maneira a não lesá-los. O mesmo deve ser feito em relação a preparos protéticos, moldagem, afastamento gengival e instalação de próteses.

Devem-se observar cuidadosamente as condições de próteses presentes. Estas não devem ser traumáticas, provocando lesões aos tecidos moles e duros bucais.

LEMBRETE

Como o efeito da anestesia é de curta duração, não existe contraindicação ao seu uso, quer seja anestesia infiltrativa, pterigomandibular ou tópica, com ou sem vasoconstritor.

Caso as lesões bucais se desenvolvam no período crítico (primeiros 6 meses) após a radioterapia, deve-se cuidar de cada caso em particular, sempre lembrando que existem alterações próprias na mucosa provocadas pelas radiações ionizantes, como radiomucosite, aparecimento de candidíase ou placas brancas hiperqueratóticas, ou mesmo recidivas e metástases locorregionais da lesão primária.

No caso de lesões ulcerativas, pode-se realizar citologia esfoliativa, a partir da qual é possível examinar células desgarradas da mucosa sem traumatizá-la. Deve-se lembrar, porém, que existem alterações citológicas próprias da radioterapia, como inclusões e vacuolização citoplasmática, que não devem ser confundidas com outras lesões.

Quanto à biópsia de lesões bucais, o que deve prevalecer é o bom senso. Não se pode deixar de recolher um fragmento de uma lesão suspeita de carcinoma ou sarcoma, por exemplo, pois é necessário iniciar um tratamento o mais rapidamente possível caso essas lesões suspeitas venham a ser confirmadas.

EXODONTIA INCRUENTA

É um método de avulsão dentária que tem sido utilizado para pacientes que não podem ter expostos alvéolos de grandes dimensões. Esse procedimento, denominado exodontia incruenta, baseia-se na reabsorção óssea periodontal provocada, deixando o dente em questão com cada vez menos osso de suporte. Para tanto, introduz-se anéis de borracha envolvendo o dente (Fig. 10.22) cada vez mais profundamente no sulco gengival.

Esses anéis produzem uma inflamação (uma gengivite), levando à migração apical da aderência epitelial e à reabsorção óssea horizontal, provocando mobilidade dental e fazendo com que o dente fique cada vez com maior mobilidade em seus tecidos de suporte, diminuindo destarte o tamanho do alvéolo. Nesta altura, caso o dente não seja esfoliado naturalmente, pode-se agora praticar a avulsão, deixando um alvéolo menor e consequentemente de reparação mais fácil e rápida.

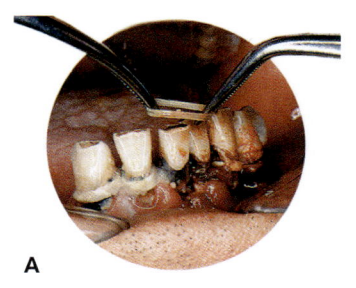

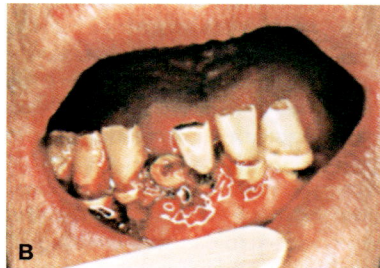

Figura 10.22 (A-B) — Introdução de anéis de borracha no método de exodontia incruenta, preconizado para pacientes que não podem sofrer cirurgia ou outra intervenção cruenta.

DURAÇÃO DOS EFEITOS COLATERAIS

Os efeitos colaterais da radioterapia são reversíveis a partir de 6 meses até 2 anos pós-tratamento. Os efeitos indesejáveis observados após a cárie de irradiação e a osteorradionecrose podem ser vistos nas glândulas salivares maiores e menores, onde se nota a diminuição do fluxo salivar, assim como uma saliva mais densa ou viscosa.

Além da epilação (desaparecimento de pelos) temporária, observa-se radiodermite por meio de eritema generalizado na pele durante o período da irradiação. Cerca de 1 mês pós-radioterapia, essa radiotermite exibe um aspecto de "bronzeado" tal como ocorre na irradiação solar na pele. Na mucosa, além do aparecimento de candidíase, ora pseudomembranosa, ora atrófica, a mucosite é observada por meio de eritema, em princípio. Após o embranquecimento, a lesão cede em 2 a 3 meses após a radioterapia. A perda de paladar, que dura cerca de 6 meses, inicia-se pelo gosto salgado, seguindo-se do doce, do azedo e do amargo, e assim retorna.

A **cárie de irradiação** é um fato notório na grande maioria dos pacientes que se submetem a tratamento radioterápico que atinge os tecidos bucais. Muito se tem discutido a esse respeito, e várias escolas emitem pareceres distintos no que se refere aos cuidados pré, trans e pós-terapêuticos desses pacientes. Esse tipo especial de cárie é

> **ATENÇÃO**
>
> Existe um parâmetro para controlar a duração dos efeitos da radioterapia, ou seja, a reversibilidade das alterações apresentadas mostra que podemos intervir nos dentes e em suas estruturas de suporte com mais segurança.

bastante típica, acometendo regiões do dente onde o esmalte é mais delgado, como na porção cervical. O esmalte também pode sofrer alterações com a incidência de radiações ionizantes, mas essas alterações são mais importantes na dentina, que contém maior quantidade de substância orgânica.

Se a dentina estiver alterada, já não mais será um bom suporte para os prismas de esmalte, os quais então se destacam. Como a região cervical do dente é menos espessa no que se refere à quantidade de esmalte na coroa, é exatamente nela que em primeiro lugar aparecerá dentina sem proteção de esmalte. Assim, a coroa dental fica mais vulnerável à instalação de uma cárie.

Se houver exodontia ou algum outro tipo de lesão a um osso exposto ao tratamento radioterápico, pode ocorrer um tipo especial de osteomielite: a osteorradionecrose, de difícil tratamento e de prognóstico duvidoso. Essa doença não é maligna, mas pode comprometer o osso irradiado e traumatizado com infecção progressiva, osteolítica, podendo inclusive provocar fratura patológica.

Esse tipo especial de osteomielite provocada por irradiação se complica porque há distúrbios e predisposição locais. Porém, também se deve lembrar que o paciente é encaminhado à radioterapia por não ter condições locais e/ou sistêmicas para cirurgia. Assim, a prevenção da osteorradionecrose é uma obrigação da equipe multidisciplinar que cuida do paciente a ser irradiado.

Tem havido melhores resultados com tratamento cirúrgico, ou seja, remoção do sequestro ósseo e curetagem do leito. O relato de um paciente diz: "Fique com a sua osteorradionecrose que eu prefiro o câncer diz que eu tinha".

SAIBA MAIS

Alguns autores citam como fator preponderante no aparecimento da cárie de irradiação a redução do fluxo salivar, assim como a diminuição do pH salivar. Se assim fosse, todos os dentes estariam sujeitos a esse distúrbio, e não somente aqueles diretamente expostos aos feixes da radiação ionizante.

LEMBRETE

Vários tipos de tratamento já foram tentados, a grande maioria s em êxito, como mostram os trabalhos realizados no Serviço de Câncer Bucal do Instituto do Câncer Arnaldo Vieira de Carvalho, em São Paulo, SP.

DISTÚRBIOS DECORRENTES DA QUIMIOTERAPIA ANTINEOPLÁSICA

Com relação ao tratamento odontológico de pacientes submetidos à quimioterapia antineoplásica, é importante lembrar que estes estão com sua celularidade hematológica comprometida. **Os cuidados que se devem observar são os mesmos para indivíduos com eritropenia e leucopenia.**

Como a defesa imunológica desses pacientes está comprometida pela medicação, que diminui o número de eritrócitos e leucócitos, é prudente a associação de antibioticoterapia nos cuidados prévios e posteriores que essa conduta terapêutica antineoplásica determina. Isso vale para tratamento odontológico cruento, ou seja, exodontia, curetagem periodontal, biopulpectomia, entre outros.

Referências

1. Boraks S. Medicina bucal: tratamento clínico-cirúrgico das doenças bucomaxilofaciais. São Paulo: Artes Médicas; 2011.

Leituras recomendadas

Adeyemo WL, Hassan OO, Ajayi OF. Pregnancy-associated pyogenic granuloma of the lip: a case report. Niger J Med. 2011;20(1):179-80.

Aggarwal A, Bagewadi A, Keluskar V. Giant submandibular sialoliths: a report of two cases. Gen Dent. 2011;59(5):e210-3.

Al-Abri R, Marchal F. New era of endoscopic approach for sialolithiasis: sialendoscopy. Sultan Qaboos Univ Med J. 2010;10(3):382-7.

Almeida CR. Displasias fibrosas: revista da literatura. Odontologia –USF. 1992;10(1/2):65-78.

Alp H, Orbak Z, Erdogan T, Kabarg K, Gursan N. Recurrent parotitis as a first manifestation in a child with primary sjogren's syndrome. West Indian Med J. 2011;60(6):685-7.

Amir J, Harel L, Smetana Z, Varsano I. Treatment of herpes simplex gingivostomatitis with aciclovir in children: a randomised double blind placebo controlled study. BMJ. 1997;314(7097):1800-3.

Anavi Y, Gross M, Calderon S. Disturbed lower denture stability due to lipoma in the floor of the mouth. J Oral Rehabil. 1995;22(1):83-5.

Andersen LJ, Berthelsen A, Hansen HS. Malignant melanoma of the upper respiratory tract and the oral cavity. J Otolaryngol. 1992;21(3):1180-5.

Andrade BA, León JE, Carlos R, Delgado-Azañero W, Mosqueda-Taylor A, Graner E, et al. Expression of fatty acid synthase (FASN) in oral nevi and melanoma. Oral Dis. 2011;17(8):808-12.

Antunes AA, Antunes AP. Tumores das glândulas salivares maiores: estudo retrospectivo. Rev Bras Patol Oral. 2005;4(1):2-7.

Arava-Parastatidis M, Alawi F, Stoopler ET. Multifocal pigmentation of the oral cavity. Oral melanoacanthoma. J Am Dent Assoc. 2011;142(1):53-6.

Awange DO, Wakoli KA. Reactive localized inflammatory hyperplasia of the oral mucosa. East Afr Med J. 2009;86(2):79-82.

Azambuja TWF, Bercini F. Herpes simples: revisão da literatura. Rev Fac Odontol Porto Alegre. 2004;45(2):43-6.

Barnes L, Eveson JW, Reichart P, Sidransky D. World Health Organization classification of tumours, pathology and genetics of head and neck tumours. Lyon: IARC; 2005.

Baszis K, Toib D. Recurrent parotiditis as a presentation of primary pediatric sjogren syndrome. Pediatrics. 2012;129(1):e179-82.

Bataineh AB, Mansour MJ, Abalkhail A. Oral infiltrating lipomas. Br J Oral Maxillofac Surg. 1996;34(6):520-3.

Bedogni A, Bettini G, Totola A, Saia G, Nocini PF. Oral bisphosphonate-associated osteonecrosis of the jaw after implant surgery: a case report and literature review. J Oral Maxillofac Surg. 2010;68(7):1662-6.

Behnia H, Motamedi MH, Bruksch KE. Radiolucent lesion of the mandibular angle and ramus. J Oral Maxillofac Surg. 1998;56(9):1086-90.

Berardi A, Lugli L, Rossi C, Maria CL, Guidotti I, Gallo C. Neonatal herpes simplex virus. J Matern Neonatal Med. 2011;24 Suppl 1:88-90.

Bermejo-Fenoll A, López-Jornet MP, Jiménez-Torres MJ, Camacho-Alonso F, Orduña-Domingo A. Biopsy of the buccal mucosa in oral lichen planus: the traditional method versus the use of a new pressure forceps. J Am Dent Assoc. 2007;138(7):957-62.

Bertrand J, McCuaig C, Dubois J, Hatami A, Ondrejchak S, Powell J. Propranolol versus prednisone in the treatment of infantile hemangiomas: a retrospective comparative study. Pediatr Dermatol. 2011;28(6):649-54.

Beutner KR, Friedman D. Valaciclovir compared with acyclovir for improved therapy for herpes zoster in immunocompetent adults. Antimicrob Agents Chemother. 1995;39 (7):1546-53

Bhattacharyya I, Chehal HK. White lesions. Otolaryngol Clin North Am. 2011;44(1):109-31.

Birman EG, Boraks S. Condrossarcoma dos maxilares: revisão e relato de um caso. Rev Soc Port Estomatol e Cir Buco-Maxilo-Facial. 1982; 25-41.

Bodini G, Fiamminghi L. Papillomas of the oral cavity. Role of the papillomavirus. Mar Dent Cadmos 1989;31;57(5):68-77.

Boraks S. Cuidados odontológicos com os pacientes portadores de tumores malignos submetidos a radioterapia. Rev XXV de Janeiro. 1988;36:37-39.

Boraks G, Boraks S. Estomatites aftosa recurrente. IX Manual de Otorrinolaringologia Pediátrica de La IAPO; 2011.

Boraks S, Birman EG. Alterações da mucosa bucal normal em pacientes portadores de carcinoma epidermóide submetidos a tratamento radioterápico. Rev Bras Cir Cab Pesc. 1984;8(12/3):71-83.

Boraks S, Birman EG. Osteossarcoma dos maxilares: revisão relato de um caso. Rev Bras. de Cir. Traum. Buco-Maxilo-Facial. 1984;2(1,2,3):33-41.

Borrego AP, Zamorra MVG. Estomatites aftosa recurrente. Rev Mexicana Odontol Clin. 2008;2(3):10-2

Boyle RK. A review of anatomical and imunological links between epidural morphine and herpes simplex labialis in obstetric patients. Anaesth Intensive Care. 1995;23(4):425-32.

Bratel J, Hakeberg M, Jontell M. Effect of replacement of dental amalgam on oral lichenoid reactions. J Dent. 1996;24(1-2):41-5.

Bravo FJ, Myers MG, Stanberry LR. Neonatal herpes simplex virus infection: pathogenesis and treatment in the guine pig. J Infect Dis. 1994;169(5):947-55.

Brazão-Silva MT, Andrade MF, Franco T, Ribeiro RI, Silva Wdos S, Faria G, et al. Paracoccidioidomycosis: a series of 66 patients with oral lesions from endemic area. Mycoses. 2011;54(4):189-95.

Breen GH, Addante R, Black CC. Early onset of hereditary gingival fibromatosis in a 28-month-old. Pediatr Dent. 2009;31(4):286-8.

Bruce A, Rogers RS. New and old therapeutics for oral ulcerations. Arch Dermatol. 2007;143:519-523

Buchner A, Shnaiderderman A, Vered M. Relative frequency of localized reactive hyperplasic lesions of the gingiva: a retrospective study of 1675 cases from Israel. J Oral Path Med. 2010;39(8):631-8.

Buchner A, Shnaiderman A, Vared M. Pediatric localized reactive gingival lesions: a retrospective study from Israel. Pediatr Dent. 2010;32(7):486-92.

Budtz-Jörgensen E. Etiology, pathogenesis, therapy, and prophylaxis of oral yeast infections. Acta Odontol Scand. 1990;48(1):61-9.

Budtz-Jörgensen E. Histopathology, immunology, and serology of oral yeast infections. Diagnosis of oral candidosis. Acta Odontol Scand. 1990;48(1):37-43.

Buhac J, Bhol K, Padilla T Jr, Foster CS, Ahmed AR. Coexistence of pemphigus vulgaris and ocular cicatricial pemphigoid. J Am Acad dermatol. 1996;34(5):884-6.

Bunduneli E, Bunduneli N, Untal, T. Long-term follow-up of peripheral ossifying fibroma: report of three cases. Periodontal Clin Investig. 2001;23(1):11-4.

Cam K, Santoro A, Lee JB. Oral frictional hyperqueratosis (morsicatio buccarum): an entity to be considered In the differential diagnosis of white oral mucosal lesion. Skinmed. 2012;10(2):114-5.

Campagnale R, Campagnale R, Varalli R, Zanelli G. Carcinoma adenóide quístico de glândula sublingual: combinacion de cirurgía y radioterapia. Rev Assoc Odontol Argent. 2005;93(5):429-32.

Canto AM, Müller H, Freitas RR; Santos PSS. Líquen plano oral: clínica e diagnóstico complementar. An Bras Dermatol. 2010;85(5):669-75.

Carlson ER, Basile JD. The role of surgical resection in the in the management of biphosphonate-related osteonecrosis of the jaws. J Oral Maxilolofac Surg. 2009;67(5):85-95.

Carrillo R, Morales A, Rodriguez-Peralto JL, Lizama J, Eslava JM. Benign fibro-osseous lesions in Paget's disease of the jaws. Oral Surg Oral Med Oral Pathol. 1991;71(5):588-92.

Carrozo M. Vitamin B12 for the treatment of recurrent Aphtous stomatites. J Am Fam Med. 2009;22(1):9-16.

Cavalcanti M. Tomografia computadorizada por feixe cônico: interpretação e diagnóstico para o cirurgião dentista. São Paulo: Santos; 2010.

Cengiz M, Ozyar E, Ozturk D, Akyol F, Atahan IL, Hayran M. Sucralfate in the prevention of radiation-induced oral mucositis. J Clin Grastroenterol. 1999;28(1):40-43.

Chan MH, Wolf JC. Biopsy techniques and diagnosis & treatment of mucocutaneous lesions. Dent Clin North Am. 2012;56(1):43-73.

Chauvel P, Demard F. Low energy he/ne laser in the prevention of radiatio-induced mucositis. A multicenter phase III radomized study in patients with head and neck cancer. Support Care Cancer.1999;7(4):244-52.

Chauvin PJ, Wysocki GP, Daley TD, Pringle GA. Palisaded encapsulated neuroma of oral mucosa. Oral Surg Oral Med Oral Pathol. 1992;73(1):71-4.

Chen AH. Toxicity and allergy to local anesthesia. J Calif Dent Assoc. 1998;26(9):683-92.

Chikui T, Yonetsu K, Yoshiura K, Miwa K, Kanda S, Ozeki S, et al. Imaging findings of lipomas in the orofacial region with CT, US, and MRI. Oral Surg Oral Med Oral Pathol Oral Radiol Endod. 1997;84(1):88-95.

Christopoulos A, Sklavounou A, Patrikiou A. True fibroma of the oral mucosa: a case report. Int. J. Oral Maxillofac Surg. 1994; 23:98-9.

Chrysomali E, Papanicolaou SI, Dekker NP, Regezi JA. Benign neural tumors of the oral cavity: a comparative immunohistochemical study. Oral Surg Oral Med Oral Pathol Oral Radiol Endod. 1997; 84(4):381-90.

Chrysomallis F, Ioannides D. Treatment of oral pemphigus vulgaris. Int J Dermatol. 1994;33(11):803-7.

Clapp C, Wheeler JC, Martof AB, Levine PA. Oral squamous cell carcinoma in association with dental osseointegrated implants. An unusual occurrence. Arch Otolaryngol Head Neck Surg. 1996;122(12):1402-3.

Cooper JS, Fu K, Marks J, Silverman Jr S. Late effects of irradiation therapy in the head and neck region. Int J Oncol Biol Phys. 1995;31(5):1141-64.

Corrêa MSNP, Caixeta FF, Teodoro, MG; Azevedo, AM de. Raquitismo: revisão da literatura e relato de um caso clínico. Rev. Assoc. Paul. Cir. Dent. 1997;51(3):237-241.

Cottrell DA, Norris LH, Doku HC. Orofacial lipomas diagnosed by CT and MRI. J Am Dent Assoc. 1993;124(3):110-5.

Cowen D, Tardieu C, Schubert M, Peterson D, Resbeut M, Faucher C, et al. Low energy helium-Neon laser in the prevention of oral mucosistis in patients undergoing bone narrow-transplant: results of a double blind randomized trial. Int J radiat Oncol Biol Phys. 1997;38(4) 697-703.

Cox M, Maitland N, Scully C. Human herpes simplex-1 and papillomavirus type 16 homologous DNA sequences in normal, potentially malignant and malignant oral mucosa. Eur J Cancer B Oral Oncol. 1993;29B(3):215-9.

Crespo MRR, Pozzo PP, García RR. Epidemiologia de la patología de la mucosa oral más frecuente en niños. Med Oral Pathol Cir Bucal. 2005;10(5):376-87.

Da Silva AD, Silva CA, de Camargo Moraes P, Thomaz LA, Furuse C, de Araújo VC. Recurrent oral pyogenic granuloma in port-wine stain. J Craniofac Surg. 2011;22(6):2356-8.

Da Silva LC, de Almeida Freitas R, de Andrade Jr MP, Piva MR, Martins-Filho PRS, de Santana Santos T. Oral lesions in renal transplant. J Craniofacial Surg. 2012;23(3):214-8.

Dagenais M, Pharoah MJ, Sikorski, PA. The radiographic characteristics of histiocytosis X. A study of 29 cases that involve the jaws. Oral Surg Oral Med Oral Pathol. 1992;74(2):230-6.

Damm DD. Bilateral white cheeks. White sponge nevus. Gen Dent. 2010;58(6):539-40.

Danaher RJ, Wang C, Dai J, Mumper RJ, Miller CS. Antiviral effects of blackberry extract against herpes simplex virus type 1. Oral Surg Oral Med Oral Pathol Oral Radiol Endod. 2011;112(3):31-5.

Danquart J, Wagner N, Harndal H, Homoe P. Sialoendoscopy for diagnosis and treatment of non-neoplastic obstruction in the salivary glands. Dan Med Bull. 2011;58(2):A4232.

Darling MR, McCord C, son-Boeters L, Copete M. Markers of potential malignancy in chronic hyperplastic candidiasis. J Clin Dent. 2012;3(3):176-81.

Das CM, Schantz SP, Shillitoe EJ. Antibody to a mutagenic peptide of herpes simplex virus in young adult patients with cancer of the head and neck. Oral Surg Oral Med Oral Pathol. 1993;75(5):610-4.

Daves C. Salivary flow patterns and the health of hard and soft oral tissues. J Am Dent Assoc. 2008;139 Suppl:18S-24S.

Davies AN, Singer J. A comparison of artificial saliva and pilocarpine in radiation-induced xerostomia. J Laryngol Otol. 1994;108(8):663-5.

De Andrade BA, Léon JE, Carlos R, Delgado-Azañero W, Mosqueda-Taylor A, Graner E, et al. Expression of fatty acid synthase (FASN) in oral nevi and melanoma. Oral Dis. 2011;17(8):808-12.

De Giorgi V, Sestini S, Bruscino N, Janowska A, Grazzini M, Rossari S, et al. Prevalence and distribution of solitary oral pigmented lesions: a prospective study. J Eur Acad Dermatol Venereol. 2009;23(11):1320-3.

De Magalhaes-Junior EB, Aciole GT, Santos NR, dos Santos JN, Pinheiro AL. Removal of oral lichen planus by CO2 laser. Braz Dent. 2011;22(6):522-6.

De Moraes PC, Teixeira RG, Tacchelli DP, Bönecker M, Junqueira JL, Oliveira LB. Atypical case of oral lichen planus in a pediatric patient: clinical presentation and management. Pediatr Dent. 2011;33(5):445-7.

De Oliveira GR, Mariano RV, dos Santos Silva AR, Vargas PA, Lopes MA. Single oral paracoccidioidomycosis mimicking other lesions: report of eight cases. Mycopathologia. 2012;173(1):47-52.

Di Lorenzo S, Milia A, Corradino B, Cordova A. Uncommon case of symmetrical fibrous hyperplasia of the hard palate. Eur Rev Med Pharmacol Sci. 2010;14(2):145-6.

Donahue JG, Choo PW, Manson JE, Platt R. The incidence of herpes zoster. Arch Intern Med. 1995;155(15):1605-9.

Durairai J, Balasubramanian K, Rani PR, Sagili H, Pramya N. Giant lingual granuloma gravidarum. J Obstet Gynaecol. 2011;31(8):769-70.

Elango KJ, Anandkishnan N, Suresh A, Iyer SK, Ramaiyer SK, Kuriakose MA. Mouth self-examination to improve oral cancer awareness and early detection in a high-risk population. Oral Oncol. 2011;47(7):620-4.

Epstein JB, Silverman S Jr, Epstein JD, Lonky SA, Bride MA. Analysis of oral lesion biopsies identified and evaluated by visual examination, chemiluminescence and toluidine blue. Oral Oncol. 2008;44(6):538-44.

Eury J, Gilain L, Peynegre R. Les manifestations buccales du zona. A propos d'un cas. Ann Otolaryngol Chir Cervicofac. 1993;110(3):170-2.

Fadavi S, Rowold E. Familialhypophosphatemic vitamin D-resistentrickets: review of the literature and report of case. ASDC J Dent Child. 1990;57(3):212-5.

Fagaraz VL. Hemangiomas da cavidade bucal: revisão da literatura e estudo clínico da terapêutica pela esclerose com o oleato de monoetanolamina [doutorado]. São Paulo: Universidade de São Paulo; 1996.

Feber, T. Management of mucositis in oral irradiation. Clin Oncol. 1996;8(2):106-11.

Firth N, Rich A, Varigos G, Reade PC. Oral pemphigus vulgaris in young adults. Int J dermatol. 1991;30(5):352-6.

Fonseca FP, Carvalho MV, Almeida OP, Rangel ALCA, Takizawa MCH, Bueno AG, et al. Clinicopathologic analysis of 493 cases of salivary gland tumors in a Southern Brazilian population. Oral Surg, Oral Med, Oral Pathol and Oral Radiol. 2012;114(2):230-9.

Fourie J, van Heerden WF, McEachen SC, van Zyl A. Chronic ulcerative stomatitis: a distinct clinical entity? SADJ. 2011;66(3):119-21.

França TC, Griz L. Bifosfonatos podem reduzir perda óssea após paratireoidectomia em pacientes com hiperparatireoidismo primário e osteitefibrosa cística. Rev Bras Reumatol. 2011;51(2):131-7.

Furuse TA, Castro AL de, Castro AL de, Moraes NP, Melhado RM. Pênfigo vulgar. Rev Cient UNOESTE. 1991;11:55-65.

Galindo-Moreno P, Padial-Molina M, et al. Multifocal oral melanoacanthoma and melanotic macula in a patient after dental implant surgery. J Am Dent Assoc. 2011;42(7):817-24.

Gallè F, Sanguinetti M, Colella G, Di Onofrio V, Torelli R, Rossano F, et al. Oral candidosis: caracterization of a sample of recurrent Infections and study of resistance determinants. New Microbiol. 2011;34(4):379-89.

Garib DG, Raymundo Junior R, Raymundo MV, Raymundo DV, Ferreira SN. Tomografia computadorizada de feixe cônico (cone beam): entendendo este novo método de diagnóstico por imagem com promissora aplicabilidade na Ortodontia. R Dental Press Ortodon Ortop Facila 2007;12(2):139-56.

Georgescu EF, Stanescu L, Gómez-Morales M, Aneiros-Fernández J, Mesa F, O'Valle F. Peutz-Jeghers syndrome: case report and literature review. Rom J Morphol Embryol. 2008 ;49(2):241-5.

Gershon AA. Varicella-zoster virus: prospects for control. Adv Pediatr Infect Dis. 1995;10:93-124.

Gesser RM, Valyi-nagy T, Altschuler SM, Fraser NW. Oral-oesophageal inoculation of mice with herpes simplex virus type 1 causes latent infection of the vagal sensory ganglia (nodose ganglia). J Gen Virol. 1994;75(Pt 9):2379-86.

Gillespie MB, Intaphan J, Nguyen SA. Endoscopic-assisted management of chronic sialadenitis. Head Neck. 2011;33(9):1346-51.

Giorgi V, Sestini S, Bruscino N, Janowska A, Grazzini M, Rossari S, et al. Prevalence and distribution solitary oral pigmented lesions : a prospective study. J Eur Acad Dermatol Venereol. 2009;23(11):1320-3 .

Godge P, Sharma S, Ydav M. Adenoid cystic carcinoma of the parotid gland. Contemp Clin Dent. 2012;3(2):223-6.

Gondak RO, Silva-Jorge R, Jorge J, Lopes MA, Vargas PA. Oral pigmented lesions: clinicopathologic features and review of the literature. Med Oral Patol Oral Cir Bucal. 2012;1;17(6):e914-24.

Gonzales GR. Postherpes simplex type 1 neuralgia simulating postherpetic neuralgia. J Pain Symptom Manage. 1992;7(5):320-3.

González LV, Gaviria AM, Sanclemente G, Rady P, Tyring SK, Carlos R, et al. Clinical, histopathological and virological findings in patients with focal epithelial hyperplasia from Colombia. Int J Dermatol. 2005; 44(4):274-9.

Gorsky M, Raviv M, Raviv E. Pemphigus vulgaris in adolescence. A case presentation and review of the literature. Oral Surg Oral Med Oral Pathol. 1994;77(6):620-2.

Gosh G, Bretschneider S, Korb C, Lamme W, Schultz H. Die perinatale herpesinfektion. Klinik-Therapie-Verlauf. Kiderarztl Prax. 1993;61(6):202-6.

Graziani M, Rossari S, Gori A, Guerriero G, Corciova S, Lotti T, et al. Pigmented lesions in the oral mucosa: the ugly but good. QJM. 2012;105(5):483.

Greene AK. Current concepts of vascular anomalies. J Craniofac Surg. 2012;23(1):220-4.

Greene AK. Management of hemangiomas and other vascular tumors. Clin Plast Surg. 201;38(1):45-63.

Gregori C, Andriolo A. Propedêutica clínica odontológica. São Paulo: Sarvier; 2006.

Guobis Ž, KareivienĐ V, BaseviĐienĐ N, PaipalienĐ P, NiedzelskienĐ I, Sabalys G, et al. Microflora of the oral cavity in patients with xerostomia. Medicina (Kaunas). 2011;47(12):646-51.

Gurevich I. Varicella zoster and herpes simplex virus infection. Heart Lung. 1992;21(1):85-91.

Hammad SM, El Banna M, El Zayat I, Mohsen MA. Effect of resin infiltration on white spot lesion after debonding orthodontic brackets. Am J Dent. 2012;25(1):3-8.

Hanley PJ, Conaway MM, Halstead DC, Rhodes LV, Reed J. Nosocomial herpes simplex virus infection associated with oral endotracheal intubation. Am J Infect Control. 1993;21(6):310-6.

Hanna A, Rawal SY, Anderson KM, Rawal YB. The epithelioid blue nevus: a rare intraoral nevomelanocytic tumor. J Oral Maxillofac Pathol. 2011;15(1):88-90.

Harel RM, Srolovitz H, Gornitsky M. Pemphigus vulgaris: the potential for error: a case report. Spec Care Dentist. 1995;15(2):61-4.

Harris CK, Warnakulasuriya KA, Johnson NW, Gelbier S, Peters TJ. Oral health in alcohol misusers. Community Dent Health. 1996;13(4):199-203.

Heinic GS, Northfelt DW, Greenspan JS, Macphail LA, Greenspan D. Concurrent oral cytomegalovirus and herpes simplex virus infection in association with HIV infection. A case report. Oral Surg Oral med Oral Pathol. 1993;75(4):488-94.

Helander SD, Rogers RS 3rd. The sensitivity and specificity of direct immunofluorescence testing in disorders of mucous membranes. J Am Acad dermatol. 1994;30(1):65-75.

Helm TN, Camisa C, Valenzuela R, Allen CM. Paraneoplastic pemphigus. A distinct autoimmune vesiculobulous disorder associates with neoplasia. Oral Surg
Oral Med Oral Pathol. 1993;75(2):209-13.

Hiraoka K, Mota de Queiroz A, Aparecida Marinho S, Costa Pereira AA, Costa Hanemann JA. Sclerotherapy with monoethanolamine oleate in benign oral vascular lesions. Minerva Stomatol. 2012;61(1-2):31-6.

Hogan P. Pemphigus vulgaris following a cutaneous thermal burn. Int J dermatol. 1992;31(1):46-9.

Isildak H, Yilmaz M, Ibrahimov M, Aslan M, Karaman E, Enver O. Schwannoma of the hard palate. 2012;21(1):276-8.

Jayasooriya PR, Abeyratne S, Ranasinghe AW, Tilakaratne WM. Focal epithelial hyperplasia (Heck's disease): report of two cases with PCR detection of human papillomavirus DNA. Oral Dis. 2004;10:240-3.

Jham BC, Fernandes AM, Duraes GV, Chrcanovic BR, Souza AC, Souza LN. The importance of intraoral examination in the deferential diagnosis of paracoccidiodomycosis. Braz J Otorhinolaryngol. 2008;74(6):946.

Jones AC, Migliorati CA, Baughman RA. The simultaneous occurrence of oral herpes simplex virus, cytomegalovirus, and histoplasmosis in an HIV- infected patient. Oral Surg Oral Med Oral Pathol. 1992;74(3):334-9.

Kalaoun R, Souza RO, Pimentel Júnior PA. Pênfigo vulgar na cavidade oral: relato de caso clínico. J Brasil Clin Odontol Integr. 2004;8(46):295-7.

Kamal R, Dahiya P, Puri A. Oral pyogenic granuloma: various concepts of etiopathogenesis. J Oral Maxillofac Pathol. 2012;16(1):79-82.

Kassem R, Yarom N, Scope A, Babaev M, Trau H, Pavlotzky F. Treatment of erosive oral lichen planuswith local ultraviolet B phototherapy. J Am Acad Dermatol. 2012;66(5):761-6.

Kaur G, Verhamme KM, Dieleman JP, Vanrolleghem A, van Soest EM, Stricker BH, et al. Association between calcium channel blockers and gingival hyperplasia. J Clin Periodontal. 2012;37(7):625-30.

Keim RG Preventing and treating white-spot lesions. J Clin Orthod. 2011;45(1):9-10.

Knopf A, Mansour N, Chaker A, Bas M, Stock K. Multimodal ultrasonographic characterisation of parotid gland lesions: a pilot study . Eur J Radiol. 2012;81(11):3300-5.

Kore Eda S, Horiguchi Y, Ohtoshi E, Tanaka T, Fujii, K, Okamoto H, et al. A case of autoimmune bullous dermatosis with features of pemphigus vulgaris and bullous pemphigoid. Am J Dermatopathol. 1995;17(5):511-6.

Koury M.E, Regezi JA, Perrott DH, Kaban LB. "Atypical" fibro-osseous lesions: diagnostic challenges and treatment concepts. J Oral Maxillofac Surg 1995;24(2):162-9.

Kriesel JD, Pisani PL, McKeough MB, Baringer JR, Spruance SL. Correlation between detection of herpes simplex virus in oral secretions by PCR and susceptibility to experimental UV radiation-induced herpes labialis. J Clin microbial. 1994;32(12):3088-90.

Laboratório de Análises Clínicas Fleury. Manual de exames – Centro de Medicina Diagnóstica. 2009

Lacour M, Syed S, Linward J, Harper JI. Role of the pulsed dye laser in the management of ulcerated capillary hemangiomas. Arch Dis Child. 1996;74(2):161-3.

Lacroix I, Mascrés C. L'infection virale herpétique: de la primo-infection buccale à l'herpes récidivant. J Can Dent Assoc. 1995;61(7):627-30.

Laga EA Jr, Toth BB, Rolston KV, Tarrand JJ. Evaluation of a rapid enzyme-linked immunoassay for the diagnosis of herpes simplex virus in cancer patients with oral lesions. Oral Surg Oral med Oral Pathol. 1993;75(2):168-72.

Lalsie RS, Mijares Briñez A, Franco J, Agudo E. Evaluación de la citología por punción-aspiración con aguja fina en lesiones de las glándulas salivales mayores. Rev Venez Oncol. 2004;16(1):3-15.

Lamey PJ, Rees TD, Binnie WH, Rankin KV. Mucous membrane pemphigoid. Treatment experience at two institutions. Oral Surg Oral Med Oral Pathol. 1992;74(1):50-3.

Lamey PJ, Rees TD, Binnie WH, Wright JM, Rankin KV, Simpson NB. Oral presentation of pemphigus vulgaris and its response to systemic steroid therapy. Oral Surg Oral Med Oral Pathol. 1993;74(1):54-7.

Larheim TA. Role of magnetic resonance imaging in the clinical diagnosis of the temporomandibular joint.Cells Tissues Organs. 2005;180:6-21.

Larrain D, Madrid AM, Capdeville FF, Ferrada CV. Tumores de glándulas salivales: hallazgos histopatológicos en 168 pacientes. Rev Chil Cir. 2005;57(5):373-8.

Laskaris G, Stoufi E. Oral pemphigus vulgaris in a 6-year-old girl. Oral Surg Oral Med Oral Pathol. 1990;69(5):609-13.

Lee CK, Baek BJ. Images in clinical medicine. Lingual zoster. N England J Med. 2011;365(18):1726.

Lee HY, Na SY, Son Ym, Kang HK, Baek JO, Lee JR, et al. A malignant melanoma associated with a blue nevus of the lip. Ann Dermatol. 2010;22(1):119-24.

Levi ME, Eusterman VD. Oral Infections and antibiotic therapy. Otolaryngol Clin North Am. 2011;44(1):57-78.

Lilly JP, Spivey JD, Fotos PG. Benign mucous membrane pemphigoid with advanced periodontal involvement: diagnosis and therapy. J Periodontol. 1995;66(8):737-41.

Liu C, Qin ZP, Fan ZN, Zhao WJ, Wang YM, Wei FC, et al. New treatment strategy for granulomatous epulis: intralesional injection of propanolol. Med Hypothesis. 2012;78(2):327-9.

Livada R, Shiloah J. Gummy smile: could It be genetic? Hereditary gingival fibromatosis. J Tenn Dent Assoc. 2012;92(1):23-6.

Lopes MA, Coletta RD, Alves FA, Abbade N, Rossi A Jr. Reconhecendo e controlando os efeitos colaterais da radioterapia. Rev Assoc Paul Cir Dent. 1998;52(3):241-4.

López-Carriches C, Baca-Pérez-Bryan R, Montalvo-Montero S. Schwannoma located in the palate: clinical case and literature review. Med Oral Patol Oral Cir Bucal. 2009;4(9):e465-8.

López-Jornet P, Garcia G, Camacho-Alonso F. Isolated gingjival metatasis from lung carcinoma. N Y State Dent J. 2011;77(1):27-8.

Loss R, Sandrin R, França BH, de Azevedo-Alanis LR, Grégio AM, Machado MÂ, et al. Cytological analysis of the epithelial cells in patients with oral candidiasis. Mycosis. 2011;54(4):130-5.

Lourenço SV, Bologna SB, Colucci F, Neto CF, Montenegro FL, Nico MM. Oral mucosal melanoma of the mandibular gingiva: a case report. Cutis. 2010;86(2)89-93.

Lozada NF, Miranda C, Maliksi R. Double-blind clinical trial of 0.05% clobetasol propionate ointment in orabase and 0.05% fluocinonide ointment in orabase in the treatment of patients with oral vesicu-loerosive diseases. Oral Surg Oral Med Oral Pathol. 1994;77(6):598-604.

Luers JC, Stenner M, Schinke M, Helmstaedter V, Beutner D. Tolerability of sialendoscopy under local anesthesia. Ann Otol Rhinol Laryngol. 2012;121(4):269-74.

Lumerman H, Freedman P, Kerpel S. Oral epithelial dysplasia and the development of invasive squamous cell carcinoma. Oral Surg Oral Med Oral Pathol Radiol Endod. 1995;79(3):321-9.

Luz JGC, Boraks S, Birman EG. Transformação maligna em epitélio de revestimento de um cisto odontogênico. Rev Paulista de Odontologia. 1988;10(1):10-6.

Lynch DP. Oral candidiasis. History, classification, and clinical presentation. Oral Surg Oral Med Oral Pathol. 1994;78(2):189-93.

Macentee MI, Glick N, Stolar E. Age, gender, dentures and oral mucosal disorders. Oral Dis. 1998;4(1):32-6.

Magnusson, B. Palisaded encapsulated neuroma (solitary circumscribed neuroma) of the oral mucosa. Oral Surg Oral Med Oral Pathol Oral Radiol Endod. 1996;82(3):302-4.

Mannem S, Chava VK. Management of an unusual peripheral giant cell granuloma: a diagnostic dilemma. Contemp Clin Dent. 2012;3(1):93-6.

Mariano FV, Vargas PA, Della Coletta R, Lopes MA. Sclerotherapy followed by surgery for the treatment of oral hemangioma: a report of two cases. Gen Dent. 2011;59(3):e121-5.

Marques SA. Fungal infections of the mucous membrane. Dermatol Ther. 2010;23(3):243-50.

Martins WD, Lima AA, Vieira S. Focal epithelial hyperplasia (Heck's disease): report of a case in a girl of Brazilian Indian descent. Int J Pediatr Dent. 2006;16(1):65-8.

Marzano AV, Tourlaki A, Merlo V, Spinelli D, Venegoni L, Crosti C. Herpes simplex virus infection and pemphigus. Int J Immunopathol Pharmacol. 2009;22(3):781-6.

Matarazzo F, Feres M, Benatti BB, Duarte PM. Fibroma ossificante periférico: relato de caso. Rev Assoc Paul Cir Dent. 2007;61(4):325-8.

Matsumoto MA, Ribeiro Júnior PD, Nary Filho H, Silva AA. Sialolito gigante em ducto submandibular Rev Bras Patol Oral. 2005;4(3):182-4.

Matz H, Bialy GA, Brenner S. Diclofenac: a new trigger of pemphigus vulgaris? Dermatology. 1997;195(1):48-9.

McIlroy P. Radiaton mucositis: a new approach to prevention and treatment. Eur J Cancer Care.1996;5(3):153-8.

McMenamin MB, Quinn A, Barry H, Sleeman D, Wilson G, Toner M. Cavernous hemangioma in the submandibular gland masquerading as sialoadenitis. Oral Surg Oral Med Oral Pathol. 1997;84(2):146-8.

Medina BA, Hernández GA, Osete AJM, Sánchez MN, Vicente OV. Penfigo vulgar orofaringeo. An Otorrinolaringol Ibero Am. 1992;19(1):69-76.

Meredith R, Salter M, Kim R, Spencer S, Weppelmann B, Rodu B, et al. Sucralfate for radiation mucositis: results of a double-blind randomized trial. Int J Radiat Oncol Biol Phys. 1997;37(2):275-9.

Mergoni G, Meleti M, Manfredi M, Vescovi P. Diffuse brown pigmentation of the buccal mucosa and tongue. J Am Assoc. 2011;142(7):825-7.

Mignogna MD, Muzilo L, Zeppa P, Ruocco V, Bucci E. Immunocytochemical detection of autoantibody deposits in Tzanck smears from patients with oral pemphigus. J Oral Pathol Med. 1997; 26(6):254-7.

Millar EP, Troulis MJ. Herpes zoster of the trigeminal nerve: the dentist's role in diagnosis and management. J Can Dent Assoc. 1994;60(5):450-3.

Miller CS. Herpes simplex virus and human papillomavirus infections of the oral cavity. Semin Dermatol. 1994;13(2):108-17.

Miyao CR.Osteomielite na criança. Rev. Med. HU-USP. 1997;7(1):53-64.

Mobio S, Noujeim Z, Boutigny H, Jensen M, Cassia A, Soueidan A. Pigmentation and pigmentated lesions of the gingival mucosa. Rev Belge Med Dent. 2008;63(1):15-28.

Moharil RB, Khanderkar S, Dive A. Metastatic lung malignancy to mandibular gingiva. Indian J Dent Res. 2010;21(3):449-51.

Monteiro TAF, Freitas RB. Freqüência de anticorpos para o vírus da cachumba. Rev bras patol oral. 2005;19(1):19-23.

Mota-Ramírez A, Silvestre FJ, Simó JM. Oral biopsy in dental practice. Med Oral Patol Oral Cir Bucal. 2007;12(7):E504-10.

Müller S. Melanin-associated pigmented lesions of the oral mucosa: presentation, differential diagnosis and treatment. Dermatol Ther. 2010;23(3):220-9.

Munk PL, Morgan-Parkes J, Lee MJ, Janzen DL, Poon PY, Logan PM, et al. Introduction to panoramic dental radio-graphy in oncologic practice. AJR Am J Roentgenol 1997;168 (4):939-43.

Murad AM, Katz A. Oncologia: bases clínicas do tratamento. Rio de Janeiro: Guanabara Koogan; 1996.

Mutalik SS, Bathi RJ, Naikmasur VG. Sturge-Weber syndrome: Phisician's dream; surgeons enigma. N Y State Dent J. 2009;75(3):44-5.

Mutasin DF, Pelc NJ, Anhalt GJ. Cicatricial pemphigoid. Dermatol Clin. 1993;1(3):499-510.

Nadreadis D, Mauroudis S, Poulopoulos A, Markopoulos A, Epivatianos A. Lip ulceration associated with intravenous administration of zoledronic acid : report of a case. Head Neck Pathol. 2012;6(2):275-8.

Nahass GT, Mandel MJ, Cook S, Fan W, Leonardi CL. Detection of herpes simplex and varicella-zoster iinfection from cutaneous lesions in different clinical stages with the polymerase chain reaction. J Am Acad Dermatol. 1995;32:730-3.

Navarro L, Ordaz K, Lacruz B, Moret Y. Prevalencia de la hiperplasia epitelial focal en pacientes de las étnias sanema y yekuana en Estado Bolívar Venezuela. Acta Odontologica 2006;44(3).

Neiburger EJ. Endoscopic holography: a minimally oral biopsy technique. J Mass Dent Soc. 2006;54(4):42-4.

Niedermeier W, Matthaeus C, Meyer C, Staar S, Müller RP, Schulze HJ. Radiation-induced hyposalivation and its treatment with oral pilocarpine. Oral Surg Oral Med Oral Pathol Oral Radiol Endod. 1998;86(5):541-9.

Nobile CJ, Fox EP, Nett JE, Sorrells TR, Mitrovich QM, Hernday AD, et al. A recently envolved transcriptional network controls biofilm development in Candida albicans. Cell. 2012;48(1-2):126-38.

Odell EW, Lombardi T, Barrett AW, Morgan PR, Speight PM. Hybrid central giant cell granuloma and central odontogenic fibroma-like lesions of the jaws. Histopathology. 1997;30(2):165-71.

Odom RB. Common superficial fungal infections in immunosuppressed patients. J Am Acad Dermatol. 1994;31(3):56-9.

Ogden GR. Field canceriation in the head and neck. Oral diseases. 1998;4(1):1-3.

Oguchi M, Shikama N, Sasaki S, Gomi K, Katsuyama Y, Ohta S, et al. Mucosa-adhesive water-soluble polymer film for treatment of acute radiationm-induced oral mucositis. Int J Radiat Oncol Biol Phys. 1998;40(5):1033-7.

Ohta M, Osawa S, Endo H, Kuyama K, Yamamoto H, Ito T. Pemphigus vulgaris confined to the gingiva: a case report. Int J Dent. 2011;2011:1-4.

Okada H, Yokokawa M, Komiya M, Akimoto Y, Kaneda T, Yamamoto H. A rare case of sialolithiasis of the lower lip simulating a mucocele and review of the literature. Quintessence Int. 2011;42(7):589-94.

Ola M, Barbarot S, Bastuji-Garin S, Revuz J, Chosidow O. Use of thalidomide for severe recurrent aphthous stomatitis: a multicenter cohort analysis. Medicine (Baltimore). 2010;89(3):176-82.

Oliveira DT, Consolaro A, Marques IM, Akatsu T, Rados, PV. Fibroma cementificante apical: um diagnóstico diferencial. Rev Fac Odontol. 199; 34(1): 9-12.

Oliveira GL. Displasia fibrosa monostótica: relato de um caso. Rev. Bras. Odontol. 1982;39(1):13-7.

Oliveira-Santos C, Freitas-Faria P, Damante JH, Consolaro A. Asymptomatic nodules of the upper lip: report of a canalicular adenoma with immunoprofile presentation. Gerodontol. 2012;29(2):e1121-4.

Olszewska M, Banka A, Gorska R, Warszawik O. Dermoscopy of pigmented oral lesions. J Dermatol Case Rep. 2008;2(3):43-8.

Onda H, Komine M, Murata S, Ohtsuki M. Letter: imported paracoccidiodomycosis in Japan. Dermatol Online J. 2011;17(12):11.

O'Ryan FS, Khoury S, Liao W, Han MM, Hui RL, Baer D, et al. Intravenous bisphosphonate-related osteonecrosis of the jaw: bone scintigraphy as an early indicator. J Maxillofac Surg. 2009;67(7):1363-72.

Otto S, Hafner S.The role inferior alveolar nerve involvement in biphosphonate-related osteonecrosis of the jaw. J Oral Maxillofac Surg. 2009;67(3):589-92.

Overall JC Jr. Herpes simplex virus infection of the fetus and newborn. Pediatr Ann. 1994;23(3):131-6.

Ozden FO, Ozden B, Kurt M, Gündüz K, Günhan O. Peripheral giant cell granuloma associated with dental implants: a rare case report. Int J Oral Maxillofac Implants. 2009;24(6):1153-6.

Pace C, Crosher R. Simultaneously occurring brown tumors in the mandible and maxilla in a patient with vitamin D deficiency. Aus Dent J. 2010;(4):453-6.

Pace C, Ward S. Incidental finding of sialolithiasis in the submsndibulsr gland: a diagnostic dilemma. Dent Update. 2012;38(10):704-5.

Padhye A, D´Souza J. Oral malignant melanoma: a silent killer? J Indian Soc Periodontol. 2011;15(4):425-8.

Padhye A, D'Souza J. Oral malignant melanoma: a silent killer ? J Indian Soc Periodontal. 2011;15(4):425-8.

Panseriya BJ, Hungund S. Pyogenic granuloma associated with periodontal abcess and bone loss: a rare case report. Contemp Clin Dent. 2011;2(3):240-4.

Papamarkakis K, Bird B, Schubert JM, MiljkoviÐ M, Wein R, Bedrossian K, et al. Cytopathology by optical methods: spectral cytopathology of the oral mucosa. Lab Invest. 2010;90(4):589-98.

Parent D. Oral ulcerations. Rev Med Brux. 2011;32(4):210-8.

Parulekar W, Mackenzie R. Scoring oral mucositis. Oral Oncol. 1998;34(1):63-71.

Pathak AK, Sharma S, Shrivastva P. Multi-species biofilm of candida albicans and non-candida albicans species on acrylic sujbstrate. J appl Oral Sci. 2012;20(1):70-5.

Penfold CN, McCullagh P, Eveson JW, Ramsay A.Giant cell lesions complicating fibro-osseous conditions of the jaws. Int J Oral Maxillofac Surg. 1993;22(3):158-62.

Penna KJ, Verveniotis SJ. Lymphangiomatous macroglossia. Medical and surgical treatment. NY State Dent J. 1995;61(10):30-3.

Péron JM, Lecomte-Houcke M. Benign disorders of the oral cavity. Rev Stomatol Chir Maxillofac. 1995;96(4):235-8.

Peszkowski MJ, Larsson A. Extra osseous and intra osseous oral traumatic neuromas and their association with tooth extraction. J Oral Maxillofac Surg. 1990;48(9):963-7.

Peterson DE. Research advanced in oral mucositis. Curr Opin Oncol 1999;11(4):261-6.

Pippi R. Technical notes about soft tissues biopsies of the oral cavity. Minerva Stomatol. 2006;55(10):551-66.

Pogrel MA. The management of lesions of the jaw with liquid nitrogen cryotherapy. J. Calif Dent Assoc. 1995; 23(12):54-7.

Portugal C, Martins AB. Etiologia traumática da neoplasia oral. Rev Port estomatol Cir maxilofac 1982;23(1):43-62.

Potash A, Hoffman HT. Retrograde sialendoscopy: a new technique for avoiding retained ductal stones. Ann Otol Rhinol Laryngol. 2012;121(1):38-43.

Pozza DH, Soares LP, Oliveira MG. Exames complementares por imagens no diagnóstico e no planejamento cirúrgico de patologias em glândulas salivares. Rev Bras Patol Oral. 2005;4(3):156-61.

Prendes BL, Orloff LA, Eisele DW. Therapeutic sialendoscopy for the management of radioiodine sialadenitis. Arch Otolaryngol head neck surg. 2012;138(1):15-9.

Prendiville JS, Israel DM, Wood WS, Dimmick JE. Oral pemphigus vulgaris associated with inflammatory bowel disease and herpetic gingivostomatitis in an 11-year-old girl. Pediatr Dermatol. 1994;11(2):145-50.

Pringle GA, Daley TD, Veinot la, Wysocki gp. Langerhanscell histiocytosis in association with periapical granulomas and cysts. Oral Surg, Oral Med, Oral Pathol. 1992;74(2):186-92.

Progrel MA. The use of liquid nitrogen cryotherapy in the management of locally aggressive bone lesions. J Oral Maxillofac Surg. 1993; 51(3):269-73.

Quijano M, Rodrigues M. Topical corticoids in recurrent aphtous stomatites. Systematic review. Acta Otorrinolaringol Esp. 2008;59:298-307.

Rachappa MM, Trineni MN. Capillary hemangioma or piogenic granuloma: a diagnostic dillema. Contemp Clin Dent. 2010;2(2):119-22.

Raghoebar GM, Brouwer TJ, Schoots CJ. Pemphigus vulgaris of the oral mucosa: report of two cases. Quintessence Int. 1991;22(3):199-202.

Rai S, Kaer M, Bhatnagar P. Laser: a powerful tool for treatment of pyogenic granuloma. J Cutan Aesthet Surg. 2011;4(2):144-7.

Ramirez-Amador V, Silverman S Jr, Mayer P, Tyler M, Quivey J. Candidal colonization and oral candidiasis in patients undergoing oral and pharyngeal radiation therapy. Oral Sur Oral Med Oral Pathol Oral Radiol Endod. 1997;84(2):149-53.

Ramos ACA, Sarmento VA; Campos PSF, Gonzales MOD. Articulação temporomandibular: aspectos normais e deslocamentos de discos: imagem por ressonância magnética. Radiol Bras. 2004;37(6):449-54.

Rao PK, Shetty SR, Hedge D. Ectopic pleomorphic adenoma. N Am J Med Sci. 2012;4(4):190-2.

Reichart PA. The new classification of head and neck tumours (WHO): any changes? Oral Oncolog. 2006(42):757-8.

Riesenbeck D, Dörr W, Feyerabend T, Fietkau R, Henne K, Richter E, Schendera A. Photographic documen-tation of acute radiatio-induced side effects of the oral mucosa. Strahlenthjer Oncol. 1998;174(3):40-3.

Rives de La LE, Lasso BMA. Herpes zoster en lactantes. Rev Med Panama. 1995;20(1-2):54-7.

Robinson JC, Lozada NF, Frieden I. Oral pemphigus vulgaris: a review of the literature and a report on the management of 12 cases. Oral Surg Oral Med Oral Pathol Oral Radiol Endod. 1997;84(4):349-55.

Roopashree MR, Gondhalekar RV, Shashikanth MC, George J, Thippeswamy SH, Shukla A. Pathogenesis of oral lichen planus: a review. J Oral Pathol Med. 2010;39(10):729-34.

Rossier V, Bart PA, Spertini F. Sjögren's syndrome: a new approach to treatment. Rev Med Suisse. 2012;8(337):843-7.

Ruggieri P, Sim FH, Bond JR, Unni K. Malignancies in fibrous dysplasia. Cancer. 1994;73(5):1411-24.

Sabot JF, Gustin MP, Delahougue K, Faure F, Machon C, Hartmann DJ. Analytical investigation of salivary calculi, by mid-infrared spectroscopy. Analyst. 2012;(9):2095-100.

Saint-Gerons RS, Rojas MT, Sallobreña AC, Soria JLP, Vaamonde HF. Hiperplasia epitelial focal: una rara enfermedad en nuestro medio. Med Oral Patol Oral Cir Bucal. 2005;10:128-31.

Samantha Y, Kiran AR, Sankar AJ, Mupparapu M, Singer SR, Lakshmi C. Familial white sponge nevus of the oral mucosa: Report of occurrence in three generations. Quintessence Int. 2012;43(4):319-23.

Sanchis JM, Bagán JV, Gavaldá C, Murillo J, Diaz JM. Erythema multiforme: diagnosis, clinical manifestations and treatment in a retrospective study of 22 patients. J Oral Pathol Med. 2010;39(10):747-52.

Santi E, Bral M. Effect of treatment on cyclosporine- and nifedipine-induced gingival enlargement: clinical and histologic results. In J Periodontics Restorative Den. 1998;18(1):80-5.

Santos PPA, Vasconcelos MG, Pereira KMA, Souza LB, Freitas RA, Costa ALP. Hiperplasia epitelial focal (doença de heck) em descendente de índios brasileiros: relato de caso. J Bras Patol Med Lab. 2007;43(6):431- 4.

Sapna N, Vandana KL. Idiopatic linear leukoplakia of gingiva: a rare case report. J Indian Soc Periodontol. 2010;14(3):198-200.

Sato M, Tanaka N, Sato T, Amagasa R. Oral and maxillofacial tumors in children: a review. Br J Oral Maxillofac Surg. 1997;35(2):92-5.

Sattur AP, Goyal M. Sturge-Weber angiomatosis. Lancet. 2011;378(9802):1580.

Savin JA. Oral lichen planus. Not rare (and not easily trated). Br Med J. 1991;302:544-5.

Scarfe WC, Farman AG, Sukovic P. Clinical applications of cone-beam computed tomography in dental practice. J Can Dent Assoc. 2006;42(1):75-80.

Schwarz E, Chiu GK, Leung WK. Oral health status of southern chinese following head and neck irradiation therapy for naso pharyngeal carcinoma. J Dent. 1999;27(1):21-8.

Sciubba JJ. Autoimmune aspects of pemphigus vulgaris and mucosal pemphigoid. Adv Dent Res. 1996;10(1):52-6.

Scully C. Aphtous Ulceration. N Engl J Med. 2006;355:165-72.

Scully C, Epstein JB. Oral health care for the cancer patient. Eur J Cancer B Oral Oncol. 1996;32B(5):281-92.

Scully C, Porter S. Oral mucosal disease: recurrent aphthous stomatitis. Br J Oral Maxillofac Surg. 2008;46(3):198-206.

Seki K, Sato S, Asano Y, Akutagawa H, Ito K. Improved pathologic teeth migration following gingivectomy in a case of idiopathic gingival fibromatosis. Quintessence Int. 2010;41(7):543-5.

Semba SE, Mealey BL, Hallmon WW. The head and neck radiotherapy patient: Part 1 – Oral manifestations of radiation therapy. Compendium. 1994;15(2):252-60.

Sengul I, Sengul D, Aribas D. Pleomorphic adenoma of the lower lip: a rare site of location. N Am J Med Sci. 2011;3(6):299-301.

Seow WK, Needleman HL, Holm IA. Effect of familial hypophosphatemic rickets on dental development: a controlled, longitudinal study. J. Am. Pediatr Dent. 1995;17(5):346-50.

Sewell CMD. Defeito osteoporótico: medula óssea. Rev. Ass. Paul. Cir. Dent. 1990;44(6):321-323.

Sharma G, Nagpal A. Nevus of Ota with rare palatal involvement: a case report with emphasis on differential diagnosis. Case Report Dent. 2011;2011:670679.

Sharma R. Superficial parotidectomy for chronic parotid sialadenitis. Int J Oral Maxillofac Surg. 2012.

Sharma R, Sircar K, Sanjeet Singh, Varun Rastogi. Role of mast cels in pathogenesis of lichen planus. J Oral Maxillofac Pathol. 2011;15(3):267-71.

Shinozaki S, Moriyama M, Hayashida JN, Tanaka A, Maehara T, Ieda S, et al. Close association between oral Candida species and oral mucosal disorders in patients with xerostomia. Oral Dis. 2012;18(7):667-72.

Siegel MA, Anhalt GJ. Direct immunofluorescence of detached gingival epithelium for diagnosis of cicatricial pemphigoid. Report of five cases. Oral Surg Oral Med Oral Pathol. 1993;75(3):286-302.

Siegel MA, Balciunas BA, Kelly M, Serio FG. Diagnosis and management of commonly occuring oral vesiculoerosive disorders. Cutis. 1991;47(1):39-43.

Siegel MA, Balciunas BA. Oral presentation and management of vesiculobullous disorders. Semin Dermatol. 1994;13(2):78-86.

Sigurdsson A, Jacoway JR. Herpes zoster infection presenting as an acute pulpitis. Oral Surg Oral Med Oral Pathol Oral Radiol Endod. 1995;80(1):92-5.

Silva Neto JM, Lucena LBS, et al. Rev Bras Ciênc Saúde. 2003;7(3):289-94.

Silva SR, Deboni MCZ, Naclério-Homem M da G. Herpes simples: aspectos clínicos, métodos de diagnóstico e tratamento. J Bras Clin Odontol Integr. 2004;8(45):266-70

Slomka MJ, Brown DW, Clewlwy JP, Bennett AM, Harrington L, Kelly DC. Polymerase chain reaction for detectiion of herpesvirus simiae (B virus) in clinical specimens. Arch Virol. 1993;131(1-2):89-9.

Slootweg PJ. Maxillofacial fibro-osseous: classification and differential diagnosis. Semin Diagn Pathol. 1996;13(2):104-12.

Small BW. Impression making with gingival hyperplasia using the copper band technique. Gent Dent. 2011;59(5):334-7.

Smith JB, Fenske NA. Herpes zoster and internal malignancy. South Med J. 1995;88(11):1089-92.

Soares AB, Thomaz LA, Duarte MT, Moraes PC, Araújo VC. Metastatic adenocarcinoma of the colon: early manifestation in gingival tissue. Head Neck Pathol. 2011;5(2):140-3.

Somacarrera ML, Hernández G, Acero J, Moskow BS. Factors related to the incidence and severity of cyclosporin-induced gingival overgrowth in transplant patients. A longitudinal study. J Periodontol. 1994;65(7):671-5.

Somacarrera ML, Hernández G, Acero J, Moskow BS. Localization of gingival overgrowth in heart transplant patient undergoing cyclosporin therapy. J Periodontol. 1994;65(7):666-70.

Sonis ST, Eilers JP, Epstein JB, LeVeque FG, Liggett WH Jr, Mulagha MT, et al. Validation of a new scoring system for the assessment of clinical trial research of oral mucositis induced by radiation or chemotherapy. Mucositis Study Group. Cancer. 1999;85(10):2103-13.

Soundarya N, Sharada P. Bilateral maxillary brown tumors in patient with primary hyperparathyroidism: report of a rare entity and review of literature. J Oral Maxillofac Pathol. 2011;15(1):56-9.

Souza FACG, Brandão AAH, Almeida JD, Cabral LAG. Importância do conhecimento do pênfigo vulgar pelo cirurgião-dentista. Rev Assoc Paul Cir Dent. 2005;59(2):122-6.

Spijkervet FKL. Irradiation mucositis. Copenhagen: Munksgaard; 1991.

St Pierre SA, Bartlett BL, Schlosser BJ. Practical management measures for patients with recurrent herpes labialis. Skin Therapy Lett. 2009;14(8):1-3.

Stemer AC, Cherubini K, Figueiredto MA, Yurgel LS. Herpes simples no Serviço de Estomatologia do Hospital São Lucas da PUCRS: estudo epidemiológico. Rev Odonto Ciênc. 2005;20(50):327-8 .

Stewart CM, Berg KM, Sha S, Reeves WH. Salivary dysfunction and quality of life in Sjögren syndrome: a critical oral-systemic connection. J Am Dent Assoc. 2008;139(3):291-9.

Stheeman SE. Does radiographic feature recognition contribute to dentist's diagnosis of pathology? Dentomaxillofac Radiol. 1995;24(3):155-9.

Stheeman SE, Mileman PA, van't Hof MA, van der Stelt PF. Does radiographic feature recognition contribute to dentist's diagnosis of pathology? Dentomaxillofac Radiol. 1995;24(3):155-9.

Su CW, Gaskie S, Jamieson B, Triezenberg D. Clinical inquires. What is the best treatment for oral thrush in healty infants? J Fam Pract. 2008;57(7):484-5.

Summerlin DJ, Tomich CE. Focal cemento-osseous dysplasia. Oral Surg. 1994;78(5):611-20.

Sunil S, Gopakumar D, Sreenivasan BS. Oral lymphangioma: case reports and review of literature. Contemp Clin Dent. 2012;3(1):116-8.

Surryawnshi H, Ganvir SM, Hazarey VK, Wanjare VS. Oropharyngeal candidosis relative frequency in radiotherapy patient for head and neck cancer. J Oral Maxillofac Pathol. 2012;16(1):31-7.

Sweeney PJ, Haraf DJ, Vokes EE, Dougherty M, Weichselbaum RR. Radiation therapy in head and neck cancer: indications and limitations. Semin Oncol. 1994;21(3):296-303.

Symonds RP. Tratment-induced mucositis: and old problem with new remedies. Br J Cancer. 1998;77(10):1689-96.

Syrjänen S, Lodi G, von Bültzingslöwen I, Aliko A, Arduino P, Campisi G, et al. Human papillomaviruses in oral carcinoma and oral potentially malignant disorders: a systematic review. Oral Dis. 2011;17 Suppl 1:58-72.

Syrjänen S, Lodi G. Human papillomaviruses in oral potentially malignant disorders: a systematic review. Oral Dis. 2011;17(1):58-72.

Syrjänen S. Human papillomavirus infections and oral tumors. Med microbiol imunol. 2003;192(3):123-8.

Szpirglas, H. Chirurgie chez le malade irrad en canchrologie stomatologique. Propos du canchrologue. Rev Stomatol Chir Maxillofac. 1994; 95(2):185-6.

Szpirglas, H. Détection des cancers buccaux et conception actuelle des états précancéreyx. Rev Prat. 1995;45(7):831-7.

Talhari C, Souza JV, Parreira VJ, Reinel D, Talhari S. Oral exfoliative cytology as a rapid diagnostic tool for paracoccidioidomycosis. Mycoses. 2008;51(2):177-8.

Tanaka N, Amagasa T, Iwaki H, Shioda S, Takeda M, Ohashi K, et al. Oral malignant melanoma in Japan. Oral Surg Oral Med Oral Pathol. 1994;78(1):81-90.

Tanton PN, Gupta SK. Peripheral giant cell granuloma. Contemp Clin Dent. 2012;3(1):118-21.

Tarquinio SBC, Araújo VC de. Estudo histopatológico e do infiltrado inflamatório do líquen plano e do penfigóide benigno de mucosa. RPG Rev Pós-Grad. 1996;3(3):1911-202.

Taylor TD, Worthington P. Osseointegrated implant rehabilitation of the previously irradiated mandible: results of a limited trial at 3 to 7 years. J Prosthet Dent. 1993;69(1):60-9.

Thomas JE. Differential diagnosis of oral lesions in geriatric patients. Todays FDA. 2012;24(1):24-9.

Thumfart W, Weidenbecher M, Waller G, Pesch HJ. Chronic mechanical trauma in the aetiology of oro-pharyngeal carcinoma. J Maxillofac Surg. 1978;6(3):217-21.

Tincani AJ, Negro A, Araújo PPC, Akashi HK, Martins AS, Altemani AM, et al. Management of salivary gland adenoid cystic carcinoma: institutional experience of a case series. São Paulo Med J. 2006;124(1):26-30.

Toniolo FC, Boraks S. Fatores relacionados ao desenvolvimento do câncer bucal. Rev Fac Odont F.Z.L. 1989;1(2):105-3.

Tram HT, Anandasabapathy N, Soldano AC. Amalgam tatoo. Dermatol Online J. 2008;14(5):19.

Trasad VA, Devarsa GM, Subba Reddy VV, Shashikiran ND. Peripheral ossifying fibroma in the maxillary arch. J Indian Soc Pedod Prev Dent. 2011;29(3):255-9.

Ueda M, Kaneda T, Takahashi H. Effect of hyperbaric oxygen therapy on osseointegration of titanium implants in irradiated bone: a preliminary report. Int J Oral Maxillofac Implants. 1993;8(1):41-4.

Underner M, Perriot J. Tabac sans fummé. Rev Mal Respir. 2011;28(8):978-94.

Usatine RP, Tinigan M. Diagnosis and treatment of lichen planus. Am Fam Phisician. 2011;84(1):53-60.

Valiathan A, Dhar S, Verma N. 3D CT Imaging in orthodontics: adding a new dimension to diagnosis and treatment planning. Trends Biomater Artif Organs. 2008;21(2):116-20.

Varandas ET. Gengivoestomatite herpética aguda primária. Rev Assoc Paul Cir Dent. 1997;51(1):42-3.

Varoquier C, Sibilia J, Gottenberg JE. Diagnostic criteria for Sjögren's síndrome. Rev Prat. 2012;62(2):225-8.

Vincent SD, Lilly GE, Baker KA. Clinical, historic, and therapeutic features of cicatricial pemphigoid. A literature review and open therapeutic trial with corticosteroids. Oral Surg Oral Med Oral Pathol. 1993;76(4):453-9.

Vissink A, Bootsma H. How to asses treatment efficacy in Sjögren's syndrome? Curr Opin Rheumatol. 2012;24(3):281-9.

Waldron, C.A. Fibro-osseous lesions of the jaws. J Oral Maxillofac Surg. 1993;51(6):828-835.

Wallace MR, Bowler WA, Murray NB, Brodine SK, Oldfield EC. Treatment of adult varicella with oral acyclovir. A randomized, placebo-controlled trial. Ann Intern Med. 1992;117(5):358-63.

Wassef M. Vascular tumors and pseudo-tumors. Common venous malformation. Ann Pathol 2011;31(4):281-6.

Webb WR, Brant WE, Helms CA. Fundamentos de tomografia computadorizada do corpo. 2. ed. Rio de Janeiro: Guanabara Koogan; 2000.

Weinberg MA, Abitbol TE. Pemphigus vulgaris: gingival involvement. A case report. Ann Dent. 1995;54(1-2):8-13.

Weinberg MA, Insler MS, Campen RB. Mucocutaneous features of autoimmune blistering diseases. Oral Surg Oral med Oral Pathol Oral Radiol Endod. 1997;84(5):517-34.

Whaites E. Princípios de radiologia odontológica. Porto Alegre: Artmed; 2003.

Whitley RJ. Neonatal herpes simplex virus infections: is there a role for immunoglobulin in disease prevention and therapy? Pediatr Infect Dis J. 1994;13(5):432-8; discussion 438-9.

Whitley RJ. Neonatal herpes virus infections. J Med Virol. 1993;Suppl 1:13-21.

Whitley RJ. Neonatal herpes virus infections: pathogenesis and therapy. Pathol Biol. 1992;40(7):729-34.

Wiener AP, Hitchen JE, Rappaport SC. Coincidental findings of carcinoma in trauma patients. Report of two cases. N Y State Dent J. 1973;39(5):281-2.

Williams DM. Non-infectious diseases of the oral soft tissue: a new approach. Adv Dent Res. 1993;7(2):213-9.

Wiswman LR, Faulds D. Oral pilocarpine: a review of its pharmacological properties and clinical potential in xerostomia. Drugs 1995;49(1):143-55.

Withaker SB, Waldron CA.Central giant cell of the jaws: a clinical radiologic and histopatologicstudy. Oral Surg, Oral Med, Oral Pathol. 1993;75:199-208.

Woo SB, Lee SF. Oral recrudescent herpes simplex virus infection. Oral Surg Oral Med Oral Pathol Oral Radiol Endod. 1997;83(2):239-43.

Xavier RLF, Vasconcelos MG, Galvão HC, Freitas RA, Souza EL, Pinto LP. Intra-oral spitz naevus: a case report. Clinics. 2008;63(1):140-2.

Xu J, Gimenez-Conti IB, Cunningham JE, Collet AM, Luna MA, Lanfranchi HE, et al. Alterations of P_{53}, Cyclin D1, Rb and H-ras in human oral carcinomas related to tobacco use. Cancer. 1998; 83(2) 204-12.

Zhou M, Xu L, Meng HX. Diagnosis and treatment of a hereditary gingival fibromatosis case. Chin J Dent Res. 2011;14(2):155-8.

Zimmerman RP, Mark RJ, Tran LM, Juillard GF. Concomitant pilocarpine during head and neck irradiation is associated with decreased posttreatment xerostomia. Int J Radiat Oncol Biol Phys. 1997;37(3):571-5.

Zirn JR, Tompkins SD, Huie C, Shea CR. Rapid detection and distinction of cutaneous herpesvirus infections by direct immunofluorescence. J Am Acad Dermatol. 1995;33(5):724-8.